# SPORTS REHABILITATION FOR CHRONIC DISEASES

普通高等学校体育专业教材（运动康复专业适用）

# 慢性病运动康复

杨翼　王国祥　主编

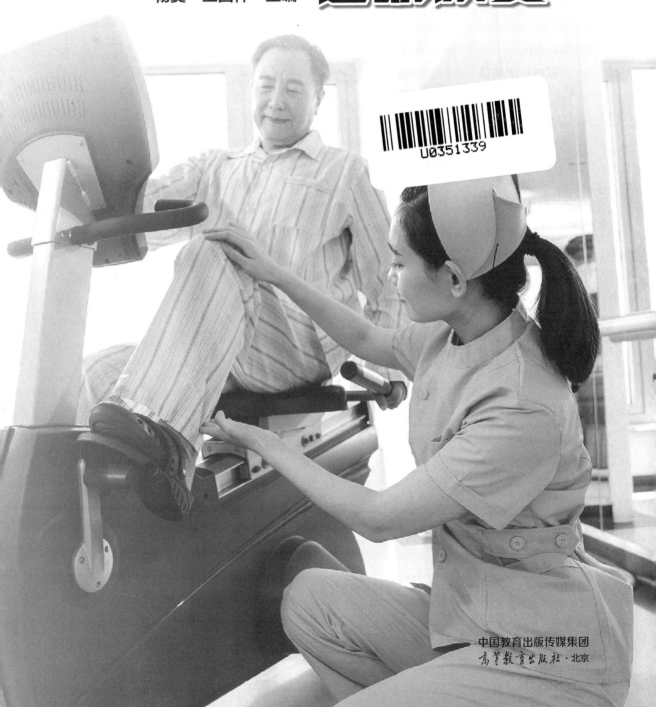

中国教育出版传媒集团
高等教育出版社·北京

内容提要

本书是运动康复专业核心课程教材，教材内容共分为 8 个部分，包括绪论，临床运动测试及运动康复技术，循环系统常见慢性病运动康复，呼吸系统常见慢性病运动康复，内分泌和代谢系统常见慢性病运动康复，运动系统常见慢性病运动康复，神经系统和精神类常见慢性病运动康复，其他常见慢性病运动康复。各论的每个部分按照概述、运动康复评定、运动康复治疗和健康教育版块进行编写。

本教材可供体育院校运动康复专业和康复治疗专业的本科生，以及运动康复、运动人体科学等相关专业研究生使用，也可作为康复相关从业人员的参考用书。

图书在版编目（CIP）数据

慢性病运动康复／杨翼，王国祥主编. -- 北京：
高等教育出版社，2024.4
ISBN 978-7-04-061148-9

Ⅰ．①慢…　Ⅱ．①杨…　②王…　Ⅲ．①慢性病-运动疗法-高等学校-教材　Ⅳ．①R455

中国国家版本馆 CIP 数据核字（2023）第 174192 号

Manxingbing Yundong Kangfu

| | | | | | | | |
|---|---|---|---|---|---|---|---|
| 策划编辑 | 王　曼 | 责任编辑 | 王　曼 | 封面设计 | 姜　磊 | 版式设计 | 杨　树 |
| 责任绘图 | 裴一丹 | 责任校对 | 窦丽娜 | 责任印制 | 存　怡 | | |

| | | | |
|---|---|---|---|
| 出版发行 | 高等教育出版社 | 网　　址 | http://www.hep.edu.cn |
| 社　　址 | 北京市西城区德外大街 4 号 | | http://www.hep.com.cn |
| 邮政编码 | 100120 | 网上订购 | http://www.hepmall.com.cn |
| 印　　刷 | 保定市中画美凯印刷有限公司 | | http://www.hepmall.com |
| 开　　本 | 787mm × 1092mm　1/16 | | http://www.hepmall.cn |
| 印　　张 | 17.75 | | |
| 字　　数 | 440 千字 | 版　　次 | 2024 年 4 月第 1 版 |
| 购书热线 | 010-58581118 | 印　　次 | 2024 年 4 月第 1 次印刷 |
| 咨询电话 | 400-810-0598 | 定　　价 | 37.20 元 |

# 编写组

**主编：**

杨　翼　武汉体育学院

王国祥　苏州大学

**副主编：**

高凤明　苏州大学

柳　华　武汉体育学院

戚露月　苏州大学附属第二医院

**成员**（以姓氏笔画为序）：

马智超　武汉商学院

刘书芳　广州体育学院

刘　华　首都体育学院

吴卫兵　上海体育大学

张　岚　湖北省疾病预防控制中心

汪宇峰　哈尔滨体育学院

宋成林　沈阳体育学院

赵　彦　南京体育学院

容　红　中康养（安徽）健康产业发展有限公司

顾沁文　苏州大学

# 前　言

　　随着现代生活方式的改变和生活节奏的加快，我国慢性病患者人数日渐增多，慢性病的防控工作面临巨大挑战。党的二十大提出要"推进健康中国建设"，其中特别提到"把保障人民健康放在优先发展的战略位置，完善人民健康促进政策"。体育运动作为提高人民健康水平的重要手段，能够有效预防和干预慢性病的发生发展。伴随着医学与体育学的交叉融合，慢性病运动康复逐渐发展成为运动康复的重要组成部分。作为一门应用型课程，本教材旨在促使学生了解运动与慢性病的关系，掌握运动干预慢性病的机制、运动在慢性病预防、治疗和康复方面的作用，以及适合不同慢性病患者的运动康复技术。

　　本教材共分为八个部分，各论中包括循环、呼吸、内分泌和代谢、运动、神经系统等涉及的慢性病，每个部分按照概述、运动康复评定、运动康复治疗和健康教育等板块进行编写。重点要求学生掌握慢性病的运动风险评估、运动功能评估和运动康复技术，注重培养学生的实践动手能力。本教材的每个章节均有明确的目标，每章内容后设有思考题和实践训练。全书配有常用评估和康复技术示范图片及视频，并将思政教育元素有机融入相关学习内容中。

　　本教材编写人员由教学经验丰富的一线教师和运动医学研究机构临床医师等组成，具体编写分工如下：高凤明（第一章），高凤明、容红（第二章），刘华、赵彦（第三章），吴卫兵（第四章），宋成林、汪宇峰（第五章），马智超、刘书芳（第六章），柳华（第七章），高凤明、张岚（第八章）。全书最后由王国祥、杨翼和戚露月完成统稿，顾沁文担任秘书工作。

　　本教材在编写过程中得到了高等教育出版社的悉心指导，也得到了各参编单位的大力支持。特别感谢武汉体育学院、华润武钢总医院和苏州科莱斯曼健身工作室为本教材提供了图片和相关技术视频。

　　在教材编写过程中，编写组虽尽力审校，但仍难免会有疏漏之处，恳请读者和同行批评指正。

杨　翼　王国祥

2023 年 9 月

# 目　录

# 第一章 绪 论

## 章前导言

　　慢性病运动康复是伴随着康复医学与体育运动的发展，并在体育运动与康复医学相结合的进程中逐渐发展起来的一门新兴应用学科。慢性病的发生和发展及运动对慢性病的益处，决定了运动是慢性病康复治疗必要且重要的手段。本章主要介绍慢性病康复和运动康复的相关知识。

## 学习目标

1. 了解慢性病运动康复的发展简史。
2. 熟悉慢性病的发生和发展，慢性病康复基本程序。
3. 掌握运动康复的定义、特点与原则。
4. 使学生认同我国慢性病防治的制度设计，知晓我国慢性病运动康复的发展简史，培养其爱国情怀。

# 第一节　慢性病康复概述

慢性病是一类疾病的概括性总称，主要包括心脑血管疾病、恶性肿瘤、呼吸系统疾病、内分泌系统疾病、神经系统疾病等。目前在世界上大部分地区，慢性病已成为最主要的死因。康复是指综合地应用各种措施，最大限度地恢复和发展病、伤、残者的身体、心理、社会、职业、娱乐、教育和适应周围环境方面的能力，尽快、尽最大可能恢复和重建其已经丧失的功能。

## 一、慢性病的定义

慢性病是慢性非传染性疾病（noninfectious chronic diseases，NCD）的简称，是指长期的、不能自愈的，并且几乎不能被治愈的非传染性疾病。

慢性病患者的身体结构及功能随着病情的迁延而发生改变，基本无法恢复到正常状态，需要长期的治疗、护理及进行特殊的康复训练。

## 二、慢性病的特点和特征

### （一）特点

（1）慢性病并不是传统意义上的一种疾病，它是一类有着共同特点的疾病的统称。

（2）没有确切传染性的生物学病因证据。

（3）起病隐匿，诊断时间往往较晚，易错过最佳的治疗和控制时间。

（4）病程长，病情迁延，即"只能控制，不能治愈"。

（5）患病率高，知晓率、控制率低。

（6）各种并发症致残率高、死亡率高。

简单地说，慢性病的特点是病因复杂、病程较长、预后较差、危害严重。

### （二）特征

（1）患病时间是长期的。

（2）发病初期的症状和体征不明显。

（3）常会导致功能障碍。

（4）常可引起不可逆转的病理变化。

（5）因病因及病情的差异，需要不同的医疗处置和康复训练。

（6）需要长期的康复治疗和健康指导。

## 三、慢性病的发生和发展

慢性病的发生和发展为一个漫长、渐进且发展到一定阶段不可逆转的过程，一般要经过数年甚至更长的时间。慢性病的自然病程可划分为 5 个阶段。

### （一）无危险因素——健康阶段

此阶段人们的行为与生活方式和所处的环境中基本不存在相关危险因素。

### （二）出现危险因素——潜在影响阶段

随着不健康行为与生活方式的形成以及环境的改变，相关疾病的危险因素逐渐显现，但由于作用时间短暂及程度轻微，危险因素并没有产生明显的危害，或者对人体危害作用还不易被察觉或检测出来。

### （三）出现致病因素——慢性病早期阶段（生物学指标异常阶段）

长期存在不健康的行为与生活方式（如不合理饮食、吸烟、酗酒、缺乏体育锻炼、生活不规律等）和不良的心理过程（如社会适应不良等），这些危险因素已成为致病因素，对机体产生的危害逐渐显现。但是，处于此阶段的人尚未有任何慢性病的症状，如果不注意改变不健康的行为与生活方式及调节心理状态，机体会逐渐出现生物学指标的异常。相反，若改变不健康的行为与生活方式，采取科学的措施（如合理膳食、适量运动等），此阶段的致病因素大多数可逆转。

### （四）出现症状和/或体征——慢性病中期阶段

随着年龄增长，机体机能减退，若未改变不健康的行为与生活方式，机体的生物学指标会持续异常，此时机体就会逐渐出现器质性病变，如动脉硬化、血栓形成、骨质疏松等。症状和体征可能并行或程度不一地先后出现。患者自己能够明显感觉机体出现形态或功能障碍，症状和体征明显。

一般临床医学干预的重点是从这个阶段开始的。此阶段病情多不可逆转，仅可采取合适、有效的措施防止病情进一步发展。即使停止危险因素的继续作用，一般也不易改变病程。采取康复治疗措施可以改善症状和体征，推迟伤残和劳动能力的丧失进程。

### （五）出现功能障碍，劳动能力丧失——慢性病后期阶段

这个阶段是疾病发展进程的最后阶段。由于症状加剧，病程继续发展，患者将逐步丧失生活和劳动能力。

## 四、慢性病的分类

按照国际疾病分类 ICD-10，常见的慢性病分为：

（一）循环系统疾病

原发性高血压病、冠状动脉粥样硬化性心脏病、周围血管疾病、慢性心力衰竭等。

（二）呼吸系统疾病

慢性支气管炎、慢性阻塞性肺部疾病、哮喘、坠积性肺炎、肺源性心脏病等。

（三）内分泌、营养和代谢疾病

糖尿病、肥胖症、代谢综合征、血脂异常、痛风、高尿酸血症等。

（四）神经系统和精神类疾病

阿尔茨海默病、癫痫、偏瘫、帕金森病、抑郁症、焦虑性神经症、精神分裂症等。

（五）运动系统和结缔组织疾病

骨质疏松症、骨关节病、类风湿性关节炎、颈椎病、肩周炎、肱骨外上髁炎、腰痛、腰椎间盘突出症等。

（六）消化系统疾病

慢性胃炎、胆结石、肝硬化、慢性胰腺炎、脂肪肝、胃溃疡等。

（七）恶性肿瘤

原发性肝癌、肺癌、乳腺癌、胃癌、宫颈癌等。

## 五、慢性病的危害

目前，慢性病已成为危害我国人民群众身体健康的一个重大公共卫生问题。慢性病的危害主要是造成人体的脑、心、肾等重要脏器的损害，从而导致伤残和死亡，严重影响劳动力人口，给个人、家庭及社会造成沉重的经济负担。

国家统计局数据显示，我国城乡居民前三位死亡原因分别是：恶性肿瘤（癌症）、心脏病、脑血管疾病。其中，心脑血管疾病占全部死亡原因的40%左右。每十万人年死亡率相应为：癌症208.11%，心脏病136.38%，脑血管疾病130.68%。《中国居民营养与慢性病状况报告（2020年）》指出，我国慢性病发病人数在4亿左右，其中老年人口在2亿左右，患一种及以上慢性病者比例高达75%。我国城市和农村因慢性病死亡人数占总死亡人数的比例分别高达85.3%和79.5%。其中，高血压、高血脂及糖尿病发病率分别为9.4%、3.9%和3.4%。《中国居民营养与慢性病状况报告（2023年）》指出，我国慢性病的发病率和死亡率逐年上升，成为我国公共卫生面临的重要挑战。2023年，中国慢性病发病率较高的主要疾病包括：心血管疾病，癌症、糖尿病、慢性呼吸道疾病和慢性肾病。

《2013中国卫生和计划生育统计年鉴》显示，在2012年疾病平均住院医疗费用中，慢性病治疗费用高居不下，肺癌、食管癌、胃癌出院者人均医疗费用分别是11 193.9元、13 231.9元和14 714.0元，心肌梗死患者冠状动脉旁路移植术医疗费用高达34 835.1元。

《中国居民营养与慢性病状况报告（2020 年）》显示，慢性病导致的疾病负担占总疾病负担的 70% 左右。

由于慢性病的高发，我国由以前的"重治疗、轻预防"转为"预防为主、防治兼顾"的防治模式。

## 六、慢性病常见危险因素及其控制

### （一）危险因素的概念

慢性病危险因素是指增加心脏病、脑卒中、恶性肿瘤等慢性病发生或死亡率的可能性因素。慢性病的发生与这类因素有一定的因果关系，目前尚无可靠的证据能够证明这类因素的致病效应，但当消除这类因素时，慢性病的发生率也会随之下降，这类与慢性病发生有关的因素称为危险因素。

### （二）危险因素的种类及对健康的影响

慢性病危险因素包括两大类：可改变的危险因素和不可改变的危险因素。

1. 可改变的危险因素

（1）吸烟：

① 吸烟对健康的危害高于糖尿病和血脂异常；

② 吸烟与多种癌症关系密切；

③ 吸烟容易成瘾，严重影响身心健康；

④ 尼古丁和一氧化碳可使血红蛋白的携氧能力下降；

⑤ 尼古丁可破坏支气管纤毛；

⑥ 吸烟可导致血管壁损害，斑块和血栓形成，刺激交感神经引起的小动脉收缩；

⑦ 吸烟还可通过降低高密度脂蛋白（high density lipoprotein，HDL）水平增加心脏病和脑卒中的发生风险；

⑧ 孕妇吸烟可导致胎儿发育不良、畸形，甚至使死胎的概率增高。

（2）过量饮酒：

① 损害神经系统，尤其是中枢神经系统。它可使神经系统从兴奋到高度的抑制，当血液中乙醇浓度达到 0.4% 时，人就可失去知觉，昏迷不醒，甚至有生命危险；

② 过量饮酒会损害肝，长期饮酒可导致酒精性肝硬化；

③ 慢性酒精中毒对身体有多方面的损害：可导致多发性神经炎、心肌病变、脑病变、造血功能障碍等；

④ 长期大量饮酒，可使胰腺炎、胃炎、消化性溃疡、心血管疾病等发病率升高，严重性增加；

⑤ 长期饮酒影响精子的存活，是男性不育的原因之一；

⑥ 长期饮酒容易导致酒精依赖，严重影响身心健康。

（3）缺乏体力活动：

① 体力活动是能量消耗的主要决定因素，对能量平衡和体重控制至关重要；

② 适量运动可降低安静与运动时的心率与血压，增高高密度脂蛋白，降低低密度脂

蛋白（low density lipoprotein，LDL），从而降低心脑血管疾病的发病率；

③ 体育运动可增加骨骼肌摄氧能力，增加骨骼肌微血管密度，对提高综合体质、维持心理平衡具有非常积极的意义；

④ 体育运动可减少胰岛素需求量，对预防和康复治疗 2 型糖尿病有较好效果；

⑤ 体育运动可使骨小梁排列规则，防止钙质流失，预防骨质疏松症；

⑥ 最有效的体育运动是规律性、适量的有氧运动。

（4）蔬菜和水果摄入不足：

① 蔬菜、水果所含能量相对较少，而纤维素、维生素和无机盐的含量相对较高。低能量有助于控制体重，纤维素有助于预防胃肠道肿瘤，维生素和无机盐有助于维持机体正常生理功能和内环境稳定；

② 蔬菜、水果中的钾、钙等离子对控制血压和稳定情绪具有重要作用；

③ 成年人每天应摄入不少于 400 g 的蔬菜、水果。

（5）生活不规律：

① 引起内分泌失调，记忆力下降，注意力不集中，感觉疲劳；

② 引起自主神经功能紊乱，睡眠质量下降，失眠；

③ 损害肠胃功能；

④ 引起免疫功能下降；

⑤ 诱发心脑血管疾病。

2. 不可改变的危险因素

（1）年龄：

① 随着年龄的增长，发生各种慢性病的概率增加；

② 慢性病多发生在中老年人群，但其病变的积累往往从青少年，甚至胎儿时期就开始；

③ 慢性病的防治应该越早越好。

（2）性别：

① 与绝经前女性相比，男性多伴有更多的危险因素，患心血管疾病的可能性更大而且患病时间更早；

② 对于肿瘤，除少数妇科肿瘤外，多数也是男性患病率高于女性；

③ 女性绝经后，心血管病的发病危险迅速上升，并逐渐赶上同年龄段的男性。

（3）遗传：

① 高血压、糖尿病、血脂异常、肥胖、冠心病、脑卒中和肿瘤等慢性病均受多个基因影响。其遗传受很多对基因控制，单个基因的作用都很弱，但有累加效应，即致病基因越多，患病的概率越大；

② 慢性病受环境和心理因素的影响。遗传因素与环境和心理因素的综合作用决定一个人是否易患慢性病，即易患性。易患性达到一定的阈值就容易导致发病；

③ 遗传作用的强弱。常见慢性病遗传作用的强弱从大到小依次为：高血压、2 型糖尿病、冠心病、血脂异常、脑卒中、肥胖、肿瘤。如果父母患有某种慢性病，则自己患该病的可能性就会高于没有遗传背景者。已发病患者与自己的亲缘关系越密切、发病时间越早、病情越重、近亲属中发病人数越多，该病的遗传作用越强；

④ 家庭聚集性。生活在同一家庭的成员不仅有共同的遗传背景，还有共同的生活习

惯和生活环境，慢性病的家庭聚集一方面受遗传的影响，另一方面也受共同的生活环境和生活习惯的影响，而且受生活环境和生活习惯的影响可能更大；

⑤ 根据慢性病发病的阈值理论，即使遗传度很高，如果控制好来自生活习惯和生活环境方面的不良影响，仍可以使其易患性控制在发病的阈值以下。因此，越是具有遗传背景者，就越要加强对可干预危险因素的控制。

3. 主要慢性病的共同危险因素（表 1-1-1）

**表 1-1-1　主要慢性病的共同危险因素**

| 危险因素 | 疾病 | | | |
|---|---|---|---|---|
| | 心脑血管疾病 * | 糖尿病 | 癌症 | 呼吸系统疾病 ** |
| 吸烟 | √ | √ | √ | √ |
| 饮食不合理 | √ | √ | √ | √ |
| 过量饮酒 | √ | √ | √ | √ |
| 肥胖 | √ | √ | √ | √ |
| 血压高 | √ | √ | √ | |
| 血糖高 | √ | √ | √ | |
| 血脂高 | √ | √ | √ | |

注：*冠心病、脑卒中和高血压；**慢性阻塞性肺部疾病和哮喘。

## 七、慢性病康复相关概念

### （一）慢性病康复的定义

慢性病康复是针对临床各类慢性病所致的功能障碍特点，有针对性地进行康复评定和康复治疗，减缓慢性病的发展进程，尽最大可能帮助慢性病患者恢复和重建下降或丧失的功能的手段。

随着康复医学的不断发展，及其与临床医学的密切结合，在开展多个临床领域专科康复治疗的工作中发展了新的知识和技术，逐渐形成了慢性病康复的一些分支，如神经系统疾病康复、运动系统疾病康复、循环系统疾病康复、呼吸系统疾病康复、内分泌与代谢疾病康复、肿瘤康复，以及精神疾病康复，最终形成了慢性病康复体系。

### （二）慢性病康复目标

人们为了能参加社会生活和履行社会职责，需要具备以下 6 方面的基本能力：
（1）意识清楚，有辨人、辨时、辨向的能力。
（2）个人生活自理能力。
（3）可以行动（步行、利用轮椅、乘坐交通工具等）。
（4）可进行家务劳动或消遣性作业。
（5）可进行社交活动。
（6）有就业能力。

慢性病康复的最终目标是使慢性病患者通过功能的改善或/和环境条件的改善而恢复其独立生活、学习和工作的能力，提高其生活质量，履行社会职责。

（三）慢性病康复基本原则

1. 功能障碍及残疾预防原则

所有患者应具有高度的功能障碍及残疾预防意识，并于早期采取相应的康复措施。重点是功能障碍的二、三级预防。

2. 主动康复原则

主动康复原则是指患者思想上、认识上和行动上能主动参与康复治疗，若实施运动康复，则强调患者通过主动的肌肉收缩来完成康复训练。大量证据表明，患者能否主动参与康复治疗与康复效果密切相关。

3. 结构与功能康复原则

结构与功能康复原则是指疾病与损伤一旦导致患者的身体功能与结构的损伤，就应当采用医疗和康复措施，尽可能恢复患者的身体结构与功能，坚持复原的原则。

4. 综合干预及全面康复原则

全面康复是指综合地应用各种康复措施，恢复和重建慢性病患者的功能，使他们在身体上、精神上、社会上和经济上的能力得到尽可能的康复。

5. 功能代偿原则

功能代偿是指由原组织、器官的健全部分或其他器官代替补偿发生病变的组织和器官的功能。

（1）体内代偿：主要是指功能相近的系统，通过重新组织，由原来的系统或损伤部分以外的系统承担起已经丧失的功能，即功能重组。

（2）体外代偿：是指借助一些器具或设备如自助具、假肢、人工耳蜗等代替已经丧失的功能。

6. 适应原则

（1）功能适应：应用各种康复措施使患者的功能恢复到极限水平以适应其生活、学习和工作的需要。

（2）心理适应：通过康复教育和心理治疗，使患者的抑郁焦虑、悲观愤怒、对抗独立等情绪好转或消失，行动上积极配合康复治疗和日常生活能力的训练，有主动争取生活自理、争取回归社会的愿望。

（3）环境适应：指慢性病患者能适应针对其功能障碍或功能丧失的环境设施。

（四）慢性病康复基本程序

1. 了解病史、体格检查和相关的辅助检查

由康复医师和/或康复治疗师与患者或家属进行面谈获得病史情况，主要获得患者的主诉、现病史、既往史、个人史、家庭史等。随后通过望、触、叩、听对其生命体征及身体各系统进行体格检查，寻找进一步支持形成诊断的证据。最后通过实验室检查和辅助检查确认诊断结果。

2. 初次康复评定

由康复医师和/或康复治疗师对患者身体状态进行专业的康复评定，以了解患者功能

障碍的性质、严重程度，为下一步制订运动康复治疗方案提供依据。必要时可要求患者家属参加。

3. 制订康复目标

康复医师和/或康复治疗师根据评定结果为患者制订运动康复治疗目标。

4. 制订康复治疗方案

康复医师和/或康复治疗师根据评定结果及患者的身心现状为患者制订合适的、具体的运动康复治疗方案。

5. 实施康复治疗

康复治疗师根据康复治疗方案帮助、指导患者实施运动康复治疗。

6. 中期康复评定

康复治疗一段时间后，康复治疗师需对患者的康复治疗情况进行再评定和总结，分析判断康复治疗效果以及患者仍然存在的问题，根据评定结果调整运动康复治疗方案。

7. 末期康复评定

康复治疗方案实施结束后，康复医师和/或康复治疗师对患者进行再次评定，根据评定结果决定患者是回归家庭、社会，还是继续进行运动康复治疗。

8. 随访

康复医师和/或康复治疗师根据需要对回归家庭、社会的患者进行回访。根据患者不同情况询问患者的疾病康复情况，给予适当的康复指导。把运动康复治疗服务过程延伸到患者家里，延长患者接受运动康复治疗服务的时间。

# 第二节　运动康复概述

运动康复在国外被称为医学运动康复，是研究和运用体育学、康复医学的理论、方法与手段来预防和治疗疾病的一门应用交叉学科。运动康复秉承"exercise is the best medicine"的思想，是在欧洲独立发展起来的以主动运动治疗为核心的康复体系。

## 一、运动康复的定义

运动康复（medical training therapy，MTT）是指通过系统的及有针对性的功能运动训练，在充分考虑人体组织生理恢复周期的情况下，对相关组织结构以及身体整体产生刺激，使其达到生物形态和功能的积极适应。

运动康复是从健康的角度去研究不同的体育运动为人体健康带来的影响，以及人体对体育运动的反应和适应，依此来探讨符合人体生理、解剖状况的体育运动形式和内容，以达到防病、治病、康复机体和增进人体健康的目的。运动康复强调体育运动作为预防和康复治疗疾病的一种重要手段和方法，既属于体育科学的范畴，也属于医学科学的范畴。运动康复主要研究体育运动与健康和疾病的关系、体育运动对疾病影响的机制，探讨与疾病康复治疗有关的体育运动方法、组织和医务监督等。

运动康复主要以患者、伤残者和机能衰退者为研究对象，根据人体的生理机能变化和疾病病理变化的特点，采取体育运动的手段或机体功能练习的方法，以达到对疾病预防、治疗及康复的目的。运动康复是康复治疗技术中最基本的和最积极的康复治疗方法。

运动康复不同于一般的体育运动，体育运动是健康人为了增强体质和提高运动技能所从事的体育锻炼，而运动康复必须根据疾病的特点和患者的体质情况，选用相应的运动方法，安排适当的运动项目和运动量，以治疗患者的功能障碍，提高患者的活动能力，最终提升患者的生活质量。在各种疾病经急性阶段进入康复期后，运动康复是缩短康复期，尽快恢复机体正常功能行之有效的方法和手段。

## 二、运动康复的特点

运动康复所采取的运动是通过人体的自然活动来达到预防和康复治疗疾病的目的，不受年龄、性别和体质强弱的限制，只要运动康复方法得当，对症下药，都可以收到良好的效果，并且不会对人体产生副作用。

（1）运动康复注重局部与整体的统一，对疾病和防治赋予新的解释。

（2）运动康复突出内因，通过具体的矛盾分析选定相应的康复治疗手段。

（3）运动康复注重功能恢复，能较全面地体现临床医学的最高目标。

（4）运动康复既防又治，在预防、治疗和康复过程中均有重要作用。

（5）运动康复强调联系，它作为一种综合性医疗手段，是在与其他医学门类的相互联系中起作用的。

（6）运动康复是积极主动、自然的康复治疗方法。

## 三、运动康复的原则

### （一）全面筛查原则

全面筛查原则，包括自我筛查和医学筛查。筛查的目的是有效避免运动损伤和运动性病症发生，尤其是运动性猝死；排除有运动禁忌的人群；制订安全有效的运动康复方案。

自我筛查主要是采用《体力活动准备问卷》（physical activity readiness questionnaire, PAR-Q）和《运动前筛查问卷》（美国心脏病学会/美国运动医学学会）（American Heart Association/American College of Sports Medicine, AHA/ACSM）进行调查。医学筛查主要是通过专业的医务人员进行医学检查，包括病史采集、体格检查和辅助检查等。

### （二）个别对待（个体化）原则

运动康复方案必须根据患者的性别、年龄、疾病现状、功能状况、体能水平等，个体化制订。体育运动的方式、方法和运动量等要符合患者的实际情况和康复治疗需要。

### （三）循序渐进原则

循序渐进是指体育运动的要求、内容、方法和运动负荷等的顺序安排，要由易到难，由简到繁，由小到大，逐步深化提高，使患者的身体尤其是机能方面逐步适应，以避免运动风险，提高运动康复效果。

### （四）持之以恒原则

体育运动对人体产生的影响是一个较长期的过程，只有经常性地、不间断地、持之以恒地进行体育锻炼，才能收到较好的康复效果。

### （五）医务监督原则

运动康复实施过程中要密切观察患者的主、客观反应，加强医务监督，特别要注意疾病的变化，以避免意外的发生。如发现有不良反应，应及时停止运动，重新修订运动康复方案。

### （六）主观能动原则

主观能动原则是指运动康复患者要有明确的运动康复目标，充分认识运动康复治疗疾病的价值，自觉积极地进行体育运动。运动康复十分强调患者的积极性和主动性，只有患者积极主动运动，才可能达到良好的康复效果。

## 四、运动康复的适应证与禁忌证

### （一）适应证

（1）运动系统疾病。
（2）循环系统疾病。
（3）呼吸系统疾病。
（4）内分泌和代谢系统疾病。
（5）神经系统疾病。
（6）其他：恶性肿瘤等。

### （二）禁忌证

（1）急性或亚急性疾病。
（2）体温升高、全身症状严重、脏器功能失代偿期。
（3）运动中可能发生严重并发症。
（4）消化道出血、动脉瘤、体内有金属异物等。
（5）癌症有明显转移倾向。

## 五、运动风险

体育运动可以增强体质，促进健康，防治疾病，但进行体育运动时也存在一定的风险。健康人群的运动风险主要是运动损伤和运动性病症，而患有疾病的人群除有健康人群的运动风险之外，还有加速疾病进程和进展的风险。

（一）引起运动应激综合征

运动应激综合征是指体育运动参与者在运动过程中，运动负荷超过了机体最大耐受能力时，而引发的生理功能紊乱或病理过程。常见类型有：

1. 虚脱型

运动后即刻出现面色苍白、恶心、呕吐、头晕、头痛、无力、大汗淋漓等。轻者休息后好转，重者数日后方可缓解。

2. 晕厥型

运动中或运动后全身软弱，突然昏倒。严重者面色苍白、手足发凉、血压降低，清醒后仍感全身无力、头痛、头晕，以及心、肺功能下降。

3. 脑血管痉挛型

运动中或运动后即刻出现一侧肢体麻木、动作不灵活、头晕、头痛等症状，常伴有剧烈恶心、呕吐。严重者运动后可突然出现一过性意识丧失。

4. 应激性心功能不全

运动中或运动后出现呼吸困难、胸痛、胸闷、心率加快而节律不齐、血压先升高后下降、咳粉红色泡沫样痰等急性心功能不全的症状。严重者可因为极度紧张而诱发心室颤动导致心源性死亡。

（二）引起运动性低血糖

运动性低血糖是指在运动中或运动后由于血糖降低导致头晕、恶心、呕吐、冷汗等不适症状，严重者可发生休克或死亡。早期症状主要包括心慌、出冷汗、面色苍白、四肢冰凉等，同时伴有头晕、烦躁、焦虑、注意力不集中等精神症状。若病情继续发展，则出现剧烈头痛、言语不清、反应迟钝、答非所问等症状。严重者可发生惊厥、昏迷、呼吸急促等症状。

（三）引起运动性猝死

运动性猝死是指有或无症状的运动员和参加体育运动的人在运动中或运动后 24 h 内意外死亡。人在剧烈运动时，心肌需氧量迅速增加，交感神经兴奋，心跳加速，血压增高。这时，存在心血管疾病隐患的人，出现心肌供血不足，导致急性心肌缺血、坏死，心律失常，或心脑血管破裂致心脏骤停，即会发生猝死。心源性猝死占运动性猝死的绝大多数。在运动性猝死的年轻病例中，心源性疾病占 80%。其中，诱发心源性猝死的常见疾病有：冠心病、心瓣膜病、心肌病、心脏传导异常、先天性心脏病、马凡氏综合征等。70% ~ 80% 的运动性猝死，是由于运动诱发潜在的心血管疾病而导致的。

（四）加重疾病病情

对于身患某些疾患的人群，如果没有严格掌握运动禁忌证，或者运动量过大（运动时间过长、运动强度过大等），都会加重其病情，甚至引起严重的心血管事件。

需要注意的是，尽管运动中，尤其在较大强度的运动中，存在一定的运动风险，但规律进行体育运动所带来的健康效益远远超过了运动风险。

## 六、慢性病运动康复及其发展简史

### （一）慢性病运动康复的内涵

慢性病运动康复应用运动生理学、运动解剖学、运动生物化学、康复医学等的基本理论和方法，研究慢性病相关的功能退变、功能障碍、结构异常、活动和参与受限及病理生理过程，探讨体育运动对人体结构及生理机能的影响，以及人体对运动所表现出来的反应与适应，从而寻找出最适合慢性病患者生理机能的体育运动形式和运动内容，达到功能康复，促进健康，提高生存质量和生活质量的目的。

慢性病运动康复是在运动生理学基础上发展起来的一门综合性的应用学科。慢性病运动康复的任务是探讨运动对健康与疾病影响的机制、运动与慢性病的关系，以及运动在慢性病预防、治疗和康复方面的作用。它是伴随着康复医学与体育运动的发展并在体育运动与康复医学相结合的进程中，逐渐发展起来的，是康复医学不断完善的必然结果。

### （二）运动对慢性病的益处

《运动处方中国专家共识（2023）》提出：运动是良医，经常运动不仅有助于降低肥胖、糖尿病、高血压、心血管病、癌症、骨关节炎、骨质疏松等多种慢性病的风险，还能舒缓神经紧张，改善睡眠质量，促进心理健康。

1. 改善心血管和呼吸功能

（1）通过改善中枢和周围神经的适应能力而增加最大摄氧量：最大摄氧量是指人体进行有大量肌群参加的长时间剧烈运动，当心肺功能和肌肉利用氧的能力达到机体极限水平时，单位时间内（通常以每分钟为计算单位）所能摄取的氧量，也称为最大吸氧量或最大耗氧量。其水平的高低主要决定于氧运输系统或心脏的泵血功能和肌组织利用氧的能力。

长期参与有氧耐力运动能有效改善中枢和周围神经的适应能力，从而提高心脏的泵血能力及每搏输出量，增加慢肌纤维的毛细血管分布、肌纤维中的线粒体数量，提高肌红蛋白含量，使得肌组织利用氧的能力得到提高，从而增加最大摄氧量。

（2）通过心脏机能"节省化"和减轻心脏后负荷，降低心肌耗氧量、血压和安静心率：有氧运动能增加心脏的每搏输出量。同等运动负荷时，心率下降；另外，运动可使血液黏稠度下降、低密度脂蛋白水平下降、血管顺应性提高、末梢血管口径增加、外周阻力下降、血压下降，从而减轻心脏后负荷。

（3）运动可使呼吸肌力量增强：由于膈肌舒缩能力的提高，肺活量也增大；运动使肺泡的弹性和通透性加大，有利于气体交换，提高了氧的利用率。

（4）运动可通过促进心脏侧支循环形成，延缓动脉粥样硬化形成与发展，增加心肌毛细血管数量等增加心肌供氧量：主要表现为心血管系统的中心适应作用，可通过6周以上的运动获得。

2. 减少慢性病危险因素

（1）血压降低：运动通过降低安静心率和末梢血管阻力降低血压。

（2）血清高密度脂蛋白水平增加，甘油三酯和血清低密度脂蛋白水平下降：经常进行中、小强度的运动能降低血清低密度脂蛋白水平，在预防动脉粥样硬化和冠心病方面起重要作用。长期运动后，血清高密度脂蛋白水平可升高 5%~10%。运动后高密度脂蛋白升高主要是 HDL2 亚组，HDL2 可能有较强的动脉硬化保护作用。

（3）体脂率下降，腹部脂肪减少：长期进行有氧运动可促进脂代谢，有效降低肥胖者的体重和身体质量指数（body mass index，BMI），减少腹部脂肪。

（4）胰岛素需要量减少，葡萄糖糖耐量改善：有氧运动能提高糖耐受水平，提高胰岛素敏感性，使肌肉和脂肪组织对血糖的利用率增加。降低糖化血红蛋白水平，改善糖耐量异常。

（5）血小板黏附和凝集下降：血小板黏附是指血小板和血小板以外的物质相互黏附的现象，血小板聚集则是血小板之间相互发生反应并形成血小板团的过程。运动能促进血液循环，加速血液流动，防止血管内皮损伤，从而防止血小板黏附和凝集。

（6）炎症水平下降：运动能降低 C 反应蛋白（C-reactive protein，CRP）的水平。身体的 CRP 水平越低，炎症就越少。

3. 降低发病率和死亡率

（1）一级预防，即适量运动预防初次发病。

（2）降低心脑血管疾病（冠心病、脑卒中等）的发病率和死亡率。

（3）降低 2 型糖尿病、血脂异常、肥胖症、骨质疏松症、末梢动脉疾病、非特异性下腰痛、恶性肿瘤等疾病的发生率。

（4）二级预防，即适量运动能有效预防疾病的再次发生。

4. 其他益处

（1）改善认知功能：有氧运动能通过促进血管生成、增加脑组织血液循环、促进神经再生、增强突触可塑性、抑制氧化应激和调控自噬通路等改善认知功能。有氧运动对认知功能的改善主要体现在执行功能、注意力和记忆力等方面。

（2）缓解抑郁和焦虑：有氧运动能促进人体内啡肽的分泌，给人以欣快感，对减轻心理压力、缓解抑郁和焦虑具有一定的作用。

（3）增强药物和外科等医学手段治疗的效果。

（4）缓解疼痛、不适等症状：运动能释放内源性阿片类物质，改善局部循环，从而降低机体对疼痛的敏感性和代谢产物对机体局部组织的不良刺激。

（5）预防和改善慢性病的功能性障碍。

（6）提高运动能力及生活质量。

5. 慢性病运动康复循证医学证据（表 1-2-1）

表 1-2-1　慢性病运动康复循证医学证据

| 项目 | 内容 | 证据水平 |
| --- | --- | --- |
| 运动耐量 | 增加峰值摄氧量 | A |
| | 提高无氧阈值（AT） | A |
| 冠心病 | 提高缺血阈值，减少心绞痛发作 | A |
| | 减轻心力衰竭症状 | A |

| 项目 | 内容 | 证据水平 |
|---|---|---|
| 呼吸 | 同一运动强度下，换气量减少 | A |
| | 同一运动强度下，静息心率降低 | A |
| | 同一运动强度下，心脏做功减少 | A |
| | 抑制左心室重构 | A |
| | 改善左心室收缩功能 | A |
| | 改善左心室扩张功能 | B |
| | 改善心肌代谢 | B |
| 冠状动脉 | 抑制冠状动脉狭窄病变进展 | A |
| | 改善心肌灌注 | B |
| | 改善冠状动脉血管内皮依赖性和非依赖性舒张功能 | B |
| 外周氧利用 | 增加最大动、静脉氧浓度差 | B |
| 外周循环 | 降低安静和运动时末梢血管阻力 | B |
| | 改善末梢血管内皮功能 | B |
| 炎性反应 | 减少 C 反应蛋白和炎性细胞因子 | B |
| 骨骼肌 | 增加线粒体数量 | B |
| | 增加骨骼肌氧化酶活性 | B |
| | 增加骨骼肌毛细血管密度 | B |
| | Ⅱ型肌纤维向Ⅰ型肌纤维类型转变 | B |
| 血压 | 降低收缩压 | A |
| 血脂 | 增加高密脂蛋白，减少甘油三酯 | A |
| 自主神经 | 降低交感神经张力 | A |
| | 增加副交感神经活性 | B |
| | 改善压力感受器敏感度 | B |
| 血液 | 抗血小板凝集 | B |
| | 抗血液凝固 | B |
| 冠心病预后 | 降低冠心病发生率 | A |
| | 降低心力衰竭恶化住院率 | A |
| | 降低全因死亡率及心血管疾病相关死亡率 | A |

注：A，证据充分；B，研究的质量很高，但报道的数量不够多。

（三）慢性病运动康复的发展简史

1. 我国慢性病运动康复的起源与发展

我国是世界上应用体育疗法康复治疗疾病最早的国家。早在 2 000 多年前的战国时期，有关体育疗法（运动康复）的思想就已经出现。战国时期的《行气玉佩铭》记载

"行气——深则蓄，蓄则伸，伸则下……"可见当时人们对于导引行气（有规律地调整深呼吸）能增进健康、延长寿命就有了较深的认识，并总结出初步的规律。

《吕氏春秋·古乐》所述"民气郁阏而滞着，筋骨瑟缩不达，故作为舞以宣导之"。这种用以减轻疼痛的"舞"（即活动肢体）是传统康复运动的雏形。

长沙马王堆 3 号汉墓出土的帛画彩图《导引图》，有 40 多处描绘了各种年龄的人做收腹、踢球、深呼吸等各种动作。这些动作大体可分为呼吸运动、徒手运动和器械运动三类。这些动作就是现代的医疗体操的雏形，图中注明了各种动作的名称及其主要治疗的疾病。

华佗在继承庄子"二禽戏""吐故纳新，熊经鸟申"的基础上，创编了一套既可合又可分的五禽戏，它模仿虎、鹿、熊、猿、鸟 5 种动物的姿态和行动特征编制的体育疗法，是世界上第一套医疗体操。对预防和康复治疗慢性病有较好效果。

晋代养生家葛洪在总结古代导引术和华佗五禽戏的基础上，创编了"外养"。"外养"即形体锻炼养生方法，它由龙导、虎引、龟咽、燕飞、蛇屈、猿据、兔惊等动作组成。

隋唐时期，王寿的《外台秘要》对导引方法给予了理论上的说明，对消渴病（糖尿病）主张使用体育疗法。唐朝太医署配备专人进行按摩、导引等，以促进患者康复。

起源于北宋时期的八段锦，对于增强腰力、腿力和眼力，治疗腰腿、手臂、头眼部等疾病，以及劳损引起的颈椎和腰椎疾病，促进全身气血循环，改善各种慢性病症状均有良好效果。

清代沈金鳌在《杂病源流犀烛》中将气功、按摩、动功等列为首卷，足见对运动康复治疗疾病的重视。

从 20 世纪 40 年代开始，我国开始采用物理治疗，其中包括运动疗法，50 年代开始引入医疗体育的概念，运动疗法在全国许多大医院开始得到推广和应用。

改革开放以来，我国翻译出版了日本、美国、德国等的《运动处方》专著，应用运动处方康复治疗高血压、冠心病、肥胖病、糖尿病、脑卒中的研究不断深入。

1980 年，哈尔滨医科大学附属医院的运动医学科开设了"运动处方咨询门诊"，把运动处方运用到医疗保健实践。1988 年，北京体育大学出版社出版了《体疗康复》一书，系统地阐述了医疗体育的康复原理。1993 年，黑龙江科学技术出版社出版了《实用运动处方》，详细介绍了制订运动处方的方法和程序。1993 年，任建生在《心血管运动生理与运动处方》一书中对心血管与运动康复领域的研究进行了新进展的探讨。

近年来，随着相关学科的发展，运动康复的研究和应用逐步深入和完善，其研究在广度上趋向多学科综合性的应用与推广，在深度上趋向多学科交互渗透，整体进入了更深层次的研究。

2. 国外慢性病运动康复的形成和发展

西方的运动疗法源于希腊。古希腊的神庙壁画中就有用运动治病的内容。公元前 5 世纪，古希腊赫罗迪科斯（Herodicus）及其学生希波克拉底（HIPPocrates）等认为运动可增强肌力，促进精神，恢复和改善体质，并可延缓衰老。希波克拉底主张在患有消化不良时，可采用快跑，跑后在身上涂油再进行摔跤，最后散步，用这样的运动组合来进行治疗，这可以认为是运动康复的萌芽。

公元 2 世纪后，Caelus Aurelianus 首次提出了对瘫痪者使用绳索通过滑轮悬挂肢体进行治疗，采取步行及在温泉中运动等，还提出创伤后早期进行运动，可以加速创伤愈合。

1780 年，TISSot 骨科医师用运动促进伤后关节肌肉的功能恢复。1854 年，William 建议心脏病患者做有控制的体操与步行，以促进心脏功能的恢复。1876 年，Scott 兄弟以步行进行心脏病的后期治疗，并以体操作为步行的准备练习。

20 世纪 40 年代，Levine 创立了冠心病的"椅子疗法"，开启了心脏运动康复的里程碑。Goldwater 应用有限制的定量运动使 60%~70% 的心肌梗死后患者恢复了工作，逐渐改变了医生和患者对运动的态度。

德国 Hollmann 研究所，从 1954 年起，对运动处方的理论和实践进行了大量研究工作，成绩卓著。Hollmann 研究所制订出健康人的、中年人的、运动员的，以及高血压、心肌梗死、糖尿病、肥胖病患者的各类运动处方。在德国有专门的运动处方医院和专科医院，在各个大型康体休闲娱乐场所设有运动处方室。

---

### ？思考题

1. 什么是运动康复？
2. 请阐述慢性病运动康复的未来发展。
3. 相较于临床医学，运动康复有什么特点？

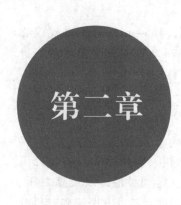

# 第二章　临床运动测试及运动康复技术

## 章前导言

　　临床运动测试可为评估患者有氧运动的心血管风险、科学实施有氧运动和评定患者的心肺康复效果提供依据。运动康复技术是慢性病运动康复的核心内容，慢性病运动康复依赖于运动康复技术的科学选择、制订和有效实施。本章主要介绍运动前评价、临床运动测试以及慢性病常用的运动康复技术。

## 学习目标

1. 了解运动前筛查基本内容。
2. 熟悉临床运动测试方案及测试指标和结果的意义。
3. 掌握运动康复技术的基本内容，运动强度的评估指标。
4. 培养正确的职业认知和职业态度、诚挚的职业情感、有担当的职业责任以及严谨的运动康复治疗思维。

# 第一节 运动前评价

运动对促进健康和防治疾病有积极的作用，但也不可避免地存在一定的风险，尤其是对患病人群，可能存在加速疾病进程和发展的风险，所以在运动前必须要进行科学评价。在运动前进行相关评价，一方面可以筛查出有运动禁忌证的人群，另一方面可以科学评价运动的风险，尤其是心血管意外的风险，还可以评估患者的身体机能水平，为制订运动康复方案提供科学依据。

## 一、运动前筛查

准备进行运动康复的慢性病患者应该通过病史及健康风险评价进行运动前筛查。主要是通过《体力活动准备问卷》或美国心脏协会/美国运动医学学会修订的《运动前筛查问卷》完成。

《体力活动准备问卷》是目前国际上公认的在运动测试或有氧耐力运动前必须进行的问卷调查。具体内容见表 2-1-1。

**表 2-1-1　《体力活动准备问卷》（2002 年修订，适用于 15~69 岁人群）**

回答问题时请仔细阅读并真实回答每一个问题，依据你的一般感觉即可。

| 是 | 否 | 题项 |
|---|---|---|
| □ | □ | 1. 医生是否曾告诉过你患有心脏病并且只能参加医生推荐的体力活动？ |
| □ | □ | 2. 当你参加体力活动时，是否感觉胸痛？ |
| □ | □ | 3. 自上个月以来，你是否在没有参加体力活动时发生过胸痛？ |
| □ | □ | 4. 你是否曾因头晕跌倒或失去知觉？ |
| □ | □ | 5. 你是否有因体力活动变化而加重的骨或关节疾病（如腰背部、膝关节或髋部）？ |
| □ | □ | 6. 最近医生是否因为你的血压或心脏问题给你开药（如水剂或片剂）？ |
| □ | □ | 7. 你是否知道一些你不能进行体力活动的其他原因？ |

注：这个问卷的有效期是从完成问卷开始 12 个月以内。如果身体状况改变了，所回答的 7 个问题中的任何一个回答为"是"，之前的问卷就无效了，需要重新设置问卷内容；另外，使用该问卷时，必须采用完整的形式，不得随意改动。

如果对表内所列问题均回答"否"，可以参加运动测试或有氧耐力运动。如果有一个或多个问题回答"是"，则需要向专业的医生咨询，根据医生的建议进行运动测试或有氧耐力运动。

## 二、询问病史、运动史及健康状况

运动前评价询问的病史及健康状况应包含过去和现在的所有信息。

（一）既往病史

是否患有心血管疾病、肺部疾病、骨关节疾病、脑血管疾病及内分泌与代谢系统疾病等。

（二）家族史

家族中有无心脏病、高血压、脑卒中、糖尿病等疾病患者。

（三）以前的体检结果

主要了解心血管方面有无异常，以及血脂、血压、血糖等的水平。

（四）症状史

是否存在身体不适、头痛头晕、晕厥、呼吸困难、心慌心悸、胸痛等症状。

（五）近期患病史

近期（两周内）门诊或住院治疗情况。

（六）运动史

主要包括运动爱好、运动习惯与方式、运动经历（包括运动强度和运动量）、有无运动损伤、目前运动的情况等。

（七）行为生活习惯

吸烟、饮酒、生活作息规律与否，饮食习惯等。

## 三、体格检查

（一）心率

心率是指每分钟心跳的次数，一般健康成年人的安静心率为 60~100 次/min，可因年龄、性别或其他生理因素产生个体差异。一般来说，年龄越小，心率越快，老年人心跳比年轻人慢，女性的心率比同龄男性稍快，这些都是正常的生理现象。心率是反映心脏功能的重要指标之一。

若安静时心率超过 100 次/min，称为心动过速，常见于兴奋、激动、吸烟、饮酒、喝浓茶或咖啡后，或见于感染、发热、休克、贫血、缺氧、甲亢、心力衰竭等病理状态下，或见于应用阿托品、肾上腺素、麻黄素等药物后。若安静心率低于 60 次/min，称为心动过缓，可见于长期从事重体力劳动的健康人和运动员；或见于甲状腺功能低下、颅内压增高、阻塞性黄疸，以及使用洋地黄、奎尼丁或普萘洛尔类药物过量者。

心率变化与心脏疾病密切相关。如果心率超过 160 次/min，或低于 40 次/min，大多见于心脏病患者。如伴有心悸、胸闷等不适感，应及早进行详细检查，以便针对病因进行治疗。

1. 安静时的心率测量与评价

安静时心率的测量主要是采用动脉触诊法和听诊法。动脉触诊法测量的是脉搏，在正常生理状态下，人的心率与脉搏是一致的，所以经常用脉搏代替心率。

（1）基础心率评价：基础心率为清晨起床前（刚醒，无说话、翻身及其他动作）的心率。

对于健康成年人：基础心率较快，说明心血管机能较差；基础心率正常，说明心血管机能较好；基础心率较慢，说明心血管机能好（表2-1-2）。

表2-1-2　基础心率及波动差值评价

| 心血管机能 | 周基础心率均值/（次·min$^{-1}$） | 周基础心率波动值/次 |
| --- | --- | --- |
| 优 | 55 | 1~3 |
| 良 | 65 | 4~6 |
| 中 | 75 | 7~9 |
| 下 | 85 | 10~12 |
| 差 | 90 | >13 |

（2）立—卧脉搏差的评价：

分别测量站立位、卧位的安静心率，两者的差值就是立—卧脉搏差。立—卧脉搏差越小，表明心血管机能越好（表2-1-3）。

表2-1-3　立—卧脉搏差评价

| 心血管机能 | 立—卧脉搏差/次 |
| --- | --- |
| 优 | 0~5 |
| 良 | 6~11 |
| 一般 | 12~19 |
| 差 | >20 |

2. 运动时的心率评价

一般情况下，运动中的心率与运动强度的增加成正比，运动中的心率越高，说明运动强度越大。在定量负荷中，运动中的心率较安静心率增加不多，表明心血管机能较好。在递增负荷试验中，同一心率水平运动负荷量越大，则心血管机能越好。

3. 运动后恢复期心率的评价

在同等负荷条件下，运动后心率恢复到安静心率的时间越短，则心血管机能越好。

心率是反映人体心血管机能和运动强度最直观、最简单的指标。正常人运动期间安静时心动过速或心率比平时明显增快，表明心血管机能状态不良、过度疲劳或运动过度。此时应注意基础心率的变化，必要时进行医学检查。

（二）血压

血压是指血液在血管内流动时，对血管壁产生的侧压力，它是推动血液在血管内流动的动力。

血压主要受心输出量、末梢血管阻力和动脉弹性的影响，心输出量（由每搏输出量和心率决定）增加，导致收缩压和舒张压增高，外周阻力的变化主要影响舒张压；大动脉血管的弹性能够起到缓冲收缩压和维持舒张压的作用。运动时，血压会升高，收缩压升高较舒张压更为明显。在正常情况下，血压与心率成正比，若是心率升高，血压升高不明显甚至下降，则表明心脏机能很差，不能承受较大负荷的运动。血压的高低与心血管事件风险有关，并独立于其他危险因素。40~70 岁的人群血压在 115/75~185/115 mmHg 时，收缩压每增加 20 mmHg 或舒张压每增加 10 mmHg，心血管疾病风险增加 1 倍。

（三）心血管机能指数

1. 布兰奇心功指数

布兰奇心功指数 = 心率×（收缩压+舒张压）/100。

布兰奇心功指数在 110~160 说明心血管机能正常，如果超过 200 应进行心血管机能检查。

2. 耐力系数

耐力系数 = 心率×10/脉压。脉压，指收缩压与舒张压之间的差值。

耐力指数的正常值为 16，指数越小，说明心脏功能越好。

3. 哈弗台阶指数

受试者按照一定节律（30 次/min）上下台阶（台阶高度男子为 30 cm，女子为 25 cm），共 3 min。测试后，立即坐下，并测量运动后 1 min 至 1 min 30 s、2 min 至 2 min 30 s、3 min 至 3 min 30 s 三个恢复期的心率。

台阶指数 = 登台阶运动持续时间（s）×100/[2×（恢复期3次心率之和）]。台阶指数越大，说明心血管机能越好；反之，说明心血管机能越差。

注意：该评定方法不适用于心血管疾病患者。

## 四、血脂、血糖检查

（一）血脂

血脂是血浆中的中性脂肪（甘油三酯）和类脂（磷脂、糖脂、固醇、类固醇）的总称，广泛存在于人体中。它们是生命细胞基础代谢必需的物质。一般说来，血脂中的主要成分是甘油三酯（triglyceride，TG）和胆固醇，其中甘油三酯参与人体内能量代谢，而胆固醇则主要用于合成细胞浆膜、类固醇激素和胆汁酸。

血脂检查主要是测定血清中的总胆固醇（total cholesterol，TC）、甘油三酯、低密度脂蛋白和高密度脂蛋白的水平等。通过检查血浆中的血脂，可以预防或知晓是否患有肥胖症、动脉硬化症、高脂血症、冠心病、糖尿病、肾病综合征，以及其他一些心血管疾病。

这 4 项指标的正常参考值为 TC：< 5.20 mmol/L，TG：0.56~1.7 mmol/L，LDL：≤3.4 mmol/L，HDL：>1.04 mmol/L。

（二）血糖

血液中的葡萄糖称为血糖。葡萄糖是人体的重要组成成分，也是能量的重要来源。正常人体每天需要很多的糖来提供能量，为各组织、脏器的正常功能提供动力。所以血糖必须保持一定的水平才能维持体内各器官和组织的需要。正常人血糖的产生和利用处于动态平衡的状态，维持在一个相对稳定的水平。

血糖正常值是指人空腹时血糖值在 3.9~6.1 mmol/L，血糖值对于治疗疾病和观察疾病有着指导意义。空腹血糖超过 7.0 mmol/L 可以诊断为糖尿病。

## 五、心血管疾病患者的危险分层

心血管疾病（cardiovascular disease，CVD）的危险因素及判断标准见表 2-1-4。

表 2-1-4  心血管疾病的危险因素及判断标准

| 危险因素 | 判断标准 |
|---|---|
| 年龄 | 男性≥45 岁，女性≥55 岁 |
| 家族史 | 心肌梗死、冠状动脉重建，父亲或其他男性近亲属 55 岁前猝死、母亲或其他女性近亲属 65 岁前猝死 |
| 吸烟 | 吸烟或戒烟不足 6 个月或常吸二手烟 |
| 静坐少动的生活方式 | 至少 3 个月没参加每周至少 3 次，每次不少于 60 min 的中等强度体力活动 |
| 肥胖 | BMI≥30 kg·m$^{-2}$，或男性腰围>102 cm、女性腰围>88 cm |
| 高血压 | 收缩压>140 mmHg 和/或舒张压>90 mmHg，或正在服用降压药 |
| 血脂异常 | LDL>3.4 mmol·L$^{-1}$，或 HDL<1.04 mmol·L$^{-1}$，或正在服用降脂药，或 TC≥5.20 mmol·L$^{-1}$ |
| 糖尿病前期 | 5.55 mmol·L$^{-1}$≤空腹血糖≤6.94 mmol·L$^{-1}$或 7.77 mmol·L$^{-1}$≤葡萄糖耐量试验≤11.04 mmol·L$^{-1}$ |

CVD 危险因素评估可以为医生、康复治疗师及健康管理师提供重要信息，为慢性病患者科学制订运动康复方案。在运动康复之前，决定是否需要进行运动测试，以及运动测试和参加运动项目时的医务监督水平。因此，结合各种疾患及危险因素进行 CVD 危险分层是很重要的（表 2-1-5，表 2-1-6）。

表 2-1-5  CVD 的危险分层

| 危险分层 | 症状 | 危险因素 |
|---|---|---|
| 低危 | 无症状 | <2 个危险因素 |
| 中危 | 无症状 | ≥2 个危险因素 |
| 高危 | 有症状或有已确诊的心血管、肺、肾疾病和代谢疾病 | |

表 2-1-6  基于危险分层的相关建议

| 危险分层 | 运动前的医学检查 | 运动前的运动测试 | 运动测试的医务监督 |
|---|---|---|---|
| 低危 | 不必要（*） | 不必要（*） | 不必要（**） |
| 中危 | 大强度必要，中等强度不必要 | 不必要（*） | 不必要（**） |
| 高危 | 必要（*） | 必要（*） | 必要（**） |

注：* 中等强度及大强度，** 次大强度及最大强度。中等强度：40%~60%$\dot{V}O_2max$ 或 3<METs<6，大强度：>60%$\dot{V}O_2max$ 或 METs≥6。

对于日常不进行体力活动的人，运动时会存在运动风险，且心血管风险会达到最大，尤其是在参加大强度的体育运动时。但是，小强度体育运动的心血管风险与安静时差不多。因此，在机体还没有适应运动状态时进行运动，应先进行小强度到中等强度的运动，逐渐改善体能。建议有两个或多个 CVD 危险因素的中危人群进行大强度的体育运动前应进行医学检查，咨询心内科医生，然后逐渐增加运动强度。而有症状的高危人群运动前需要做相关的医学检查。

除了高危人群，一般不推荐在参加体育运动前进行相关的运动测试。对于中低危人群来说，医学检查及运动测试的信息有利于制订安全有效的运动处方或运动康复方案。因此，如果要制订运动处方或运动康复方案，推荐中低危人群运动前进行医学检查和运动测试。

根据参加体育运动人群的身体机能及健康状况的不同，运动医务监督分为自我监督和有专业医务人员在场的专业医务监督。对于实施运动康复的患者，自我监督也非常重要。自我监督是大多数体育锻炼健身者必须知晓的内容，主要是通过自我主观感觉（精神状态、运动心情、疲劳、肌肉酸痛、心慌心悸、气喘头晕等）和监测脉搏（基础脉搏、运动中的脉搏、运动后脉搏恢复情况等）进行判断。有专业人员尤其是心内科医生在场的运动医务监督应具有最低的监护和评价水平，具备基本的生命支持功能，专业人员应接受过使用自动体外除颤仪（automatic external defibrillator，AED）的训练。

# 第二节　临床运动测试

临床上常用的运动测试主要是递增负荷运动测试（graded exercise testing，GXT）。递增负荷运动测试又称为分级运动测试、心肺运动试验，是通过对机体在运动强度逐渐加大，机体需氧量逐渐增加时的各种反应（呼吸、血压、心率、气体代谢、临床症状和体征等）进行分析评估受试者的心肺功能。递增负荷运动测试在临床上用于评估患者心脏对递增强度有氧运动的承受能力。在进行递增负荷运动测试时，通过监测心电图（ECG）、血流动力学改变和机体的症状反应来监测心肌缺血、血流动力学以及其他的相关症状体征。还可以通过气体分析，对充血性心力衰竭、限制性肺部疾病、不明原因的劳力性呼吸困难的患者进行呼吸相关指标的监测与分析。

运动测试可以在评测运动者有氧运动能力、心肺功能、运动中心律失常、心肌缺血和血流动力学反应等方面提供有价值的信息。

## 一、临床运动测试的目的与应用

### （一）目的

1. 冠心病的早期诊断

具有较高的灵敏度（60%~80%）和特异性（71%~97%）。主要通过运动增加心脏负荷和心肌耗氧量，根据心电图 ST 段偏移情况诊断冠心病。

## 2. 鉴定心律失常

运动中诱发或加剧心律失常往往提示为器质性心脏病，应注意休息，避免运动，并及时调整运动康复方案；运动中心率失常减少或消失提示属于良性心律失常，并非一定要限制运动和日常生活活动。

## 3. 鉴定呼吸困难或胸闷的性质

如果在运动测试中诱发呼吸困难和胸闷，多属于器质性疾病。

## 4. 判断冠状动脉病变的严重程度及预后

运动测试中发生心肌缺血现象时的运动负荷越低、心肌耗氧水平越低、ST 段下移程度越大，说明冠状动脉病变越严重，预后也越差。运动测试阳性无症状的患者发生冠心病的危险性增大。

## 5. 确定患者进行运动的危险性

低水平运动测试中诱发心肌缺血、心绞痛、严重心律失常、心力衰竭症状等，均提示患者进行运动的风险性大。通过运动测试，可确定患者安全的日常生活活动范围，为制订运动康复方案提供依据，确保康复训练的有效性和安全性。

## 6. 评定康复治疗效果

参加运动测试的患者大部分已确诊心脏病，此时评定的目的不仅仅是诊断，而是从心脏负荷试验中获得心电活动和血流动力学参数，结合运动超声心动图和气体代谢等指标，来判断冠状动脉病变的程度、心功能和预后，为患者制订合理的运动康复方案，通过重复进行运动测试，根据患者对运动耐受程度的变化，评定康复治疗效果。

### （二）应用

应用于康复医学、职业医学、心脏病学以及需要对心肺功能进行研究及评定的领域。

1. 心肺疾病的诊断与康复评定

（1）为冠心病的早期诊断提供依据。

（2）判定冠状动脉病变的严重程度及预后。

（3）预测无症状者发生冠心病的危险。

（4）发现运动诱发的潜在心律失常。

（5）肺部疾病的评定。

（6）鉴别呼吸困难或胸闷的性质。

（7）心肺手术的术前风险评定。

（8）在实施心肺康复或回归家庭之前，确定心肺功能水平及运动耐力（有氧运动能力）水平。

（9）为制订安全、有效的心肺运动康复方案提供依据。

（10）评定手术、药物、康复训练的疗效。

2. 其他疾病的诊断与康复评定

（1）各种疾病或损伤合并存在心肺功能障碍的患者心肺功能水平的评定。

（2）各种疾病的患者有氧运动能力的评定。

（3）为制订运动处方提供依据。

（4）各种治疗的疗效评定。

（5）恢复工作前的劳动力鉴定。

## 二、临床运动测试的禁忌证

对于有的患者来说，运动测试的风险会很大，甚至会导致很严重的后果。有绝对禁忌证的患者是严禁进行运动测试的，只有在病情稳定或经过适当治疗后符合要求才可以进行运动测试。有相对禁忌证的患者应该在认真、仔细评价运动风险后才可以决定是否实施运动测试。

（一）绝对禁忌证

（1）近期急性心肌梗死。

（2）不稳型心绞痛。

（3）未控制的室性心律失常。

（4）未控制的房性心律失常。

（5）充血性心力衰竭。

（6）严重主动脉狭窄。

（7）已确诊或可疑动脉瘤。

（8）活动性心肌炎或可疑活动性心肌炎。

（9）血栓性静脉炎或心内血栓。

（10）近期全身性或肺部栓塞。

（11）急性炎症。

（12）三度房室传导阻滞。

（13）精神疾病发作期或严重神经官能。

（14）近期心电图异常。

（15）急性心包炎。

（二）相对禁忌证

（1）安静时舒张压>16 kPa（120 mmHg），或收缩压>26.7 kPa（200 mmHg）。

（2）中度瓣膜病。

（3）洋地黄或其他药物影响。

（4）人工起搏心率。

（5）频发或多源性兴奋点。

（6）未控制的代谢性疾病（糖尿病、甲状腺功能亢进、黏液性水肿）。

（7）电解质紊乱。

（8）心室壁瘤。

（9）心肌病，包括肥大性心肌病。

（10）神经肌肉疾病、骨骼肌病或风湿性疾病造成运动困难。

（11）严重全身失调（单核白细胞增多症、肝炎等）。

## 三、临床运动测试的种类和方案

### （一）种类

#### 1. 按所用设备分类

按所用设备分类包括活动平板试验、踏车运动试验、手摇车运动试验和台阶试验。

（1）平板运动试验：又称跑台试验，是指装有电动传送带的运动装置。检查方法：患者按预先设计的运动方案，在自动调节坡度和速度（运动强度）的活动平板上进行走一跑的运动，逐渐增加心率和心脏负荷，最终达到预期的运动目标。优点是接近日常活动生理状态，可逐步增加负荷量，诊断的敏感性和特异性较高，在运动中可以连续监测心电变化，安全性好。

（2）踏车运动试验：是指坐位或卧位，在固定的功率车上进行运动。踏车可增加阻力，调整运动负荷。优点是运动中心电图记录较好，血压测量较容易，受试者心理负担较轻。缺点是对于体力较好的运动员往往达不到最大心脏负荷，不会骑车者难以完成运动。

（3）手摇车运动试验：原理与踏车运动相似，只是将下肢踏车改为上肢摇车。适用于下肢功能障碍者。

（4）台阶试验：是一种简便易行的评定心功能的方法。试验中的运动负荷是由台阶高度、运动节律、运动时间组成，根据性别、体重和肺活量不同，评价指标不同。台阶试验指数值越大，心血管系统的功能水平越高，反之亦然。患有严重心血管疾病的患者禁止采用。

#### 2. 按终止试验的运动强度分类

按终止试验的运动强度分类包括极量运动试验、亚（次）极量运动试验、症状限制性运动试验和低水平运动试验。

（1）极量运动试验：运动强度逐级递增直至受试者感到精疲力竭或心率、摄氧量继续运动时不再增加为止，即达到生理极限。由于极量运动试验有一定的危险性，适用于运动员、健康的青年人，以测定个体最大做功能力、最大心率和最大摄氧量。

（2）亚（次）极量运动试验：是指运动至心率达到亚极量心率，即按达到最大心率（220-年龄）的 85%~90%，或达到参照值（195-年龄）时结束试验。适用于测定非心脏病患者的心功能和体力活动能力。由于某些药物如 β 肾上腺素能受体阻断药及降压药会影响安静心率和运动心率，因此服用此类药物的患者不宜采用预计的亚极量心率作为终止试验的标准。

（3）症状限制性运动试验：是指运动进行至出现必须停止运动的指征为止，是临床上最常用的作为运动终止的试验方法。适用于诊断冠心病、评估心功能和体力活动能力，为制订运动康复方案提供依据。

症状限制性运动试验终止的指征：① 出现呼吸急促或困难、胸闷、胸痛、心绞痛、极度疲劳、下肢痉挛、严重跛行、身体摇晃、步态不稳、头晕、耳鸣、恶心、意识不清、面部有痛苦表情、面色苍白、发绀、出冷汗的症状和体征；② 运动负荷增加时，收缩压不升高反而下降，低于安静时收缩压 10 mmHg 以上；运动负荷增加时，收缩压上升，超过 220 mmHg；运动负荷增加时舒张压上升，超过 110 mmHg；或舒张压上升，超过安静时 15~20 mmHg；③ 运动负荷不变或增加时，心率不增加，甚至下降超过 10 次/min；④ 心电图显示 ST 段下降或上升，超过或等于 1 mm；出现严重心律失常，如异位心动过速、频发、多源和成对出现的期前收缩（R—ON—T）、房颤、房扑、室扑、室颤、二度以上房室传导阻滞或窦房传导阻滞、完全性束支传导阻滞等；⑤ 患者要求停止运动；⑥ 仪器故障等。实验室内应备有急救药品和设备，能对出现的严重并发症进行及时处理。

（4）低水平运动试验：是指运动至特定的、低水平的靶心率、血压和运动强度为止。即运动中最高心率达到 130~140 次/min，或与安静时相比增加 20 次/min；最高血压达 160 mmHg，或与安静时相比增加 20~40 mmHg；运动强度达到 3~4 METs 作为终止试验的标准。试验目的在于检测受试者从事轻度活动及日常生活活动的耐受能力，用于诊断冠心病、评估心功能和体力活动能力，作为住院评价、制订运动康复方案等的依据。

3. 按实验方法分类

按实验方法分类包括单级运动试验和多级运动试验。

（1）单级运动试验：是指运动试验过程中运动强度始终保持不变的运动试验，如台阶试验。

（2）多级运动试验：是指运动试验过程中运动强度逐渐增加的运动试验，如活动平板试验、踏车试验，又称为分级运动试验、递增负荷运动试验。

（二）方案

1. 跑台运动方案

跑台是最常用的运动测试方式。跑台可灵活调节坡度和速度。临床运动测试所用的跑台速度（1.6~12.8 km/h）和坡度（0%~20%）调节范围都应该大一些。跑台应设有安全带，防止受试者由于晕厥跌倒发生意外。

常用的方案有：Bruce 跑台方案、Balke-Ware 跑台方案、Naughton 方案、Ellestad 方案和 STEEP 方案等。

（1）Bruce 跑台方案（表 2-2-1）：

Bruce 跑台方案与运动锻炼的方式相似，在医学文献中常被引用，并且对不同人群的相关指标已有建立，因此，在以诊断为目的的测试中被运用得最为普遍。但该方案也有不足之处，其中包括负荷增加幅度较大（2~3 METs），以致很难确定受试者精确的心脏功能能力（functional capacity，F.C.）。另外，持续某些等级的 3 min 运动会令有些受试者感到不舒服（走嫌太快，跑又觉得太慢）。

表 2-2-1　Bruce 跑台方案

| 级别 | 速度 | | 坡度/% | 持续时间/min | 耗氧量/ | METs |
| | mph | km·h$^{-1}$ | | | (mL·kg$^{-1}$·min$^{-1}$) | |
| --- | --- | --- | --- | --- | --- | --- |
| 0 | 1.7 | 2.7 | 0 | 3 | 5 | 1.7 |
| 1/2 | 1.7 | 2.7 | 5 | 3 | 10.2 | 2.9 |
| 1 | 1.7 | 2.7 | 10 | 3 | 16.5 | 4.7 |
| 2 | 2.5 | 4 | 12 | 3 | 24.8 | 7.1 |

| 级别 | 速度 | | 坡度/% | 持续时间/min | 耗氧量/ | METs |
| --- | --- | --- | --- | --- | --- | --- |
| | mph | km·h$^{-1}$ | | | (mL·kg$^{-1}$·min$^{-1}$) | |
| 3 | 3.4 | 5.5 | 14 | 3 | 35.7 | 10.2 |
| 4 | 4.2 | 6.8 | 16 | 3 | 47.3 | 13.5 |
| 5 | 5 | 8 | 18 | 3 | 60.5 | 17.3 |
| 6 | 5.5 | 8.8 | 20 | 3 | 71.4 | 20.4 |
| 7 | 6 | 9.7 | 22 | 3 | 83.3 | 23.8 |

（2）Balke-Ware 跑台方案（表 2-2-2）：

该方案每一级的时间分别为 1 min 和 2 min，每级负荷增加不超过 1MET，弥补了 Bruce 跑台方案负荷增加较大的不足。该方案适用于老年人或者一些由慢性心肺疾病导致身体状况较差的人群。

表 2-2-2　Balke-Ware 跑台方案

| 级别 | 速度/mph | 坡度/% | 持续时间/min | 耗氧量/（mL·kg$^{-1}$·min$^{-1}$） | METs |
| --- | --- | --- | --- | --- | --- |
| 1 | 3.2 | 2.5 | 2 | 15.1 | 4.3 |
| 2 | 3.2 | 5 | 2 | 19 | 5.4 |
| 3 | 3.2 | 7.5 | 2 | 22.4 | 6.4 |
| 4 | 3.2 | 10 | 2 | 26 | 7.4 |
| 5 | 3.2 | 12.5 | 2 | 29.7 | 8.5 |
| 6 | 3.2 | 15 | 2 | 33.3 | 9.5 |
| 7 | 3.2 | 17.5 | 2 | 36.7 | 10.5 |

2. 功率自行车方案

功率自行车方案是许多欧洲国家最常用的运动测试方式。功率自行车与跑台相比，除了价格优势，更主要的是对于那些肥胖或有骨关节疾病、末梢血管疾病及神经疾病的患者来说，是一个可行的测试工具。

最常用的是世界卫生组织（WHO）的推荐方案（表 2-2-3）。注意：有呼吸功能障碍者，试验方案应有所调整。

表 2-2-3　功率自行车运动方案（WHO）

| 分级 | 运动负荷/[（kg·m）·min$^{-1}$] | | 运动时间/min |
| --- | --- | --- | --- |
| | 男 | 女 | |
| 1 | 300 | 200 | 3 |
| 2 | 600 | 200 | 3 |

| 分级 | 运动负荷/[（kg·m）·min⁻¹] | | 运动时间/min |
| | 男 | 女 | |
| --- | --- | --- | --- |
| 3 | 900 | 600 | 3 |
| 4 | 1 200 | 800 | 3 |
| 5 | 1 500 | 1 000 | 3 |
| 6 | 1 800 | 1 200 | 3 |
| 7 | 2 100 | 1 400 | 3 |

3. 上肢运动试验方案

上肢运动试验方案适合不能进行下肢运动的患者，如患有严重骨科疾病、末梢血管疾病、下肢截肢、脊髓损伤者等，为其提供体力活动咨询和制订运动康复方案依据；也可用于在职业活动中主要进行上半身活动的人。

由于上肢的肌肉力量相对下肢小，所以经典的上肢测试方案是：每 2~3 min 增加 10~15 W 负荷，运动节奏为 50~60 r/min。

4. 选择方案的原则

（1）根据试验的目的、受试者病史及既往史、运动器官功能状况选择合适的方案。

（2）运动的起始负荷须低于受试者的最大承受能力，方案难易适中。

（3）每级运动负荷最好持续 2~3 min，以达到心血管稳定状态。

（4）运动试验时间应控制在 8~12 min 完成。

## 四、临床运动测试的指标及其意义

### （一）心率

正常人运动负荷每增加 1 MET，心率增加 8~12 次/min。运动中反应性心率过慢见于窦房结功能减退、严重左心室功能不全和严重多支血管病变的冠心病患者。心率过快分为窦性心动过速和异位心动过速，如运动中窦性心律增加过快，提示体力活动能力较差；异位心动过速主要是室上性和房性心动过速，少数是室性心动过速，提示应限制患者的体力活动。

### （二）血压

运动负荷每增加 1 MET，收缩压相应增高 5~12 mmHg，舒张压改变相对较小，250/120 mmHg 为上限。运动中收缩压越高，心源性猝死的概率越低。运动中舒张压升高，超过安静水平时的 15 mmHg 以上，甚至超过 120 mmHg，常见于严重冠心病患者。运动中收缩压不升高和升高不超过 130 mmHg，或血压下降，甚至低于安静水平时，提示冠状动脉多支病变；如果这些情况与 ST 段等其他指标同时出现，则提示为严重心肌缺血引起左室功能障碍及心脏收缩储备能力差。诱发血压下降的其他疾病或原因包括心肌病、心律失常、血管反应、左心流出道阻塞、降压药物应用、贫血、长时间剧烈运动等。出现异常低血压反应的工作负荷量越低，则说明病情越重。

（三）每搏量和心输出量

运动时随着每搏量逐渐增加，心输出量也会逐渐增加，但达到 40%~50% 最大吸氧量时，每搏量不再增加，此后心输出量增加主要依靠心率加快。心输出量最大值可达安静时的 2~3 倍。运动肌的血流需求量高于心输出量的增加，因此需要进行血流再分配，以确保运动组织和重要脏器的血液供应。

（四）心率-收缩压乘积

心率-收缩压乘积（rate-pressure product，RPP）是反映心肌耗氧量和运动强度的重要指标，正常值为<12 000。运动中心率-收缩压乘积越高，表明冠状血管储备越好，心率-收缩压乘积越低，提示病情严重。进行康复训练后，心率-收缩压乘积在额定的条件下运动时间和强度增高，说明心血管及运动系统效率提高，因为提高了心血管功能储备，因此患者可以耐受更大的运动负荷。

（五）心电图 ST 段改变

正常情况下，ST 段应始终保持在基线。运动中 ST 段出现偏移为异常反应，包括 ST 段上抬和下移。ST 段上抬：有 Q 波的 ST 段上抬，提示存在室壁瘤或室壁运动障碍，见于 50% 的前壁心肌梗死和 15% 的下壁心肌梗死患者；无 Q 波的 ST 段上抬，提示有严重近段冠状动脉的病变或痉挛和严重的穿壁性心肌缺血。ST 段正常化是指安静时有 ST 段下移，在运动中下移程度反而减轻，甚至消失，这种情况见于正常人或严重冠心病患者。引起 ST 段改变的其他心脏情况还有：心肌病、左心肥厚、二尖瓣脱垂、洋地黄作用、室内传导阻滞、预激综合征、室上性心动过速；非心脏情况包括：严重主动脉狭窄、严重高血压、贫血、低血压、葡萄糖负荷、过度通气、严重容量负荷过重等。

（六）心脏传导障碍

窦性停搏，可见于运动后即刻，多为严重缺血性心脏病患者；预激综合征，如在运动中消失的预激综合征预后较好（约占 50%）；束支传导阻滞，运动可诱发频率依赖性左、右束支传导阻滞及双束支传导阻滞，如在心率低于 120 次/min 时，发生可能与冠心病有关，心率高于 125 次/min 时，发生的病理意义不大；心室内传导阻滞，可见于运动前，运动中可加重甚至消失。

（七）运动性心律失常

运动性心律失常的原因与交感神经兴奋性增高和心肌需要量增加有关。利尿剂和洋地黄制剂可导致运动中发生心律失常；冠心病患者心肌缺血也可诱发心律失常。室性期前收缩是运动中最常见的心律失常，其次是室上性心律失常和并行心率。运动中和运动后一过性窦性心律失常和良性游走心率也较常见。运动诱发短阵房颤和房扑低于 1%，可见于健康人或患有风湿性心脏病、甲亢、预激综合征、心肌病患者。运动诱发性室上性心律失常与冠心病无关，而与肺部疾患、近期饮酒和咖啡有关。窦性停搏，偶见于运动后即刻，多为严重缺血性心脏病患者。

## （八）症状

正常人在亚极量运动试验中应无症状。进行极量运动试验时，可有疲劳、下肢无力、气急，并伴有轻度眩晕、恶心和皮肤湿冷等症状，这些症状如发生在亚极量运动时，则视为异常。胸痛、发绀、极度呼吸困难，发生在任何时期均属异常。在发生心绞痛的同时不一定有 ST 段的下移。ST 段的改变可以在心绞痛前、后或同时发生。对于运动诱发不典型心绞痛的患者，可以选择另一方案重复运动试验，观察患者是否在同等 RPP 的情况下诱发症状。由于冠心病患者的心肌缺血阈值比较恒定，所以如果症状确实是心肌缺血所致，就应该在同等 RPP 情况下出现症状。

## 五、临床运动试验终止的标准及安全保障

### （一）终止的标准

为了确保受试者的安全，测试人员对于运动测试中受试者潜在的症状必须要有所了解并能及时发现，以及对停止测试的时间作出正确判断。表 2-2-4 给出了运动试验终止的绝对标准和相对标准。

表 2-2-4　运动试验终止的标准

| 绝对标准 | 相对标准 |
| --- | --- |
| 1. 伴有其他心肌缺血的症状时，虽然负荷增加，但收缩压下降超过 10 mmHg | 1. 在没有其他心肌缺血症状出现时，虽然负荷增加，但收缩压下降超过 10 mmHg |
| 2. 中度到重度的心绞痛（2~3 级甚至更大） | 2. ST 段或 QRS 波改变，或者心电轴改变 |
| 3. 神经系统症状加重（头晕、晕厥） | 3. 非持续性心动过速的心律失常，或心动过缓、疲劳、呼吸短促、气喘、下肢痉挛或跛行 |
| 4. 血流灌注不足（紫绀和苍白） | 4. 室内传导延迟或束支阻滞，并且很难与室性心动过速区别开来 |
| 5. 受试者坚持不下去，要求停止 | 5. 胸痛增加或高血压病反应 |
| 6. 持续性的心动过速 | 6. 收缩压>250 mmHg，或舒张压>115 mmHg |
| 7. 在没有出现诊断性 Q 波的导联（除 $V_1$ 和 aVR 之外）中；ST 段抬高超过 1 mm | |

### （二）安全保障

进行临床运动试验时，最好有专业的心内科医生在场，并且准备有相应的急救设备和药品。若没有专业的医生在场，测试人员应熟悉测试终止的绝对标准和相对标准，熟练掌握心肺复苏的操作步骤和要领，并且事前要与受试者很好地沟通相关内容。如果测试中出现了测试人员不能确定是否应停止测试的问题，应持保守态度，把受试者的安全放在首位。表 2-2-5 列出了运动中常见的异常反应及处理原则。

表 2-2-5　运动中常见的异常反应及处理原则

| 异常反应 | 处理原则 |
| --- | --- |
| 心脏骤停 | 心肺复苏，即保持呼吸道通畅，维持呼吸，保证心脏跳动 |
| 阵发性室上性心动过速 | 颈动脉窦按摩，应用血管扩张剂、洋地黄、受体阻滞剂 |
| 室性心动过速 | 利多卡因注射 |
| 室颤 | 体外心脏按摩，使用除颤器，必要时开胸进行心脏按压 |
| 心动过缓 | 阿托品或异丙肾上腺素肌肉注射 |
| 严重室性心律失常 | 休息，吸氧，利多卡因静脉注射 |
| 1~2 度房室传导阻滞 | 休息，吸氧，心室率低于 40 次/min 时，用阿托品或异丙肾上腺素 |
| 低血压 | 平卧位休息 |
| 心绞痛发作 | 休息，舌下含硝酸甘油类药物 |
| 疲劳或呼吸困难 | 休息，必要时吸氧 |
| 运动后迟发性晕厥或低血压 | 平卧位或头低足高位，必要时使用阿托品 |

# 第三节　运动康复技术

运动康复技术是慢性病运动康复的核心内容。运动康复技术的正确应用以及具体的实践应用，直接影响到慢性病运动康复效果。慢性病常用的运动康复技术主要有有氧运动、抗阻运动、牵伸技术、呼吸训练、关节活动促进技术、手法技术以及渐进性功能训练等。本节主要介绍有氧运动、抗阻运动、牵伸技术和呼吸训练。

## 一、有氧运动

### （一）基本概念

有氧运动是指运动过程中机体所需的能量主要依靠细胞的有氧代谢提供的运动方式。有氧运动的特点是，主要由大肌肉群参与，是节律性、长时间、周期性运动，以提高机体有氧代谢能力为目的。

有氧运动能力是人们能够胜任日常生活和工作最基本的运动能力，是人们进行正常生活和社会活动的重要基础和保证，是呼吸系统摄取氧、循环系统运输氧和组织器官利用氧的综合体现。

有氧运动的最主要作用是增强心肺功能，提高机体有氧耐力，增强体质和改善机体代谢水平。有氧运动对调节物质代谢、预防和康复治疗心脑血管疾病、代谢性疾病等具有重要意义。

（二）运动方式

在运动康复中，为患者提供最合适的运动方式关系到进行运动的有效性和持久性。选择运动方式，既要考虑运动康复的目的，又要考虑运动条件，如场地器材、余暇时间、气候等，还要结合参与者的兴趣爱好和能力等。

常见的有氧运动方式有：医疗步行、快走、慢跑、游泳、骑自行车、健身操、太极拳、乒乓球、羽毛球等。

（三）运动原则

1. 个体化原则

在制订运动康复方案时，必须根据每个人的具体情况，因人而异，个别对待。一个安全、有效的运动康复方案，应该是根据运动者的实际状况所制订的，有针对性的运动目标和具体方案。

2. 评价与监督原则

运动康复方案从制订到实施的整个过程都离不开评价，实施过程中的医务监督可为评价提供依据。由于每个人在按照运动康复方案进行体育锻炼的过程中，其身体或者客观条件经常不断地发生变化，所以需要根据评价结果对运动康复方案进行相应的调整。

3. 循序渐进原则

循序渐进是指运动者要逐渐地增加运动负荷和难度，尤其是运动负荷，增加负荷时要考虑自身的机能状态，因为人体对运动的适应本身就是一个循序渐进的过程。有氧运动的运动康复方案一般按照适应期、提高期和维持期（稳定期）的过程实施。

4. 安全性与有效性相结合原则

为了提高全身耐力水平，必须达到改善心血管和呼吸功能的有效强度。如果运动超过机体上限，很可能发生危险。这个运动强度或运动量界限，是安全界限。这个最低效果的下限为有效界限。安全界限和有效界限之间，就是运动康复方案安全而有效的范围。制订运动康复方案，要在安全的基础上，达到最大的效果。

5. 运动效果的特异性原则

运动效果的特异性是指运动时身体的生理适应根据运动种类或方法不同而有所不同。因此，根据运动目的选择适宜的运动种类和运动强度进行锻炼很重要。

（四）运动强度

运动强度是指运动时的用力水平和身体的紧张程度，是决定运动负荷的主要要素之一。运动必须达到一定的运动强度才能对人体产生相应的刺激作用。适宜的运动强度能有效地促进身体机能的提高、增强体质、康复治疗疾病。如果强度过大，超过身体的承受能力，反而会使身体机能减退，甚至损害身体健康。

有氧运动可根据心率、最大摄氧量储备、《自觉疲劳程度量表》和代谢当量等来评估运动强度。

1. 心率法

心率是最简便、易测的生理指标。在运动过程中，排除环境和心理因素的影响，则心率与运动强度之间存在线性关系。因此，心率是最常用的确定和监测运动强度的指标。

（1）Jungman 法：

运动适宜心率=180（或170）-年龄。

适用范围：适用于身体健康的人群。60 岁以上的老年人或体质较差的中年人则用170-年龄。

（2）靶心率法（exercise target heart rate，ETHR）：是指通过有氧运动提高心血管系统的机能时，有效而安全的运动心率。

① 最大心率法（maximum heart rate，HRmax）：

靶心率=［最大心率-安静心率］×（60%-80%）+安静心率，一般适用于身体健康、体能较好的年轻人群。

最大心率计算公式见表 2-3-1。

表 2-3-1 普遍使用的最大心率计算公式

| 作者 | 最大心率计算公式 | 适用人群 |
| --- | --- | --- |
| Fox | 220-年龄 | 少部分男性和女性 |
| Astrand | 216.6-0.84×年龄 | 4~34 岁男性和女性 |
| Tanaka | 208-0.7×年龄 | 健康的男性和女性 |
| Gelish | 207-0.7×年龄 | 所有年龄段的成年男性和女性 |
| Gelish | 206-0.88×年龄 | 运动负荷试验中无症状的中年女性 |
| Gelish | 206.9-0.67×年龄 | 所有年龄段的成年男性和女性 |

采用（220-年龄）计算最大心率，虽然方法简单，但变异性较大，并且对 40 岁以下的患者可能会低估其最大心率，而对 40 岁以上的患者又可能会高估其最大心率。更精确的计算公式是：最大心率=206.9-0.67×年龄。

② 心率储备法（Heart Rate Reserve，HRR），也称 Karvonen 法：

心率储备=最大心率-安静心率；

靶心率=HRR×（40%-60%）。

（3）最大心率百分比（%HRmax）法：

最大心率百分比是指运动时的心率占个体最大心率的百分数。其计算公式为：最大心率百分比=运动中心率/最大心率×100%。

评价：

低强度运动：<64%HRmax；

中等强度运动：64%~76%HRmax；

高强度运动：>76%HRmax。

（4）净增心率法：

净增心率=运动后即刻心率-安静时心率。

评价：

低强度运动：<20 次/min；

中等强度运动：20~60 次/min；

高强度运动：>60 次/min。

适用范围：适用于心脏病、高血压、肺气肿等慢性病患者。

（5）净增心率百分比法：

净增心率%=净增心率/安静心率×100%。

评价：

低强度运动：<50%；

中等强度运动：50%~70%；

高强度运动：>70%。

适用范围：适用于高血压、冠心病、老年体弱等慢性病患者。

2. 《自觉疲劳程度量表》（rating of perceived exertion，RPE）判定法

瑞典心理学家伯格认为，人在用力程度不同时，身体产生不同的变化，这些不同的变化在大脑皮质产生不同的主观感觉。他根据心理学原理研制了一种由受试者在运动时自己感觉和确认负荷量大小的表格，称为《自觉疲劳程度量表》（RPE）（表 2-3-2，表 2-3-3）。

表 2-3-2 《自觉疲劳程度量表》（RPE）判断表（6~20）

| 运动感觉 | 评价等级 | 相对强度/% | 相应心率/（次·$min^{-1}$） |
|---|---|---|---|
| 安静 | 6 | 0 | |
| 非常轻松 | 7 | 7.1 | 70 |
| | 8 | 14.7 | |
| 很轻松 | 9 | 21.4 | 90 |
| | 10 | 28.6 | |
| 轻松 | 11 | 35.7 | 110 |
| | 12 | 42.9 | |
| 稍费力 | 13 | 50 | 130 |
| | 14 | 57.2 | |
| 费力 | 15 | 64.3 | 150 |
| | 16 | 71.5 | |
| 很费力 | 17 | 78.6 | 170 |
| | 18 | 85.8 | |
| 非常费力 | 19 | 90 | 190 |
| 精疲力竭 | 20 | 100 | 200 |

心率=RPE×10（次/min）。

表 2-3-3 改良的《自觉疲劳程度量表》（RPE）判断表（0~10）

| 评分 | 主观感觉 |
|---|---|
| 0 | 一点也不觉得用力 |
| 0.5 | 极轻，几乎难以察觉 |
| 1 | 很轻 |
| 2 | 轻 |
| 3 | 中等 |

| 评分 | 主观感觉 |
|------|---------|
| 4 | 较强 |
| 5 | 强 |
| 6~8 | 很强 |
| 9 | 非常非常费力 |
| 10 | 极度费力，达到极限 |

3. 最大摄氧量百分比（percentage of maximum oxygen uptake,$\%\dot{V}O_2\max$）

最大摄氧量是指人体大肌肉群所参加的力竭性运动，当氧运输系统中的心功能和肌肉的用氧能力达到本人极限水平时，人体在单位时间内所能摄取的氧量。即尽力运动时，单位时间内机体的摄氧量（mL/kg/min）。

最大摄氧量百分比＝运动中摄氧量/最大摄氧量×100%。

评价：

低强度运动：$<50\%\dot{V}O_2\max$；

中等强度运动：$50\%\sim70\%\dot{V}O_2\max$；

高强度运动：$>80\%\dot{V}O_2\max$。

$50\%\sim70\%\dot{V}O_2\max$ 是最合适的运动强度；$<50\%\dot{V}O_2\max$ 的运动强度适合于老年人和心脏病患者；$>80\%\dot{V}O_2\max$ 的运动强度是有危险的。

该方法复杂，一般只在运动康复科研中使用。

4. 代谢当量（MET）

代谢当量是指运动时的能耗量与安静时的能耗量的比值。1 MET 等于安静时的能耗量或代谢率。若以吸氧量表示安静时的能耗量，则 1 MET 以每分钟千克体重计，约等于 3.5 mL/kg/min。

代谢当量常用来表示运动康复方案中运动强度的大小，评定心脏功能康复水平和日常生活活动能力。

MET 的测定有两种基本方法：第一种是直接测定运动时的吸氧量，推算 MET 值；第二种是根据已研究出的各类活动时的 MET 值，间接推测运动强度，一般常用第二种方法。

美国运动医学学会（ACSM）和美国心脏协会（AHA）联合推荐：

低强度运动：<3 METs；

中等强度运动：3~6 METs；

高强度运动：>6 METs。

表 2-3-4 和表 2-3-5 分别列举了日常生活活动的 MET 值和常见运动的 MET 值。

**表 2-3-4　日常生活活动的 MET 值**

| 活动内容 | METs | 活动内容 | METs |
|---------|------|---------|------|
| 平地步行 | 2~5 | 弹琴 | 2 |
| 平地慢跑 | 5.5~9 | 交谊舞（慢舞） | 3 |

| 活动内容 | METs | 活动内容 | METs |
|---|---|---|---|
| 上楼 | 5~8 | 交谊舞（快舞） | 5.5 |
| 下楼 | 3~5 | 做饭 | 3 |
| 骑自行车（慢速） | 3.5 | 扫地 | 3.5~4.5 |
| 骑自行车（中速） | 6 | 拖地 | 4.5~7 |
| 开车 | 2~3 | 淋浴 | 3 |
| 看电视 | 1.2 | 洗衣（手洗） | 3.5 |
| 绘画（坐位） | 1.5 | 洗碗 | 2 |

表 2-3-5　常见运动的 MET 值

| 活动内容 | METs | 活动内容 | METs |
|---|---|---|---|
| 跑步 | 7~15 | 排球 | 3~6 |
| 跳绳 | 8~12 | 篮球 | 3~9 |
| 爬山 | 5~10 | 足球 | 5~12 |
| 桌球 | 2.5 | 太极拳 | 4~5 |
| 保龄球 | 2~4 | 舞蹈 | 3~7 |
| 乒乓球 | 3~5 | 体操 | 3~8 |
| 高尔夫球 | 2~7 | 游泳 | 4~8 |
| 羽毛球 | 4~9 | 划船 | 3~8 |
| 网球 | 4~9 | 滑冰 | 5~8 |

5. 运动强度的评价方法

在实际应用中，可以根据具体情况、运动目的及要求选择不同的方法来评价运动强度（表 2-3-6）。

表 2-3-6　运动强度的评价方法

| 运动强度 | 说话唱歌 | 主观测定法 | | 主观感觉 | 生理性/相对测定法 | | 绝对测定法 METs |
|---|---|---|---|---|---|---|---|
| | | RPE (1~10) | RPE (6~20) | | $HRR/\%$ $\dot{V}O_2R/\%$ | $HR_{max}/\%$ | |
| 低强度 | 能说能唱 | <3 | 9~11 | 较轻 | <45 | <64 | <3 |
| 中等强度 | 能说不能唱 | 3~4 | 12~14 | 有点累 | 45~60 | 64~76 | 3~6 |
| 高强度 | 不能说话 | >4 | >14 | 累 | >61 | >76 | >6 |

表 2-3-7 列举了 ACSM 关于运动强度的不同分级标准。

表 2-3-7　ACSM 关于运动强度的不同分级标准

| 运动强度 | $\%HRR$ 或 $\%\dot{V}O_2R$ | $\%\dot{V}O_2max$ | $\%HR_{max}$ | RPE(6~20) |
|---|---|---|---|---|
| 很轻 | <20 | <25 | <35 | <10 |

| 运动强度 | %HRR 或%$\dot{V}O_2$R | %$\dot{V}O_2$max | %HRmax | RPE(6~20) |
|---|---|---|---|---|
| 轻 | 20~39 | 25~44 | 35~54 | 10~11 |
| 中等 | 40~59 | 45~59 | 55~69 | 12~13 |
| 重 | 60~84 | 60~84 | 70~89 | 14~16 |
| 很重 | ≥85 | ≥85 | ≥90 | 17~19 |
| 极重 | 100 | 100 | 100 | 20 |

表2-3-8列举了常见身体活动的强度分类。

**表 2-3-8　常见身体活动的强度分类**

| 低强度（<3 METs） | 中等强度（3~6 METs） | 高强度（>6 METs） |
|---|---|---|
| 步行、散步、踱步，2 | 中速快走（3 mph，4.8 km·h$^{-1}$），3.3<br>快速快走（4 mph，6.4 km·h$^{-1}$），5 | 急行军走（4.5 mph，7.2 km·h$^{-1}$），6.3<br>慢跑（5 mph，8 km·h$^{-1}$），8<br>跑步（7 mph，11.2 km·h$^{-1}$），11.5 |
| 家务和职业活动、坐位工作，1.5<br>站位工作，2~2.5 | 手洗衣服、擦窗户、洗车，3<br>用抹布或拖布擦地、吸尘，3~3.5<br>搬运木头、修剪草坪，5.5 | 搬运重物如砖，7.5<br>重的农活，8<br>挖地沟，8.5 |
| 休闲运动和体育运动、打牌、刺绣，1.5<br>动力划船，2.5<br>垂钓，2.5 | 慢速舞蹈、手动划船，3<br>乒乓球、排球、网球（双人）、高尔夫，4<br>羽毛球、篮球、快速舞蹈，4.5<br>休闲游泳、骑自行车（10~12 mph），6 | 足球、越野滑雪（2.5 mph），7<br>篮球/排球/乒乓球比赛、骑自行车（12~14 mph），8<br>足球比赛，10<br>游泳（中快速），8~11+ |

### （五）运动持续时间

在有氧运动中，运动持续时间是指完成既定运动强度的总时间。运动持续时间与运动强度紧密相关，强度高，时间应稍短，强度低，时间应稍长。不同的运动时间与运动强度的组合决定了运动量的大小。一般来说，健康成年人宜采用中等强度、长时间的运动；体力差而时间充裕的人，可采用低强度、长时间的运动。

研究表明，增强心肺功能的有氧运动一般要求锻炼时运动强度达到靶心率后，至少再持续运动 15 min 以上，有氧运动一般在 30 min 左右就可以达到较好的效果。美国运动医学学会推荐进行持续 20~60 min 的有氧活动。

### （六）运动频率

有氧运动的运动频率是指每周的运动次数。

研究表明，每周运动 1 次，肌肉酸痛和疲劳每次发生，运动后 1~3 d 身体不适，效果不蓄积；每周运动 2 次，酸痛和疲劳减轻，效果有点蓄积，不明显；每周运动 3 次，无酸痛和疲劳，效果蓄积明显；每周运动 4~5 次，无酸痛和疲劳，效果蓄积更加明显。

（七）运动程序

为了提高运动效率，降低运动伤害的发生风险，每次有氧运动过程应该包含以下三个部分：

1. 准备阶段（热身运动）

运动开始时，应先进行 5~10 min 的热身运动。主要包括：① 低强度的有氧运动，如慢跑、体操等，目的是升高体温，使机体尤其是心血管系统逐步适应运动应激；② 肌肉动态拉伸和关节活动，目的是避免运动中肌肉和关节发生损伤。

2. 锻炼阶段

锻炼阶段是进行有氧运动康复的关键阶段，其任务是按照既定的运动强度进行持续的有氧运动。大多数研究认为，中等强度的有氧运动能取得较大的生理、心理效应，能够提高机体的机能水平，改善焦虑、抑郁、紧张和疲劳等情绪状态。对于慢性病患者，运动强度应由运动康复的目的和患者的功能水平决定。

对于心血管疾病患者和体弱患者，可以采用间歇运动法，即在运动中给予一定时间的休息，以缓解运动对机体的应激刺激，降低发生心血管疾病意外的概率。

3. 整理运动（放松运动）

在每次有氧运动结束时，应有恢复期，使身体机能由激烈的运动状态逐渐恢复到相对安静状态，避免由于突然停止运动而引起意外。整理运动包括低强度有氧运动、调整呼吸、肌肉静态拉伸等，一般持续 5~10 min。

（八）运动进程

有氧运动的运动进程一般分为适应期、提高期和维持期。

1. 适应期（1~5 周）

（1）运动强度：35%~45%HRR 或 $\dot{V}O_2R$，RPE 为 11~12。

（2）运动持续时间：15~20 min/次。

（3）运动频率：每周 3 次。

2. 提高期（6~12 周）

（1）运动强度：40%~55%HRR 或 $\dot{V}O_2R$，RPE 为 12~13。

（2）运动持续时间：20~40 min/次。

（3）运动频率：每周 3~4 次。

3. 维持期（3 个月以后）

（1）运动强度：45%~60%HRR 或 $\dot{V}O_2R$，RPE 为 12~14。

（2）运动持续时间：30~50 min/次。

（3）运动频率：每周 3~5 次。

（九）注意事项

为确保安全，在实施有氧运动康复的过程中，应根据患者的具体情况，提出运动时应注意的事项。

## 二、抗阻运动

### （一）基本概念

肌肉力量（肌力），是指肌肉收缩产生最大收缩力的能力，运动生理学通常以等长、等张或等速运动条件下肌肉收缩克服和对抗阻力及做功功率的大小表示。

肌力下降是临床上脑卒中患者、长期制动患者常见的症状之一，也是年老体弱者机能衰退的主要表现，严重影响个体的日常生活活动和社会活动能力。

抗阻运动也称为肌力训练、力量练习，是增强肌肉力量最主要的方法。目前认为肌肉力量的抗阻运动效应主要是通过增大肌肉质量、增加肌肉横断面积（cross sectional area, CSA）、改善肌肉神经控制、促进肌纤维类型转变和产生选择性肥大、提高肌肉代谢能力及影响肌肉生长抑制素基因表达等多种机制实现的。

### （二）训练方式

主要有采用器械、力量练习器或抗自身体重的各种力量练习。例如，哑铃推举、抓杠铃、拉弹簧、仰卧起坐、俯卧撑、引体向上等。主要是针对全身大的肌群进行练习：

（1）核心肌群：是指环绕在机体躯干周围的肌肉；

（2）上肢肌肉：分为上肢带肌（肩带肌）、上臂肌、前臂肌和手肌；

（3）下肢肌肉：分为髋肌、大腿肌、小腿肌和足肌。

### （三）训练原则

**1. 持续训练原则**

肌肉在结构和功能上的改善，主要取决于长期不间断的系统训练。对于成年人和老年人来说，持续的训练可以有效减缓肌肉力量的自然减退，将肌肉力量保持在一个较高的水平上。

**2. 循序渐进和变换负荷原则**

肌肉力量的提高是人体的神经-肌肉系统对外来负荷刺激的适应，这种适应是有序和逐渐形成的，所以对肌肉施加的负荷刺激应该根据机体的这种适应特点，在运动量和运动强度的安排上遵循循序渐进的训练原则。在肌肉力量训练中，如果不注意负荷的逐渐增加，不仅不能收到相应的训练效果，而且很可能造成肌肉的损伤，这个原则对于慢性病患者尤其重要。

训练的负荷不仅应逐渐增加，还应经常变化。由于人体对外来负荷刺激所具有的适应特性，如果长时间使用同样训练负荷和手段，机体就会对该刺激产生适应，不再产生明显的反应，此时，训练的效率会出现明显降低，表达为肌肉力量增长缓慢，甚至出现下降。因此，力量训练的负荷和手段应该经常进行变换，这种改变主要体现在训练方式和负荷量与负荷强度等方面。在训练的过程中，负荷在总的趋势上应逐渐增长，但在具体的训练过程中是"波浪式"变化的。

**3. 有效负荷原则**

对肌肉施加的训练负荷能否达到增加肌力的训练效果，主要取决于负荷的大小是否能够有效地刺激神经-肌肉系统，使其出现适度的疲劳，并获得适应。由此可见，并不是所有的负荷都能够促进肌肉力量的改善和提高，只有有效的训练负荷才可以使肌肉适能得到快速的发展。

对于每个训练者来说，都必须通过相应的力量测试来确定各自的有效负荷量和强度。在长期训练过程中，有效负荷随着训练者的肌肉适能水平和身体状况的变化而不同，因此，有效负荷是动态变化的。

4. 训练与恢复相结合原则

刺激和恢复一直是肌肉力量训练中两个并存的主题，只考虑刺激而忽视恢复的训练无法取得高质量的训练效果。

不同训练负荷需要恢复的时间不同，随着负荷量和强度的增加，机体恢复的时间延长。在肌肉力量训练中，如果只单纯强调训练负荷，甚至以负荷量作为评价训练质量的标准，就很容易造成肌肉疲劳的积累，进而引发肌肉的损伤，甚至形成自主神经系统的疲劳，造成"过度训练"。因此，力量训练必须注意协调好训练与恢复之间的关系，将恢复摆在与训练同等重要的位置，这样才能保证力量水平的有效发展。

（四）基本方法和手段

1. 基本方法

（1）动力性等张收缩训练法：是指人体进行相应关节运动，肌肉张力不变，改变长度产生收缩力克服阻力的训练方法。

例如，进行"前臂弯举"动作时，肱二头肌的向心性等张收缩；或是在"下台阶"时，股四头肌的离心等张收缩。动力性等张收缩在日常生活活动中较为常见，产生关节运动而肌肉力量不变的收缩都是动力性等张收缩。

（2）静力性等长收缩训练法：是指在身体肢体环节固定，肌肉长度不变，改变张力克服阻力的训练方法。例如，双杠上的直角支撑、武术站桩等，这种训练方法在体操上使用比较多，凡有支撑、悬垂、固定环节、维持平衡等静止动作的运动项目，都需要进行静力性等长收缩训练。

（3）等动收缩训练法：等动收缩训练需在特制的等动练习器上进行，训练时动作速度不变，器械产生的阻力与肌肉用力大小相适应，保证动作过程中肌肉始终受到最大的负荷刺激。这种训练方法有利于发展最大力量，而且肌肉不易损伤，是一种比较好的训练手段。

2. 基本手段

（1）负重抗阻力练习：这种练习可作用于机体任何一个部位的肌肉群。主要依靠负荷重量和练习的重复次数刺激机体发展力量素质。练习的方式多种多样，是身体素质练习中常用的一种手段。

（2）对抗性练习：这种练习要求练习者双方力量相当，依靠双方不同肌肉群的互相对抗，肌肉的静力性等长收缩来发展力量素质。例如，双人顶、双人推、双人拉等。对抗性练习几乎不需要任何器械及设备，同时容易引起练习者的兴趣。

（3）克服弹性物体阻力的练习：依靠弹性物体变形而产生阻力发展力量素质的练习方法，如使用弹簧拉力器、拉橡皮带等。

（4）利用外部环境阻力的练习：如在沙地，深雪地，草地，水中跑、跳等。做这种练习要求轻快用力，所用的力量往往在动作结束时较大。

（5）克服自身体重的练习：主要是由人体四肢的远端支撑完成的练习，迫使机体的局部部位来承受体重，促使该局部部位的力量得到发展。例如，引体向上、倒立推进、纵跳等。

（6）利用特制的力量练习器的练习：这种特制的练习器，可以使练习者的身体处在各种不同的姿势（坐、卧、站）进行练习。它不仅能直接发展所需要的肌群力量，还可减轻训练者心理负担，避免伤害事故发生。

### （五）运动强度

抗阻运动的运动强度以肌肉所对抗的负荷量来体现（表 2-3-9）。

**表 2-3-9　抗阻运动的运动强度判断**

| 运动强度 | %1 RM | 重复最大阻力次数/次 |
| --- | --- | --- |
| 低强度 | <40% | 10~15 |
| 中等强度 | 40%~60% | 7~9 |
| 高强度 | >60% | 4~6 |

在等张练习或等动练习中，运动量由所对抗阻力的大小和运动次数决定。在等长练习中，运动量由所对抗的阻力大小和持续时间决定。

不同 RM 和组数的力量练习对肌肉的影响：3~6 RM，3~4 组，主要发展肌肉最大力量；5~10 RM，3~4 组，主要发展肌肉体积和肌肉力量；10~15 RM，3~4 组，主要发展爆发力；15~30 RM，3~5 组，主要发展肌肉耐力。

### （六）运动频率

运动频率主要包括重复次数、完成组数及间隔时间。在增强肌肉力量时，应逐步增加负荷来达到运动康复效果，而不是增加重复次数或持续时间（即高负荷、少重复次数的练习）。

## 三、牵伸技术

### （一）基本概念

牵伸技术即柔韧性练习，是指提高人体关节活动幅度，以及关节韧带、肌腱、肌肉、皮肤和其他组织的弹性和伸展能力的练习。主要采用主动和/或被动拉伸法，拉伸因张力增高、短缩甚至挛缩的软组织，使其延长，以降低软组织的张力，改善软组织的短缩或挛缩状态。

各种损伤、疾病及其他原因都会造成这些软组织的张力增高、短缩或挛缩，导致ROM 下降，从而引起机体局部不适、运动时软组织易损伤、关节活动障碍、肢体灵活性下降、软组织的血液供应受到影响以及患者的生活失能等。

（二）牵伸技术及方法

牵伸技术包括动力性牵伸法和静力性牵伸法。动力性牵伸法：有节奏的、速度较快的、幅度逐渐加大的多次重复一个动作的拉伸方法。主动的弹性牵伸是靠自己的力量拉伸，被动的弹性牵伸是靠同伴的帮助或负重借助外力的拉伸；静力性牵伸法：缓慢地将肌肉、肌腱、韧带拉伸到有一定酸、胀和痛的感觉位置，并维持此姿势一段时间。

在运动康复实践中，牵伸技术以各主要肌群的静力性牵伸（拉伸）为主。主要有以下几种形式：

1. 被动静态牵伸

利用自身的体重或器械，或在他人的帮助下，缓慢牵拉肌肉，使肌肉感到被牵拉，维持伸展姿势保持 10~30 s。该方法能够降低神经和肌肉兴奋性，有效提高关节活动度（range of motion，ROM），降低肌肉紧张，改善局部血液循环，降低延迟性肌肉酸痛（delayed onset muscle soreness，DOMS）的程度，防止关节挛缩，改善姿态。

2. 等长牵伸

伸展肌肉的同时保持等长收缩 10~15 s，重复 2~5 组。相对于被动式静态伸展，能进一步提高关节的活动幅度，同时能够提高肌肉在被拉伸状态下的力量。使用该方法时，两次训练之间至少间隔 48 h，此训练形式适合用于 18 岁以上人群。

3. 主动静态牵伸

主要依靠收缩肌肉的力量，而不是其他外力，自己伸展相应的肌肉，使动作保持在某一个特定的位置上 10~30 s。可以增加身体的柔韧性和收缩肌肉的力量。

4. 主动孤立牵伸

主动肌收紧，保持动作，使拮抗肌被拉伸，保持 2~4 s，重复 5~10 次。此训练形式能够提高主动静态柔韧性。由于此训练形式依靠主动肌收缩完成伸展，不建议在肌肉疲劳的状态下进行。

（三）运动强度及频率

以牵伸到未出现明显不适即不痛或轻微疼痛但能忍受的最大活动范围为宜。若是以改善软组织的短缩或挛缩状态为目的，每周 4~6 次，每次 3~4 组；若是以降低肌张力为目的，每周 3~4 次，每次 1~2 组。

四、呼吸训练

呼吸训练是指保证呼吸道通畅，提高呼吸肌功能，促进排痰和痰液引流，以及加强气体交换效率的锻炼方法。

呼吸训练方法包括：改善肺部通气技术、排痰技术、增强呼吸功能的方法等。

（一）改善肺部通气技术

1. 建立有效呼吸模式

（1）膈肌呼吸/呼吸控制：

作用：运用膈肌做深缓呼吸，改变辅助呼吸肌参与的不合理的浅速呼吸方式，以提高潮气容积，减少无效腔，增加肺泡通气量，降低呼吸能耗，缓解气促症状。

方法：患者取半仰卧位或仰卧位，两膝屈曲，膝下可垫软枕，全身肌肉放松，包括紧张的辅助呼吸肌群。患者经鼻吸气，从口呼气，康复治疗师双手重叠按在患者上腹部，呼气时，腹部下沉，双手稍微加压用力，以进一步增加腹内压，促使膈肌上抬；吸气时，上腹部对抗手的压力，徐徐隆起。

（2）吹笛式呼吸/缩唇呼吸：

作用：采用缩唇徐徐呼气，增加肺内气体排出，减少肺内残气量。

方法：指导患者用鼻子（嘴唇紧闭）缓慢地深吸气，然后让患者撅起嘴唇轻松地做吹笛式呼气，吸气与呼气时间比为 1∶2 或 1∶3。

（3）局部呼吸/胸部扩张运动：

作用：局部呼吸可以改善受限肺叶、胸壁再扩张，进而增加通气量。

方法：患者取仰卧位或坐位，康复治疗师将双手置于患者欲扩张肺叶对应的胸廓上，请患者呼气，感受肋骨向下、向内移动时，康复治疗师手掌同时向下施压。在患者吸气前瞬间，快速向下、向内牵张胸廓，诱发肋间外肌收缩。请患者吸气，并抵抗康复治疗师双手阻力，以扩张肋下阻力。

2. 胸腔松动练习

作用：维持或改善胸壁、躯体及关节的活动度，增强吸气深度或呼气控制。

（1）松动单侧胸腔：患者取坐位，在吸气时朝胸腔紧绷的相反侧弯曲以牵拉绷紧的组织，并且扩张该侧的胸腔。患者朝紧绷侧侧屈并呼气时，将握拳的手推紧绷侧胸壁。接着患者上举胸腔紧绷侧的上肢过肩，并朝另一侧弯曲。这可使紧绷侧组织做额外的牵张。

（2）松动上胸部及牵张胸肌：患者取坐位，两手在头后方交叉相握，深吸气时做手臂水平外展的动作。患者呼气时应将手、肘靠在一起，并将身体前屈。

（3）松动上胸部及肩关节：患者取坐位，吸气时两上肢伸直，掌心朝前高举过头。然后，呼气时身体前屈，手着地。

（4）深呼吸时增加呼气练习：患者屈膝仰卧位姿势下先吸气，然后呼气时将双膝屈曲靠近胸部。

3. 呼吸肌训练

（1）膈肌抗阻练习：患者取仰卧位，头稍抬高。首先让患者掌握横膈吸气。在患者上腹部放置 1~2 kg 的沙袋，让患者深呼吸的同时尽量保持胸廓不动。逐渐延长呼吸时间，每次训练 15~20 min。

（2）诱发呼吸训练：诱发呼吸训练是一种强调持续最大吸气的低阻力训练方式。通过诱发呼吸训练器可提供患者视觉和听觉反馈。

① 让患者处于放松舒适体位；

② 让患者做 3~4 次缓慢、轻松地呼吸，之后做最大呼气；

③ 将呼吸训练器吹嘴放入患者口中，经由吹嘴做最大吸气并持续数秒；

④ 每天练习数次。

（二）排痰技术

1. 体位引流

体位引流是指通过相应体位（让病变部位处于高位），使引流支气管开口向下，利用重力将液体引流向低处，从而达到排痰的目的。

方法：每 0.5~1 h 翻身一次；引流体位下摆放 10~20 min，每日 1~2 次，清晨/入睡前进行此技术为佳。

2. 协助排痰手法

① 叩拍：康复治疗师手指并拢，手掌微屈呈杯状，运用腕部力量由下而上叩击患者胸壁，每次 15 min，每日 2~3 次。

② 震动：康复治疗师用双手紧按患者胸壁产生震动，使患侧部位支气管壁上的分泌物向较大支气管移动。宜呼气时进行，忌吸气时进行。

3. 有效的咳嗽训练

康复治疗师示范咳嗽及腹肌收缩。患者处于放松舒适姿势，如坐位或身体前倾，颈部稍屈曲。患者掌握膈肌呼吸方法，强调其进行深呼吸，双手置于腹部且在呼气时做 3 次哈气，以感觉腹肌的收缩，患者练习发 "k" 的声音以感觉声带绷紧、声门关闭及腹肌收缩。当患者将这些动作结合时，指导患者做深但放松的吸气，接着做急剧的双重咳嗽。单独呼气时的第二个咳嗽比较有效。

4. 主动循环呼吸技术

该技术是一种标准的呼吸技术，其优点是既不需要使用任何特定的设备，也不需要任何特定的环境。因此，任何患者，只要存在支气管分泌物过量的问题，都可以应用该技术，同时该技术还可以辅以其他技术。

该技术是由呼吸控制、胸廓扩张运动和用力呼气技术按一定次序组成的排痰技术，如图 2-3-1 所示：

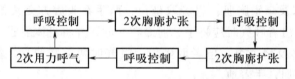

图 2-3-1　主动循环呼吸技术

在进行主动循环呼吸技术时，介于两个主动活动部分之间的休息间歇为呼吸控制期。患者可按自身舒适的速度和深度进行潮式呼吸，鼓励患者放松上胸部和肩部，尽可能多地利用下胸部，即用膈肌呼吸模式来完成呼吸。此周期持续 3~4 次或更多，直到患者疲劳感消除。随后患者开始进行胸廓扩张运动或用力呼气技术中的呵气动作。

胸廓扩张运动是指着重于吸气的深呼吸运动。吸气是主动运动，在吸气末通常需屏气 3 s，然后完成被动呼气动作。深吸气后屏气 3 s 被应用于术后管理中，这一策略可以减少肺组织的坍陷。胸廓扩张运动有助于肺组织的重新扩张，并可协助移除和清理过量的支气管分泌物。胸廓扩张运动可连续使用，也可以在呼吸控制之间使用。

康复治疗师可以将手置于患者被鼓励进行胸部运动的那部分胸壁上，通过本体感受刺激进一步促进胸部扩张运动。最初可能引起这部分肺的通气增加，随后，胸壁运动也会相应增加。有时候，在深吸气末，采用一种 "嗅气" 策略可以使肺容积进一步增加。

用力呼气技术由 1~2 次用力呼气（呵气）组成，随后进行呼吸控制一段时间再重新开始。呵气可以使更多低肺容积位的外周分泌物被清除，当分泌物到达更大的、更近端的气道时，在高肺容积位的呵气或咳嗽可以将这些分泌物清除。

在临床上，单一地持续呵气，至降低到相同的肺容积时，同样可以进行有效的咳嗽、咳痰，而且较少引起患者疲劳。

### （三）增强呼吸功能的方法

有氧运动是提高呼吸功能最有效的方法。

运动方法：户外步行、慢跑、游泳、骑自行车、爬山、上下楼梯、太极拳、气功等。

运动强度：一般采用最大心率的 50%~60%。运动试验可提供运动强度的指导。

运动时间：15~60 min/次，每周 3 次以上。

运动方式：四肢大肌肉群、周期性的动力性运动。

---

? 思考题

1. 为什么要进行运动前评价？运动前评价的基本内容有哪些？
2. 临床运动试验常用的指标有哪些？各有哪些意义？
3. 评估运动强度的指标有哪些？各指标如何评估运动强度？
4. 慢性病常用的运动康复技术有哪些？其方法和实施目的是什么？

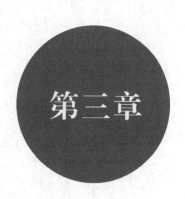

# 第三章　循环系统常见慢性病运动康复

## 章前导言

循环系统疾病是目前严重威胁人类健康的一类常见疾病，尤其是冠状动脉粥样硬化性心脏病，已成为全球首位死因和我国的第二位死因。循环系统疾病主要有原发性高血压、末梢血管疾病、冠状动脉粥样硬化性心脏病、慢性心力衰竭等，对于这些循环系统疾病，除需获得疾病病理生理上的治愈，还需使患者因疾病引起的功能障碍得到最大程度的康复。本章主要介绍循环系统常见疾病的运动康复。

## 学习目标

1. 了解循环系统常见慢性病的定义、病理生理、症状与体征。
2. 熟悉循环系统常见慢性病的运动康复评定方法。
3. 掌握循环系统常见慢性病的运动康复治疗方法及健康教育内容。
4. 使学习者了解循环系统的重要作用及运动对心血管功能的促进作用，提升其对个体健康的责任担当和珍爱生命的理念。

# 第一节 原发性高血压

高血压是最常见的心血管疾病之一，长期的高血压会明显增加心脑血管疾病的发生风险。降低发病率、逐步提高筛查、治疗和控制是阻止高血压、减少心血管疾病负担的重要措施，高血压运动康复是预防、治疗和康复高血压的非药物干预方式之一。

## 一、概述

### （一）定义

高血压（hypertension）是指以体循环动脉血压（收缩压和/或舒张压）持续增高为主要特征，并可导致心血管或其他器官（肾、脑等）功能性或器质性改变的全身性疾病。绝大多数高血压患者的发病原因不明，称之为原发性高血压（primary hypertension），占高血压人群的95%以上。《中国心血管健康与疾病报告（2022）》推算我国心血管患病人数为3.3亿，其中高血压患病率为2.45亿。我国居民慢性病及危险因素监测（CCDRFS）的调查显示，目前高血压患病率为27.5%。全国调查数据显示，我国18岁及以上成年人中，收缩压（SBP）130~139 mmHg和/或舒张压（DBP）80~89 mmHg的人群占比达23.2%，预计总人数近2.43亿，且该血压范围主要为18~54岁的人群。我国高血压知晓率、治疗率和控制率分别为51.6%、45.8%和16.8%。

### （二）病理生理

高血压病是一种遗传因素和环境因素相互作用所致的疾病，同时，神经系统、内分泌系统、体液因素及血流动力学等也在高血压病的形成中发挥着重要的作用，但其机制尚未完全明了。

### （三）症状与体征

高血压病早期多无症状，血压仅暂时升高，后期随病程进展血压持续升高，脏器受累。常在精神紧张，情绪激动或劳累后出现头晕、头痛、眼花、耳鸣、失眠、乏力、颈项板紧、心悸、注意力不集中等症状。

1. 头晕

头晕为高血压病最多见的症状。有些是一过性的，常在突然下蹲或起立时出现，有些是持续性的。头晕是高血压病患者的主要痛苦所在，其头部有持续性的沉闷不适感，严重地妨碍思考，影响工作，使患者对周围事物失去兴趣，当出现高血压危象或椎基底动脉供血不足时，可出现与内耳眩晕症相类似的症状。

2. 头痛

头痛亦是高血压病常见症状之一，多为持续性钝痛或搏动性胀痛，甚至会有炸裂样剧痛。常在早晨睡醒时发生，起床活动及饭后逐渐减轻。疼痛部位多在额部两侧的太阳穴和后脑勺。

**3. 烦躁、心悸、失眠**

高血压病患者性情多较急躁，遇事敏感，易激动。常出现心悸、失眠等症状，失眠多为入睡困难或早醒、睡眠不实、噩梦纷纭、易惊醒。这与大脑皮质功能紊乱及自主神经功能失调有关。

**4. 注意力不集中，记忆力减退**

此类症状早期多不明显，随着病情发展而逐渐加重。因颇令人苦恼，故常成为促使患者就诊的原因之一，表现为注意力容易分散，记忆减退，常很难记住近期的事情，而对过去的事如童年时代的事情却记忆犹新。

**5. 肢体麻木**

常见手指、足趾麻木或皮肤如蚊行感或项背肌肉紧张、酸痛。部分患者常感手指不灵活。一般经过适当治疗后可以好转，但若肢体麻木较顽固，持续时间长，而且固定出现于某一肢体，并伴有肢体乏力、抽筋、跳痛时，应及时到医院就诊，预防中风发生。

**6. 出血较少见**

由于高血压可致脑动脉硬化，使血管弹性减退，脆性增加，故容易破裂出血。其中以鼻出血多见，其次是结膜出血、眼底出血、脑出血等。据统计，大量鼻出血的患者，大约有 80% 患有高血压病。

血压的准确测量是高血压诊断最重要的前提，也是对血压处理和评估高血压病预后的主要依据。诊室血压是目前诊断高血压、进行血压水平分级以及观察降压疗效最常用的方法。2023 年《中国高血压防治指南》确定高血压诊断界值为 140/90 mmHg。高血压分级为 1 级高血压（轻度）、2 级高血压（中度）、3 级高血压（重度）、单纯收缩期高血压和单纯舒张期高血压。在欧洲高血压学会发布的《高血压管理指南（2023 版）》中明确了诊室高血压分类（表 3-1-1）。

高血压诊断标准

高血压患者心血管风险的简化分类

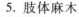

表 3-1-1　诊室高血压分类

| 分类 | 收缩压/mmHg | | 舒张压/mmHg |
|---|---|---|---|
| 理想血压 | <120 | 和 | <80 |
| 正常血压 | 120~129 | 和 | 80~84 |
| 正常高值 | 130~139 | 和/或 | 85~89 |
| 1 级高血压 | 140~159 | 和/或 | 90~99 |
| 2 级高血压 | 160~179 | 和/或 | 100~109 |
| 3 级高血压 | ≥180 | | ≥110 |
| 单纯收缩期高血压 | ≥140 | | <90 |
| 单纯舒张期高血压 | <140 | 和 | ≥90 |

## （四）危险因素

高血压是遗传因素与环境因素长期相互作用的结果，影响高血压发病的危险因素可分为不可改变的危险因素和可改变的危险因素。

1. 不可改变的危险因素

（1）年龄和性别：高血压患病率随年龄增长而增加。35 岁以上，年龄每增加 10 岁，患病率增加 10%；女性更年期前患病率低于男性，更年期后高于男性。无论是男性还是女性，平均血压随年龄增长而增高。

（2）遗传因素：遗传因素是高血压的重要易患因素。根据动物实验、流行病学研究、家系研究等提供的大量证据显示，高血压发病有明显的家族聚集性，双亲无高血压、一方有高血压或双亲均有高血压，其子女高血压发生概率分别为 3%、28% 和 46%。

2. 可改变的危险因素

（1）肥胖：体重每增加 10 kg，收缩压升高 2~3 mmHg，舒张压升高 1~3 mmHg。BMI ≥ 28 的肥胖者高血压的患病率是非肥胖者的 2~6 倍，同时身体脂肪的分布特点也与高血压患病率有关，向心型肥胖者患高血压的可能性更高。

（2）高盐高脂膳食：摄入过多的食盐和饱和脂肪酸，可引起高血压。人体摄入的钠 75% 来自饮食，人体对钠盐的生理需要量很低，成年人摄盐 1~2 g/d 足以满足生理需要。膳食中的钾可以对抗钠的升血压作用，我国人群膳食中钾的含量普遍偏低，高钠而低钾的饮食模式对血压造成很不利的影响。此外，钙和优质蛋白质摄入不足，以及摄入过多的饱和脂肪酸，即不饱和脂肪酸和饱和脂肪酸的比值降低，也被认为是血压升高的因素之一。

（3）长期过量饮酒、吸烟：饮酒过度是高血压发病因素之一。饮酒致血压升高可能与血液中儿茶酚胺类和促皮质激素水平升高有关。酒能引起高血压，并加重高血压，损害心、脑血管。烟草中含有尼古丁，能刺激心脏、加速心跳、收缩血管，从而使血压上升，还可以促使钠盐、胆固醇等物质沉积于血管壁，加速动脉粥样硬化的形成。

（4）缺乏体力活动：正常血压人群中，久坐和体力活动不足者与活跃的同龄对照者相比，发生高血压的危险增加 20%~50%。还有研究发现，体力活动具有降压的作用，并且可以减少降压药物的剂量，以维持降压效果。

（5）长期精神紧张：精神长期或反复处于紧张状态的人或从事相应职业的人，大脑皮质易发生功能失调，从而失去对皮质下血管舒缩中枢的调控能力。当血管舒缩中枢产生持久的以收缩为主的兴奋时，可引起全身细、小动脉痉挛而增加末梢血管阻力，使血压升高。

二、运动康复评定

（一）运动风险评估

运动风险评估的内容包括病史、体格检查、辅助检查及运动能力。

1. 病史

既往是否有糖尿病、脑卒中、冠心病、心力衰竭、心房颤动、肾病、外周动脉粥样硬化病等并发症；高血压、糖尿病、血脂异常及早发心血管病家族史；吸烟、饮酒史。

2. 体格检查

血压、心率、心律、身高、体重、腰围等。

3. 辅助检查

血常规、尿常规、生化检查（肌酐、尿酸、丙氨酸氨基转移酶、血钾、血钠、血氯、血糖、血脂）、心电图（识别有无左心室肥厚、心肌梗死、心律失常如心房颤动等）。

4. 运动能力

日常体力活动情况、运动功能、运动试验等。

（二）运动功能评定

高血压患者出现心、脑、肾、血管等靶器官损害时，会引起感觉、运动、平衡等功能障碍，可出现平衡失调、运动能力下降、感觉功能障碍等。应根据患者的具体情况评定其肌力、关节活动度、平衡功能及感觉功能。常见的高血压运动功能评定主要为心肺运动试验（cardio pulmonary exercise test，CPET）。心肺运动试验是指通过运动增加心脏负荷，使心肌耗氧量增加，通过其心血管的反应（心电图、血压）评价患者的心肺功能，是用于心血管疾病及其他疾病的康复评定、诊断、鉴别诊断及预后评价的一种检查方法。常见的评定方法包括踏车运动试验和平板运动试验。

1. 踏车运动试验

让患者在装有功率计的踏车上做运动，以速度和阻力调节负荷大小，负荷量分级依次递增。负荷量以 kpm 计算，每级运动 3 min。男性由 300 kpm 开始，每级递增 300 kpm；女性由 200 kpm 开始，每级递增 200 kpm。直至心率达到受检者的预期心率。运动前、运动中及运动后多次进行心电图、血压记录，逐次分析对运动功能作出判断。

2. 平板运动试验

平板运动试验是目前应用最广泛的运动负荷试验方法。让受检者在活动的平板上走动，根据所选择的运动方案，仪器自动分级，依次递增平板速度及坡度以调节负荷量，直到心率达到受检者的预期心率，分析运动前、运动中、运动后的心电图变化、运动量、临床表现及血流动力学改变 4 个方面结果。目前最常用的运动方案是 Bruce 方案。

（三）其他功能评定

1. 日常生活活动能力评定

通过对患者的自理能力评定，制订和调整运动康复计划、评定康复效果、确定回归家庭或就业方案。常用的 ADL 评定方法有 Barthel 指数分级法等。

2. 心理评定

心理评定主要包括 4 个方面：

（1）评估抑郁用《健康问卷量表》（PHQ-9）。

（2）评估焦虑用《广泛性焦虑量表》（GAD-7）。

（3）评估工作压力用《工作倦怠量表》（MBI）。

（4）评估睡眠用匹兹堡睡眠质量指数。

3. 本体感觉评定

进行深感觉检查，包括运动觉、位置觉和震动觉。

4. 平衡功能评定

通常对高血压合并其他平衡、协调障碍疾病可采用《Berg 平衡量表》进行评定。

### 三、运动康复治疗

#### （一）康复目标

高血压运动康复是指在药物的基础上，通过运动来控制血压水平，预防或逆转靶器官的损害，减缓并发症的进程。其目标是通过运动调整大脑皮质的兴奋与抑制过程及改善机体主要系统的神经调节功能，降低血液黏稠度，提高血液流变性，降低毛细血管、微动脉及小动脉的张力，发展机体和血液循环的代偿机能，减轻应激反应，抑制身心紧张，消除焦虑状态，从而有效控制血压，降低因高血压所致并发症的致残率、致死率，提高高血压患者的生活质量。

#### （二）康复原则

（1）高血压运动康复以药物治疗为基础，通过改善生活方式、坚持运动的综合康复方式进行治疗。

（2）运动康复应及早介入。除末期高血压病外，运动康复适应于各期高血压病，尤其是边缘性和1、2级原发性高血压，特别在高血压发病初期主要症状为功能性神经失调时，运动康复能起到机能性、预防性及病因性的治疗作用。

（3）运动康复应循序渐进。包括运动强度由小到大、运动时间由短到长、动作内容由简到繁，在康复过程中使患者逐步适应，并在不断适应的过程中得到提高。

（4）应鼓励患者主动参与，持之以恒。发挥患者的主观能动性，坚持正确的运动康复疗法。

#### （三）适应证与禁忌证

**1. 适应证**

适应证主要包括正常高值高血压、1级高血压以及部分病情稳定的2级高血压症状。

**2. 禁忌证**

禁忌证主要包括急进性高血压、重症高血压（SBP>220 mmHg 和/或 DBP>110 mmHg）或高血压危象、病情不稳定的高血压、合并不稳定心绞痛、心力衰竭、高血压脑病、严重心律失常等疾病。

#### （四）运动康复技术

高血压可防可控。研究表明，收缩压每降低10 mmHg，或舒张压每降低5 mmHg，死亡风险降低10%~15%，脑卒中风险降低35%，冠心病风险降低20%，心力衰竭风险降低40%。因此，将血压控制在目标值以下便能达到减轻高血压症状，预防并发症的产生和发展，改善生活质量，减轻医疗负担的效果。高血压运动康复形式包括有氧运动和抗阻运动。

**1. 有氧运动**

有氧运动可以显著降低收缩压和舒张压，具有5~10 mmHg的降压效果。主要运动形式应为大肌肉群参与的有氧运动，包括步行、健身跑、骑自行车、游泳等。在《国家基层高血压防治管理指南（2020 版）》中，特别将传统运动方式如太极拳、八段锦作为高血压管理的运动方式选择，这些具有中国传统文化特色的运动方式可以调节情绪，缓解压力，并已有初步的循证医学证据证实其可获得明确的降低血压效果。

（1）步行：开始时速度为 70~90 步/min（每小时 3~4 km），持续 10 min 以上，适应后可通过在缓坡上行走或加快步速来达到增加运动强度的效果。

（2）健身跑：有一定运动基础的患者可以进行健身跑，跑动时精神要放松，掌握好跑动节奏并配合呼吸。运动时的心率一般不要超过 130 次/min，运动后不应出现头晕、心慌及明显的疲劳感。

（3）骑自行车、游泳：要求基本同健身跑。

（4）太极拳：动作柔和，肌肉放松且活动幅度大，伴随冥想可降低血压。

（5）气功：以放松功为好，宜采用较大幅度的、张弛有序的、上下肢都参加的动作，如八段锦，禁忌长时间使机体等长收缩。

2. 抗阻运动

中低强度的抗阻运动也可产生良好的降压效果，且不会引起血压过分升高，但高强度抗阻运动可急剧升高血压。高血压患者的力量训练应遵循以下力量训练建议：

（1）运动频率：每周 2~3 次。

（2）运动组数：至少 1 组。

（3）重复次数：无严重并发症的成年人每组 8~12 次；50 岁以上者、身体虚弱或存在心脏病的患者每组 10~15 次。

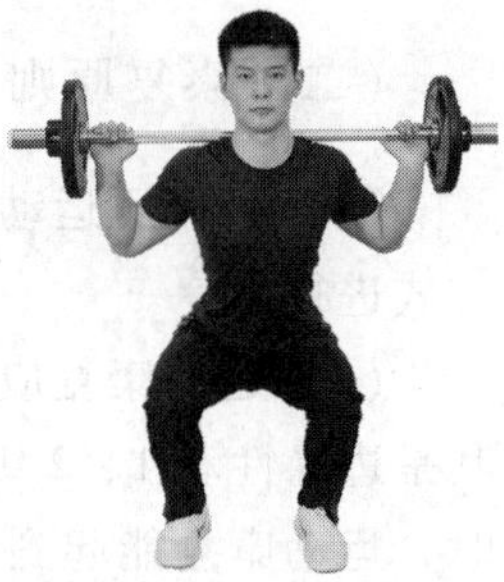

图 3-1-1 以大肌群为主的器械练习

（4）姿势或器械：以大肌群为主的器械练习（图 3-1-1）。

表 3-1-2 为高血压患者的运动康复方案概要。

表 3-1-2 高血压患者的运动康复方案概要

| 类型 | 有氧运动 | 抗阻运动 |
| --- | --- | --- |
| 运动项目 | 大肌肉群运动，如行走、慢跑、骑自行车、游泳等 | 重复进行针对主要大肌群的练习 |
| 运动频率 | 每周 3 次以上 | 每周 2~3 次 |
| 运动强度 | 40%~60% 的储备摄氧量或储备心率，RPE 为 11~14 | 60%~80% 1 RM，老年人、身体虚弱或有心脏病的患者应低于 1 RM 的 40% |
| 运动时间 | 30~60 min | 无严重并发症的成年人每组 8~12 次；50 岁以上者、身体虚弱或有心脏病的患者重复 10~15 次 |
| 运动负荷 | 一般 4~6 周后逐步延长运动时间，4~8 个月后逐步提高运动频率和运动强度 | 采取超负荷原则 |
| 注意事项 | 循序渐进，避免运动频率、运动强度、运动时间等的急剧增加 | 循序渐进，应避免屏气动作带来的损伤，做好运动前热身与运动后整理活动 |

3. 高血压运动注意事项

（1）运动频率：运动频率取决于运动强度和运动时间。高强度、长时间的运动，次数可以减少；低强度、短时间的运动，则次数应增多。

（2）运动强度：40%~60% 储备摄氧量或储备心率的强度是降低血压的适宜运动强度，相当于 RPE 11~14。运动后第二天不应感到疲劳，若有疲劳感则降低运动强度。同时，在力量训练中应避免屏气动作，血压超过 180/110 mmHg，禁止进行力量训练。

（3）运动时间：30~60 min 间断或持续的有氧运动。通常 70% 最大心率的运动强度，持续时间为 20~30 min；高于此强度，持续时间可为 10~15 min；低于此强度，则为 45~60 min。

（4）热身和整理运动：运动开始时，应先进行 10~15 min 的热身运动，如低强度的有氧运动，其目的是升高体温，使机体尤其是心血管系统做好准备；活动肌肉和关节，避免运动中肌肉和关节受到损伤。在每次运动结束时，应有恢复期，使机体逐渐恢复到运动前的状态，避免由于突然停止运动引起并发症。整理运动包括低强度有氧运动、调整呼吸、肌肉伸展、关节活动等，一般持续 5~10 min。

## 四、健康教育

高血压的健康教育不仅要面向高血压患者，也要面向正常人群和高血压高危人群。高血压健康教育有助于人们了解到高血压的相关知识，增强自我保健意识，提高配合治疗程度；能够做到合理膳食、坚持运动及其他健康生活方式，以达到降低血压及减少高血压危险因素的目的。对确诊高血压病的患者，应立即启动生活方式干预并长期坚持，即"健康生活方式六部曲"——限盐减重多运动，戒烟戒酒心态平（表 3-1-3）。

表 3-1-3　健康生活方式六部曲

| 措施 | 具体方法 |
| --- | --- |
| 减少盐的摄入 | 强有力的证据表明，高盐摄入与血压升高有关。应减少在烹调食物时和餐桌上盐的添加量。避免或限制食用高盐食品和副食品，如酱油、快餐和加工食品，包括高盐的面包和谷物 |
| 控制体重 | 控制体重可以避免肥胖。应特别注意控制腹部肥胖。不同种族应使用特定的体重指数和腰围的界值。此外，建议所有人群的腰围-身高比<0.5 |
| 规律运动 | 研究表明，定期进行有氧运动和抗阻运动可能对预防和治疗高血压都有益。每周运动 5~7 d，每次进行 30 min 中等强度的有氧运动（散步、慢跑、骑自行车或游泳）或 HIIT（高强度间歇训练），其中包含交替进行短暂的剧烈运动，随后进行较轻的运动恢复。力量训练也可以帮助降低血压，每周可进行 2~3 d 抗阻/力量锻炼 |
| 戒烟 | 吸烟是 CVD、COPD 和癌症的主要危险因素之一。建议戒烟并执行戒烟计划 |
| 限制饮酒 | 每日饮酒量建议男性为 2 个标准饮酒单位，女性为 1.5 个标准饮酒单位（10 g 纯酒精为 1 标准饮酒单位）。应避免狂饮和酗酒 |
| 减轻压力 | 慢性应激与成年期的高血压有关。尽管还需要更多的研究来确定慢性应激对血压的影响，但是随机临床试验表明，冥想/正念可以降低血压。因此，应减轻压力，并在日常工作中引入正念或冥想 |

## 第二节　末梢血管疾病

### 一、概述

#### （一）定义

末梢血管疾病（peripheral vascular disease，PVD）是一组慢性、进行性外周循环功能障碍综合征。临床上，广义的末梢血管疾病指除心脑血管以外的血管疾病的总称，包括动脉、静脉及淋巴三个系统的疾病；狭义的末梢血管疾病主要指下肢动脉粥样硬化性狭窄或闭塞病变，包括无症状性下肢动脉硬化性疾病、间歇性跛行、严重肢体缺血和急性肢体缺血。本章主要详细介绍狭义的末梢血管疾病即外周动脉疾病（peripheral artery disease，PAD）。末梢动脉疾病在老年高危患者中广泛流行，约20%老年人患有末梢动脉疾病，年龄在50岁以上的糖尿病患者中，末梢动脉疾病患病率为19%，在冠心病患者中患病率为43%。

末梢动脉疾病的诊断

#### （二）病理生理

多种病理生理学机制可导致非冠状动脉血液循环发生狭窄或瘤样病变，但动脉粥样硬化仍是主动脉及分支动脉受累的主要原因。其他不常见的引起末梢动脉疾病的原因包括退行性变、外周压迫、肌纤维结构不良、外周血栓形成等。

末梢动脉疾病的临床分期

#### （三）症状与体征

##### 1. 无症状

大部分患有下肢动脉疾病的患者没有明显的肢体缺血症状，定义为无症状人群。无症状人群虽没有典型症状，但存在下肢运动功能受损的表现（如站立平衡能力减弱、由坐姿起立的时间延长、步行速度减缓、步行距离缩短等）。

##### 2. 间歇性跛行

经典的间歇性跛行，表现为用力及活动诱发的肌肉不适，休息后缓解，占末梢动脉疾病的30%。疼痛常位于小腿腹侧、臀部。

##### 3. 慢性肢体缺血

慢性肢体缺血定义为休息状态下的缺血性疼痛，可合并/不合并组织坏死、溃疡及组织丢失。严重慢性肢体缺血体征为皮肤和趾甲颜色改变、皮温降低、皮肤干燥变薄、毛发脱落，晚期足趾和角质突出部位可见缺血性溃疡和因运动减少造成的肌肉萎缩等。

##### 4. 急性肢体缺血

突然发生的肢体严重缺血，会威胁肢体的完整性。临床表现为跛行程度加重，出现静息性疼痛，还伴有脉搏减弱或消失，肢体苍白，皮温降低，继而出现神经系统功能缺失，表现为行动无力、感觉功能损害、肢体活动障碍等。

（四）危险因素

末梢动脉疾病的确切病因尚未明确，目前认为重要的危险因素涵盖了传统心血管疾病的危险因素如年龄、性别、吸烟以及有糖尿病、高血压、血脂异常等症状。

1. 年龄和性别

高龄人群是多种疾病的高发人群，由于高龄引起的血管弹性降低、血流减慢、血黏稠度增高都是动脉硬化形成的主要机制，目前末梢动脉疾病发生的性别差异存在争议，有待进一步研究。

2. 糖尿病和吸烟

糖尿病患者患下肢动脉疾病的风险增加 2~4 倍，是最重要的患末梢动脉疾病危险因素。吸烟也是患末梢动脉疾病的强有力危险因素，吸烟患者发生下肢动脉疾病的风险是发生冠心病的 2~3 倍。

3. 高血压

收缩压或舒张压的增高与末梢动脉疾病的发生密切相关，收缩压达到 155 mmHg 时，脑卒中或心脏病的发生风险是收缩压为 135 mmHg 时的 2 倍。

4. 血脂异常

总胆固醇、甘油三酯与末梢动脉疾病成正相关，高密度脂蛋白胆固醇的降低将增加末梢动脉疾病的发生率。

二、运动康复评定

（一）运动风险评估

1. 常规的体格检查和病史调查

常规的体格检查包括身高、体重、体脂率、安静心率、安静血压、安静状态心电图、肺活量等；根据病史调查，选择性地增加血液生化指标的检测（如空腹血糖、空腹胰岛素、血脂四项）。

2. 身体素质测试

握力、坐位体前屈、下肢爆发力、反应时等。

3. 踏车运动试验

在装有功率计的踏车上做踏车运动，以蹬踏的速度和阻力调节运动负荷大小，负荷量分级依次递增。运动前、运动中及运动后多次进行心电图记录，逐次分析作出判断。这种方法的主要优点是可以根据受试者的个人情况，达到各自的次极量负荷。此外，由于患有末梢血管疾病的患者不适宜进行平板运动试验，因此可应用本试验。

踏车运动试验

（二）下肢功能评定

下肢的功能评定以步行功能评定、步态分析为主要内容。

1. Holden 步行功能分级

Holden 步行功能分级是一种相对细致的定性评定（表3-2-1）。

表 3-2-1　Holden 步行功能分级

| 分级 | 功能评定 | 特征（表现） |
|---|---|---|
| 0 | 无功能 | 不能步行或需 2 人以上的协助 |
| 1 | 需大量持续性的帮助 | 需要 1 人连续不断地帮助才能行走 |
| 2 | 需少量帮助 | 需 1 人在旁以间断地接触身体帮助行走，步行不安全 |
| 3 | 需监护或言语指导 | 需 1 人在旁监护或用言语指导，但不接触身体 |
| 4 | 平地上独立 | 在平地上独立步行，在楼梯或斜坡上行走需要帮助 |
| 5 | 完全独立 | 任何地方都能独立步行 |

2. 步态分析与评定

（1）目测分析法：结果属定性分析性质，不能定量。难以进行前、后对比。检查时嘱患者以自然的姿态及速度步行往返数次，以观察步行时的全身姿势是否协调，关节、下肢、上肢存在何问题。

（2）定量分析法：一般临床应用的是时间—距离参数简易测定法。时间以 "s" 为单位，距离不小于 10 m，采用足印法（图 3-2-1）。常用的定量参数有步频、步速、步幅、步长、步态周期等。

（3）步态分析仪器分析：又称实验室分析，指在步态实验室中进行的步态分析试验。

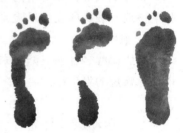

图 3-2-1　足印法

（三）其他功能评定

1. 疼痛评定

下肢疼痛的评定可采用视觉模拟评分法（visual analogue scale/score，VAS）进行评定。具体做法是：使用一条游动标尺，正面是无刻度的 10 cm 长的滑道，"0" 端和 "10" 端之间一个可以滑动的标定物，"0" 分表示无痛，"10" 分代表难以忍受的最剧烈疼痛，背面有 "0~10" 的刻度。临床使用时，将有刻度的一面背向患者，患者根据疼痛的强度滑动标定物至相应的位置，根据标定物的位置可以直接读出疼痛程度指数。

无痛 0 ｜—｜—｜—｜—｜—｜—｜—｜—｜—｜ 10 最剧烈的痛

□0分　无痛　□1~3分　轻微痛　□4~6分　比较痛　□7~9分　非常痛　□10分　剧痛

2. ADL 评定

通过对患者自理能力的评定，制订和调整运动康复计划、评定运动康复效果、确定安排回归家庭或就业的进度。常用的 ADL 评定方法有 Barthel 指数分级法等。

三、运动康复治疗

（一）康复目标

在医学手段（药物、手术、物理因子等）治疗的基础上，运动康复的总体策略是动脉粥样硬化的一级和二级预防，主要是减少或降低危险因素的影响（减体重、降血脂、降血糖、戒烟等）。其目标主要是降低心血管事件发生率，促进侧支循环的建立，改善肢体供血，减轻血管病变，减缓或消除间歇性跛行、静息痛和溃疡等末梢动脉疾病的相关症状，改善运动功能，防止功能下降，减少残疾，提高生存质量。对于Ⅰ期患者是防止疾病的发展，Ⅱ期是增加行走距离，Ⅲ、Ⅳ期是保存肢体。

（二）康复原则

末梢动脉疾病患者运动康复的主要原则：

（1）以主动运动为主，被动运动为辅，用健肢带动患肢，动作要协调、对称、平衡。

（2）运动康复应尽早进行，并贯穿整个治疗过程。

（3）循序渐进、由少至多、逐步加大，切忌急于求成。

（4）根据损伤的具体部位、类型、程度制订不同的运动康复方案。

（5）鼓励患者树立信心，提高患者的主观能动性，坚持正确的运动康复疗法。

（三）适应证与禁忌证

末梢动脉疾病的发生发展与生活方式关系密切，改善生活方式是治疗末梢动脉疾病的基础措施。末梢动脉疾病人群在实施运动康复前应首先进行全面的身体检查，以排除各种可能并发症，同时作为制订运动康复方案的依据。

1. 适应证

（1）确诊为缺血性病变导致间歇性跛行病程超过 6 个月。

（2）无未能控制的高血压和糖尿病。

（3）无恶性病变。

（4）无全身严重器质性疾病。

（5）3~6 个月无深静脉血栓病史。

（6）近期未做过下肢动脉重建手术。

（7）在锻炼时没有心绞痛、呼吸困难或严重心律不齐者。

（8）无因患骨科等疾病而不能胜任任何运动疗法者。

2. 禁忌证

末梢动脉疾病患者合并下列疾病时禁止运动：

（1）患有严重认知障碍，不能配合训练，有癫痫病史。

（2）存在未控制的严重心率失常、高血压及糖尿病。

（3）近 3~6 个月有深静脉血栓病史。

（4）重要器官功能不全。

（5）髋、膝、踝等关节损伤疼痛严重。

（6）患有其他神经系统疾病及传染性疾病。

（四）运动康复技术

1. 运动康复方案

末梢动脉疾病患者由于功能的受限和心理的原因在开始时通常不能很好地行走，因此，运动康复方案应根据其自身特点来制订，个性化运动康复方案不仅可针对性增强末梢动脉疾病患者患肢行走能力，也可减少影响患者预后的风险因素。

平板上行走

小腿、股四头肌循环有氧训练

持拐行走

手臂摇动

（1）运动方式：对于所有末梢动脉疾病患者来说，平板上行走是临床采用最多的运动训练方式，这个方法适用于依从性较好，且能耐受在一定速度的患者。作为补充的抗阻力训练和/或上肢测功计也是被推荐的运动训练方法。部分患者有疼痛或其他相关并发症，无法耐受该运动强度，可施行已证实有效的其他类型下肢持续有氧训练，如小腿、股四头肌肌群循环有氧锻炼、持拐行走（pole walking）等。另外，近年上身有氧运动如手臂摇动训练和骑固定式脚踏车也被证实可增强下肢行走能力。

（2）运动强度：运动强度与获得的健康益处有着明确的量效关系。研究发现，人们通过运动获益的最小阈强度与多种因素有关，包括运动者的心肺耐力水平、年龄、健康状况、生理差异、基因、日常体力活动水平，以及社会和心理等因素。因此，很难为运动康复准确定义一个通用的最小阈强度。

关于进行行走方式以外的有氧运动，美国运动医学学会推荐应采用低强度到中等强度，可避免高强度负荷运动引起的心血管事件，且患者更易接受。目前国际上通用的评估运动强度的方法是靶心率法（表3-2-2），计算公式为：靶心率＝（220－年龄）×期望强度%。注意，当患者运动能力增加并达到更高心率、血压时，可能诱发心血管系统疾病的症状和体征，运动时应随时监测脉搏，以保证运动的安全性。

表3-2-2　不同年龄、健康状况、运动史中老年人靶心率的参考值

单位：次·$\min^{-1}$

| 年龄/岁 | 健康并经常锻炼 | 健康但不锻炼 | 有慢病史 |
| --- | --- | --- | --- |
| 40 | 117～144 | 108～135 | 95～113 |
| 45 | 105～131 | 96～114 | 93～110 |
| 50 | 102～128 | 94～110 | 90～107 |
| 55 | 99～124 | 91～107 | 87～104 |
| 60 | 96～120 | 88～104 | 85～101 |
| 65 | 93～118 | 85～101 | 82～97 |
| 70 | 90～112 | 83～98 | 80～95 |
| 75 | 87～109 | 80～94 | 77～91 |

（3）运动频率和运动时间：美国运动医学学会推荐末梢动脉疾病患者要采取间歇运动的形式，每次运动的时间应被限制在开始出现中等强度的间接性跛行时，每次运动后要有一定的休息时间，以缓解下肢疼痛。一次运动时间（包括中间的休息）要持续40～50 min，每周最少运动3次。

（4）运动进程：运动计划的进程取决于运动者的健康状况、运动反应和运动目的。在调整运动进程时，可以通过增加运动方案中运动者可以耐受的一项或几项内容来达到运动目的。美国运动医学学会推荐给大多数末梢动脉疾病患者较合理的运动进程是每次运动时间都在前次运动时间的基础上增加几分钟，直至达到50 min的目标；步行速度也应循序渐进，由最初的2 km/h逐步增加到5 km/h左右。

以上运动计划在实施过程中，FITT-VP原则中任何一项增加都应遵循循序渐进的原则，

避免大幅度增加其中某一项而导致运动损伤和过度疲劳的发生。对运动康复方案进行任何调整都应该监控运动者的反应，观察运动者是否发生了因运动量增加而产生不良反应，如运动后的呼吸急促、疲劳和肌肉酸痛，当运动者无法耐受调整后的计划时，应降低运动量。有间歇性跛行症状的末梢动脉疾病患者在平板上行走的运动康复方案见表3-2-3，没有间歇性跛行症状的末梢动脉疾病患者的运动康复方案与心血管病的运动康复方案见表3-2-4。

表 3-2-3　有间歇性跛行症状 PAD 患者的运动康复方案

| 耐力训练 | |
| --- | --- |
| 运动方式 | 平板上行走 |
| 运动频率 | 3~5 d/周 |
| 运动强度 | 运动在一个规定强度上进行，在这个强度上患者可体验跛行症状；继续走，直到出现轻至中度的缺血性腿痛症状；然后停止运动直到疼痛消失，再次进行强度一样的运动；重复地运动—休息—运动，逐渐地提高到一个较高的强度，此强度下患者能够走 8 min，不会因为腿的症状停下 |
| 运动时间 | 总运动时间（包括休息）50 min/d |

表 3-2-4　无跛行症状的 PAD 及心血管病患者的运动康复方案

| | 耐力训练 | 抗阻力训练 |
| --- | --- | --- |
| 运动方式 | 平板上行走<br>踏车行走<br>划桨运动<br>游泳运动 | 臂/肩部：胸前臂弯举，头后臂屈伸，肩上推举，双鸟展翅（图 3-2-2）<br>胸/背部：卧推哑铃，卧推杠铃，俯身划船，坐姿高位划船，胸前下拉（图 3-2-3）<br>腿部：负重深蹲，坐姿伸小腿（图 3-2-4） |
| 运动频率 | 3~5 d/周 | ≥2~3 d/周 |
| 运动强度 | 40%~60%储备心率+安静心率<br>或 40%~60%$\dot{V}O_2$+安静 $\dot{V}O_2$ | 1~3 组 8~15 RM（一次最大重复负荷）/每群肌肉 |
| 运动时间 | 30~60 min/d | 40 min/d |

划桨运动

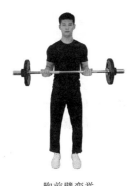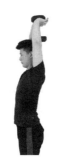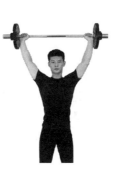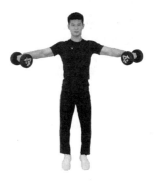

胸前臂弯举　　　　头后臂屈伸　　　　肩上推举　　　　双鸟展翅

图 3-2-2　臂/肩部抗阻力训练

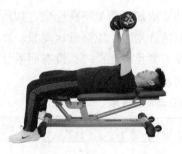
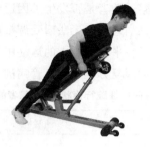
卧推哑铃　　　　　　　　俯身划船

图 3-2-3　胸/背部抗阻力训练

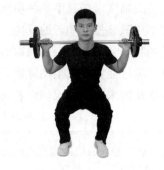
图 3-2-4　腿部抗阻力
训练：负重深蹲

Buerger
运动+足
部运动

2. 局部运动

（1）Buerger 运动：患者平卧，抬高肢体 45°以上，维持 1~2 min，然后下肢下垂 2~3 min，再平放 2 min，重复动作 10~20 遍，每天 3~4 次。

（2）足部运动：足跖屈、背屈、内外旋转，重复运动 10 min，与 Buerger 运动同步进行。

## 四、健康教育

### （一）思想教育

对患者进行有针对性的思想教育，使其树立科学的世界观、人生观和价值观，保持乐观开朗、积极向上的思想，并提倡患者加强自身对疾病和健康知识的学习，使其对运动康复有正确的认识，从主观上理解运动康复的意义，支持运动康复事业的开展和发展。同时，通过采用我国传统体育项目进行疾病的运动康复，可增强其爱国主义情感和民族自豪感。

### （二）调整饮食结构

末梢动脉疾病患者应采用低饱和脂肪酸、低胆固醇饮食，适量选择全麦主食、蔬菜、水果。减少钠盐摄入，减少高脂、高胆固醇、高热量食物的摄入，以改善血管弹性，延缓血管硬化进程。

### （三）减轻体重

降低体重可以改善末梢动脉疾病患者的代谢率，从而降低血脂以及血糖水平。还可同时采用增加膳食纤维的摄入、减少热量摄入及增加体力活动的方式减轻体重。控制体重的最佳方法是少食多动，摄入的 cal 满足每日消耗量即可。

### （四）坚持步行及局部运动

根据自身的实际情况坚持行走，运动强度应从小强度逐渐过渡到中等强度，运动频率一般为每周 3~5 次，每次持续 40~50 min。为减轻疼痛对行走的影响，采用间歇运动的方式，每次运动到中等程度的疼痛即可停下来休息一会，待疼痛缓解再继续行走。局部运动主要是足部运动与 Buerger 运动同步进行。

### （五）戒烟

吸烟是诱发末梢动脉疾病的重要危险因素，持续吸烟将会损失运动康复和药物治疗带来的收益。确诊患有末梢动脉疾病后若继续吸烟，则很有可能发生活动诱发的跛行和慢性肢体缺血，截肢风险也会增加两倍。相反，戒烟会降低截肢率和死亡率。其机制为：烟草中的有害物质会损伤血管内皮细胞，促进动脉粥样硬化的形成与发展，并使血管的顺应性下降，从而使动脉狭窄程度加重。戒烟者本人是决定成败的关键，要使患者充分了解戒烟的利弊。

# 第三节　冠状动脉粥样硬化性心脏病

冠状动脉粥样硬化性心脏病是多重危险因素综合作用的结果，既包括不可改变的因素如年龄和性别，也包括可以改变的因素如血脂异常、高血压、糖尿病和吸烟等。冠状动脉粥样硬化性心脏病的康复是综合性心血管病管理的医疗模式，是包括运动康复在内的心理—生物—社会综合医疗保健。

## 一、概述

### （一）定义

冠状动脉粥样硬化性心脏病（coronary atherosclerotic heart disease）是由于血脂增高及多种危险因素的综合作用，致使冠状动脉壁脂质沉积形成粥样硬化斑块，逐步发展为血管腔狭窄甚至闭塞导致心肌缺血、缺氧乃至坏死而引起的心脏病，简称冠心病（coronary heart disease，CHD）。2019 年，欧洲心脏病学会发布的《慢性冠状动脉综合征的诊断和管理指南》将冠心病根据临床表现分成急性冠状动脉综合征（acute coronary syndromes，ACS）和慢性冠状动脉综合征（chronic coronary syndromes，CCS）。本病多发生于 40 岁以上成年人，近年来发病呈年轻化趋势，经济发达地区发病率较高，农村地区高于城市地区，男性高于女性，已成为威胁人类健康的主要疾病之一。

### （二）病理生理

冠状动脉粥样硬化斑块导致血管腔狭窄是本病的基本病理变化。冠心病早期表现为内膜下脂质沉着，继而局部隆起形成粥样硬化斑块。斑块好发部位依次为心脏左前降支、右冠状动脉、左回旋支及左冠状动脉主干。当冠状动脉狭窄或部分闭塞时，血流量减少，在休息时尚能维持供需平衡，临床可无症状。在劳力、情绪激动、饱食、受寒等情况下，心脏负荷突然增加，表现为心率增快、心肌收缩力增加、心肌氧耗量增加，此时狭窄的冠状动脉不能满足心肌供血需求，即可引起心绞痛；持续的、严重的心肌缺血引起心肌坏死即为心肌梗死。

## （三）症状与体征

冠心病典型的症状为胸痛，常因体力活动、情绪激动等诱发，突感心前区疼痛，多为发作性绞痛或压榨痛，也可为憋闷感。疼痛从胸骨后或心前区开始，向上放射至左肩、臂，甚至小指和无名指，休息或含服硝酸甘油可缓解。胸痛放射的部位也可涉及颈部、下颌、牙齿、腹部等。严重者可出现急性心肌梗死、胸痛、胸闷症状加重，持续时间长，常伴随憋气、心慌、头晕、大汗、濒死感等严重症状。部分患者表现为毫无原因的乏力、大汗、活动耐力下降、头晕、上腹部不适等。极少数患者以猝死为发病症状。心绞痛患者体征未发作时无特殊状况，发作时可出现心音减弱、心包摩擦音，并发室间隔穿孔，乳头肌功能不全者，可于相应部位听到杂音。心律失常时，听诊心律不规则。

冠心病常见类型的症状和体征

## （四）危险因素

冠心病危险因素包括高血压、高血脂、高血糖、吸烟、肥胖、体力活动不足等。

冠心病的危险因素及评估

## 二、运动康复评定

### （一）运动风险评估

危险分层是心血管综合评估的重要目标之一。根据对患者心血管综合评估和运动能力评估，对其进行危险分层，按照危险分层推荐患者实施心脏康复的医院级别，推荐适合且安全的运动强度，确定患者在运动训练中是否需要医学监护。《中国冠心病二级预防与康复专家共识》将冠心病患者运动危险分为低危、中危和高危三个层级，见表3-3-1。

高危患者要转诊到三级医院进行心脏康复评估与运动治疗，并需在严密的医学监护（包括血压、血氧、心电、呼吸和症状等）下进行运动康复训练。中危或低危患者可在基层医院或社区接受心脏康复评估与运动治疗，部分中危患者需在严密的医学监护下进行运动康复训练，经过运动康复训练一段时间后，患者可进一步通过远程医学指导在家庭进行运动康复训练，在日常生活中建立运动康复习惯，控制诱发心血管疾病危险的因素。

表 3-3-1　冠心病患者运动危险分层

| 危险分层 | 运动或恢复期症状及心电图改变 | 心律失常 | 再血管化后并发症 | 心理障碍 | 左心室射血分数 | 功能储备 | 血肌钙蛋白 |
|---|---|---|---|---|---|---|---|
| 低危 | 运动中或恢复期无症状及心电图缺血改变 | 无休息或运动引起心律失常 | 急性心肌梗死溶栓或PCI/CABG后血管再通无并发症 | 无心理障碍 | >50% | >7 METs | 正常 |
| 中危 | 中度运动或恢复期出现心绞痛症状或心电图缺血改变 | 休息或运动未引起复杂室性心律失常 | 急性心肌梗死溶栓或PCI/CABG后无心源性休克或心力衰竭 | 无严重心理障碍 | 40%~50% | 5~7 METs | 正常 |

| 危险分层 | 运动或恢复期症状及心电图改变 | 心律失常 | 再血管化后并发症 | 心理障碍 | 左心室射血分数 | 功能储备 | 血肌钙蛋白 |
|---|---|---|---|---|---|---|---|
| 高危 | 低水平运动或恢复期出现心绞痛症状或心电图缺血改变 | 休息或运动时出现复杂室性心律失常 | 急性心肌梗死溶栓或 PCI/CABG 后有心源性休克或心力衰竭 | 有严重心理障碍，如焦虑和抑郁 | <40% | <5 METs | 升高 |

注：低危：需符合每一项标准；中危和高危：需符合其中一项标准。

辅助检查：包括疼痛评估、实验室检查、心电图检查、胸部 X 射线检查、超声心动图检查、冠状动脉 CTA 和冠状动脉造影等。

（二）运动功能评定

运动功能评定是心脏康复的重要内容，为制订个性化运动康复方案提供数据支持，也为运动风险提供安全底线。常用的有氧运动耐力评定方法有递增负荷运动测试（亦称心肺运动试验，CPET）、6 分钟步行试验等。运动能力的评价还包括肌肉适能评定、柔韧性评定、平衡功能评定和灵敏性测试。

1. 递增负荷运动测试

递增负荷运动测试方法详见第二章第二节临床运动测试。其中，低强度运动试验适用于急性心肌梗死后 1 周或心功能 C 期（患者过去曾出现或反复出现与基础器质性心脏病有关的心力衰竭）的患者；亚极量运动试验适用于无症状心肌缺血患者或健康人；症状限制性运动试验适用于急性心肌梗死后 2 周以上或纽约心脏病协会（New York Heart Association，NYHA）心功能分级 Ⅰ、Ⅱ 级的心血管病患者。值得注意的是，PCI 术后患者有再发生血管腔狭窄的可能性，因此递增负荷运动测试应在术后 6 个月时进行，以无创检查及时发现血管腔再狭窄的迹象。

心肺运动试验

适应证与禁忌证：

适应证：对不典型胸痛或可疑冠心病患者进行鉴别诊断对已知或可疑冠心病患者的严重程度、危险性、心脏负荷能力和预后进行评价，对急性心肌梗死患者进行出院前预后评估、制订运动康复方案，评价冠心病的药物或介入手术治疗效果，进行冠心病易患人群流行病学调查筛选。

禁忌证：① 绝对禁忌证：急性心肌梗死（2 d 内），高危的不稳定型心绞痛，未控制的伴有临床症状或血流动力学障碍的心律失常，有症状的严重主动脉狭窄，临床未控制的心力衰竭，急性心肌炎或心包炎，急性主动脉夹层分离，急性肺栓塞或肺梗死，急性非心脏性功能失调影响运动试验或易被运动试验加剧症状，躯体障碍影响安全性或运动量；② 相对禁忌证：冠状动脉左主干狭窄，中度狭窄的瓣膜性心脏病，血清电解质紊乱，严重高血压（收缩压>200 mmHg 和/或舒张压>110 mmHg），快速性心律失常或缓慢性心律失常，肥厚型心肌病或其他流出道梗阻性心脏病，高度房室传导阻滞，精神或体力障碍而不能进行运动试验。

2. 6 分钟步行试验（6 minutes walking test，6MWT）

6MWT 是一种检测中、重度心肺疾病患者功能状态的运动试验。要求患者在平直走廊

6 分钟步行试验

里尽可能快地行走，测定 6 min 的步行距离。该方法无须使用专业的设备即可完成运动负荷测试，可作为心肺运动试验的替代方法。该方法已经得到美国、欧洲各国和我国心血管疾病指南的推荐，尤其适合在我国推广使用。该试验的操作方法与注意事项见表 3-3-2。

表 3-3-2　6 分钟步行试验操作方法与注意事项

| 步骤 | 操作方法 | 注意事项 |
|---|---|---|
| 准备 | 场地准备：室内 50 m（30 m）平坦直顺硬地面，每隔 3 m 做标记，折返处放置锥形桶，无交通干扰且没有障碍物<br><br>患者准备：穿着舒适的鞋；可携带其日常步行辅助工具（如手杖）；患者知晓试验过程和目的<br><br>医生准备：计时器、计数器、记录表、椅子、标记折返点的标记物、脉氧仪、12 导便携式心电监护和血压监护仪、硝酸甘油、氧气、血压计和除颤器等急救设备 | 告知患者要尽全力步行而不是跑步；感到精疲力竭时可放慢速度或停下休息，恢复后应继续步行，患者日常服用药物不能停用；清晨或午后测试前可少许进食；试验开始前 2 h 内避免剧烈活动；试验开始前患者在起点处休息 10 min |
| 操作规范 | 1. 患者在起点处坐椅子休息，核查有无禁忌证，测量脉搏、血压和血氧饱和度，进行 Borg 评分等，填写记录表，设定秒表计时 6 min<br>2. 开始步行和计时，用规范的语言告知和鼓励患者：<br>1 min 后："您做得很好，还有 5 min"<br>2 min 后："您再接再厉，还有 4 min"<br>3 min 后："很好，已经一半了。"<br>4 min 后："加油，只剩 2 min 了"<br>5 min 后："很好，再走 1 min 就结束了"<br>3. 记录数据：步行距离，运动最大心率，恢复期 1 min 心率，运动血压，血氧饱和度，心电图 ST-T 变化，心律失常情况，Borg 评分，发生的事件 | 1. 测试前不应进行"热身"运动<br>2. 测试时操作者注意力要集中，不要和他人交谈<br>3. 全程进行心电监护监测、血压监测和指脉氧饱和度监测<br>4. 应在每天的同一时间测试，减少检测结果差异<br>5. 出现以下情况中止试验：血氧饱和度<80%，胸痛，不能耐受的喘憋，步态不稳，大汗，面色苍白<br>6. 测试结束，患者休息 5 min 返回病房 |
| 结果评估 | 1 级：<150 m 为心肺功能差<br>2 级：150～300 m 为心肺功能偏差<br>3 级：>300～450 m 为心肺功能偏好<br>4 级：>450 m 以上为心肺功能良好 | 级别越低心肺功能越差。达到 3 级与 4 级者，心肺功能接近或已达到正常。步行距离<300 m 的患者，6 分钟步行试验与峰值摄氧量的预测价值相似 |

（1）适应证与禁忌证：

适应证：6MWT 主要用于评价中、重度心肺疾病患者的功能状态和疗效，也可预测患者生存率。

禁忌证：① 绝对禁忌证：1 月内有急性心肌梗死或不稳定性心绞痛；② 相对禁忌证：静息心率持续在 120 次/min 以上；收缩压>180 mmHg；舒张压>100 mmHg；未吸氧状态下，静息经皮血氧饱和度小于 88%。

（2）临床意义：研究表明，不同的干预措施可提高 6MWT 距离 70～170 m，距离增加 70 m 以上有一定程度的临床意义。若距离减少，则需进一步排查呼吸功能、心功能、营养状态和认知能力等。

3. 肌肉适能评估

肌肉力量和肌肉耐力评估包括器械评估和徒手评估。

（1）肌肉力量：① 握力：选择在一安静的房间内，休息 5 min。受试者取中立位，前臂屈曲 90°。左右手交替进行，用握力器记录读数。左右手轮流测试两次，取最大值，计算两手握力之和。尽管握力测试存在很多限制，但仍然可以预测老年人的死亡风险和功能状态；② 最大重复次数（Repetition Maximum，RM）：1 RM 是指以正确的动作只能重复 1 次动作的阻力，是评价动态力量的指标。多次最大重复力量（如 5 RM 或 10 RM），也可作为肌肉力量的评价指标。一般健康人群可用 1 RM 卧推值评价上半身肌肉力量，用 1 RM 蹬腿值评价下半身肌肉力量，但对心血管疾病患者，应采取保守的方法评价最大肌肉力量。

（2）肌肉耐力：肌肉耐力是肌肉或肌肉群在一段时间内重复用力的能力。许多日常活动，如购物和做家务都需要重复或者保持一定的肌肉动作。① 俯卧撑：通常成年人采用俯卧撑测试肌肉耐力。男性俯卧撑测试以脚尖为后面的支点，女性则是以膝关节与地面接触为支点。测试时，在身体撑起时背部保持挺直，上推到直臂位置，下降时下颌接触地板；② 30 s 前臂屈曲试验（30-s arm curl test，30-AC）：要求受试者屈肘，男性举 3.6 kg（8 Ib）哑铃，女性举 2.3 kg（5 Ib）哑铃，记录在 30 s 内重复举起哑铃的次数。测试两次，记录最好成绩；③ 椅式站立测试：常用于测试老年人的下肢肌肉耐力。下肢肌力在日常活动中极为重要，如上楼、行走、从椅子上起身等。测试方法：双臂在胸前交叉，记录 30 s 内从坐姿到站立的次数。

俯卧撑

30 s 前臂屈曲试验

椅式站立

4. 柔韧性评估

柔韧性是指关节、肌肉和周围软组织在活动范围内移动的能力。柔韧性对于预防跌倒，保持生活质量有着重要意义。可采用关节活动范围量化柔韧性，用"度"（°）表示。常用的测试仪器包括多种量角器、Leighton 曲率计、倾角计及测量尺等，具体操作方法可参见《康复评定学》书籍。以下介绍几种简单的柔韧性评估方法，尤其适合老年人。

（1）座椅前伸试验：座椅前伸试验主要反映双下肢和下背部的柔韧性。受试者坐于高度 43 cm 的标准座椅的边缘。一条腿屈曲 90°，脚掌平放于地面；另一条腿伸直，踝关节背屈 30°。测试者双手重叠，双臂前伸，尝试触碰脚尖。记录双手中指至脚趾的距离。如果中指刚好触碰脚趾，记录为 0；如果未触及，记录为负数；如果超过脚趾，记录为正数。注意，如果前伸时感到疼痛，患有严重骨质疏松症，或最近做过膝关节或髋关节置换手术，不能进行此测试。

座椅前伸试验

（2）背后抓握试验：肩关节的柔韧性可以影响一个人的日常生活活动能力，如梳头、系安全带等。肩关节柔韧性最常见的测试是背后抓握试验（或抓背测试）。受试者取站立位，在两侧肩胛骨之间，顺着后背中线，用一只手尝试触碰另一只手。测量双手中指间距离，用"厘米"（cm）表示。双手中指刚好触及记录为 0，超过中指，记录为正数，未触及中指，记录为负数。

背后抓握试验

（3）改良转体试验：改良转体试验可以评估躯干的柔韧性。受试者站立，肩部垂直于墙面。在受试者肩部高度水平放置一把标尺。受试者的脚尖与 30 cm 米尺位置在一条重力线上。让受试者向后旋转身体，并尽可能地沿着标尺向前伸展。通过测量受试者中指关节沿着尺子所能伸到的距离来评估其表现。

改良转体试验

单腿站立试验

2.4 米起身行走试验

灵敏性 T 测试

**5. 平衡功能评定**

（1）《Berg 平衡量表》：此量表包括由坐到站、独立站立、独立坐、由站到坐、床到椅转移、闭眼站立、双足并拢站立、站立位上肢前伸、站立位地上拾物、转身向后看、转身一周、双足交替踏台阶、双足前后站立、单腿站立 14 个项目，每个项目最低得分为 0 分，最高得分为 4 分，总分 56 分，小于 40 分提示有跌倒的危险。

（2）2.4 米起身行走试验（2.4 m Timed up and go test，2.4 m-TUGT）：受试者从坐高 43 cm 的椅子上起身，步行 2.4 m 后返回椅子恢复原位，测量其所用时间。该试验能够反映受试者的平衡能力及日常生活活动能力。

**6. 灵敏性 T 测试**

此测试可评估向前、向后、向侧向移动的灵敏性。嘱受试者向前冲刺 10 m，右手摸到标志桶后，侧滑步向左移动 5 m，左手摸桶，再侧滑步向右移动 10 m，右手摸桶，再侧滑步返回到中心标志桶，左手摸桶后，后退跑回起点，停止计时。间歇 1~2 min，进行第二次测试，取最好成绩，精确到 0.1 s。未摸到桶、侧滑步时交叉两腿或者未始终面向前方，测试不合格。

**（三）其他功能评定**

**1. 日常生活活动能力评定**

主要侧重于自我照顾、日常生活、家务劳动及购物等的评定。评定可采用改良巴氏指数评定表（modified barthel index，MBI）。

**2. 生活质量评定**

由冠心病引起的心脏功能的限制常常对患者的职业、社会活动、休闲娱乐及生活质量产生不同程度的影响。通常采用世界卫生组织《生存质量测定量表简表》或《健康调查简表》（the short-form-36 health survey，SF-36）评估。

**3. 心理评定**

通过询问患者心血管疾病症状、情绪变化和睡眠情况，初步识别患者是否存在精神、心理障碍。采用简易版《患者健康问卷》和《广泛焦虑问卷》进行筛查，当评分大于 3 分时，进一步采用《患者健康问卷量表》（PHQ-9）、《患者健康问卷 15 项》、《广泛性焦虑量表》（GAD-7）及《躯体化症状自评量表》等进行评估，也可采用心理评估软件作为补充工具。冠心病与多种心理障碍密切相关，尤其是抑郁，因此需采用《抑郁状态问卷》（Depression Status Inventory，DSI）评估冠心病患者的心理健康。

## 三、运动康复治疗

### （一）康复目标

近期目标：患者身体适应性恢复到足以重新进行一般的日常活动状态；限制心脏病的生理和心理影响；降低患者心搏骤停或再发心肌梗死的危险及控制心脏病症状。

远期目标：确定诱发患者心脏病的危险因素并予以处理；稳定甚至逆转患者动脉粥样硬化的过程，以及提高患者心理状态和社会适应能力。

## （二）康复原则

冠心病患者通过积极主动的身体、心理、行为和社会活动的训练，缓解症状，改善心血管功能，提高生活质量，同时积极干预冠心病危险因素，减少再次发作的风险。其中，运动康复是关键，运动康复方案是根据患者的健康、体力和心血管功能状态，结合学习、工作、生活环境和运动喜好等个体化特点制订。

在一定范围内随运动强度的增加，心血管或体能获益也会增加。常用评价有氧运动强度的方法包括储备心率法、无氧阈法、峰值摄氧量百分数、摄氧量储备百分数、目标心率法、峰值心率法和 RPE（详见第二章第三节运动康复技术）。其中，前 4 种方法需通过递增负荷运动测试获得相关参数。推荐联合应用上述方法，尤其是应结合 RPE。

制订抗阻运动康复方案的依据由肢体在保持正确方法且没有疲劳感的情况下，1 RM 来确定，但 1 RM 在实际工作中很难测定，常采用"理论最大负荷"的方法设定运动强度（表 3-3-3）。抗阻运动康复方案主要是设计抗阻训练负荷和重复抗阻的组数和次数，具体方法包括：① 通过某重量的实测可重复次数计算理论 1 RM 值；② 按照理论 1 RM 50%～75% 计算训练的抗阻重量；③ 设计抗阻训练的每组及重复次数（表 3-3-4）。

**表 3-3-3　应用"理论最大负荷"方法计算 1RM**

| 强度 | 实测可重复次数 | 理论 1RM 系数 | 举例 |
|------|------|------|------|
| 100% | 1 | 无 | |
| 95% | 1～2 | 1.05 | |
| 90% | 2～3 | 1.11 | |
| 85% | 4～5 | 1.18 | |
| 80% | 6～8 | 1.25 | |
| 75% | 9～11 | 1.33 | 实际测试患者上肢举起 10 kg 重量，最大重复 10 次，其理论预测：1RM = 10（kg）× 1.33 = 13.3（kg）； |
| 70% | 12～15 | 1.43 | |
| 65% | 16～17 | 1.54 | 如果训练上肢力量，抗阻运动康复方案设置每组重复 15 次，其对应的强度为 70%， |
| 60% | 18～20 | 1.66 | 计算抗阻重量是 13.3×70% = 9.31（kg） |
| 55% | 21～23 | 1.82 | |
| 50% | 24～26 | 2.00 | |
| 45% | 27～35 | 2.22 | |
| 40% | 36～45 | 2.50 | |

表 3-3-4　抗阻运动康复方案制订方法

| 部位 | 方法 | 运动处方 | 运动器具 | RPE | 备注 |
|---|---|---|---|---|---|
| 上肢肌群 | | 30%~40% 1 RM，4×20 次重复，休息 2 min，3 d/周 | 哑铃、弹力带、握力器、卧推、肢体抗阻训练和等速训练设备 | | （1）抗阻训练是有氧运动训练的补充，不推荐单独将抗阻训练用于心脏康复；（2）抗阻训练前必须有 5~10 min 的热身运动，同一肌群练习时间应至少间隔 48 h；举起时避免屏气动作；（3）经皮冠状动脉介入术后 3 周，急性心肌梗死后和冠状动脉旁路移植术后至少 5 周增加抗阻训练；（4）冠状动脉旁路移植术后 3 个月内不应进行中等到高强度上肢力量训练 |
| 下肢肌群 | 测定理论 1 RM | 50%~60% 1 RM，4×20 次重复，休息 2 min，3 d/周 | 哑铃、弹力带、蹬腿、肢体抗阻训练和等速训练设备 | 11~13 | |
| 腰背肌群 | | 50%~60% 1 RM，4×20 次重复，休息 2 min，3 d/周 | 俯卧撑、平板支撑、腰背抗阻训练和等速训练设备 | | |

（三）适应证及禁忌证

1. 适应证

心肌梗死、心绞痛、隐性冠心病、冠状动脉旁路移植（coronary artery bypass graft，CABG）术后、PCI 术后、经皮冠状动脉腔内血管成形（percutaneous transluminal coronary angioplasty，PTCA）术后等。

2. 禁忌证

失代偿性心力衰竭；未控制的心律失常；严重缺血，左心室功能失常或运动试验中有心律失常；控制不良的高血压；不稳定内科疾病等。

（四）运动康复技术

冠心病运动康复内容包括有氧运动、抗阻运动和柔韧性训练等。其中，有氧运动是基础，抗阻运动和柔韧性训练是补充。

1. 有氧运动

（1）运动类型：常用的有步行、慢跑、骑自行车、游泳和爬楼梯，以及在器械上完成的步行、踏车和划船等。出院后 1 个月内不建议选择慢跑、骑自行车、爬楼梯和游泳等运动，建议以步行为主。

（2）运动时间：每次运动时间为 10~60 min。推荐经历心血管事件的患者初始运动从 15 min 开始，包括热身运动和整理运动各 5 min，运动训练 5 min，根据患者的体能水平、运动目的、症状和运动系统的限制情况，每周增加 1~5 min 的有氧运动时间。

（3）运动频率：运动频率为 3~5 次/周。

（4）运动强度：为使患者获得心血管健康或体能益处，推荐的最小有氧运动强度是中等强度的运动，如 40%~60% 的 $\dot{V}O_2max$，或接近 AT 时的心率值，或 40%~60% 的最大心率。建议患者开始运动时，从 50% 的 $\dot{V}O_2max$ 或最大心率开始运动，运动强度逐渐达到 80% 的 $\dot{V}O_2max$ 或最大心率，或 Borg 评分达到 11~13 级。对于低运动风险的患者可以短时间达到 14~16 级。通常采用 HR 和 RPE 监测运动强度。间歇性运动训练即患者交替进行高强度和低、中强度运动，比持续性运动训练可更快提高身体功能储备，更有效地改善与心血管疾病相关的代谢因素。另外，需在运动康复治疗师监测下运动。

随着患者运动能力增强，为达最佳运动效果，运动康复方案需不断调整，建议出院前、出院后 1 个月、出院后 3 个月重复检测患者的心肺运动耐力，根据运动试验结果调整运动康复方案，以后可每 6~12 个月评估患者的心肺运动耐力。

2. 抗阻运动

（1）运动类型：冠心病的抗阻运动形式为一系列中等负荷、持续、缓慢、大肌群和多次重复的肌肉力量训练，常用的方法有如下三种：徒手运动训练，包括克服身体质量的俯卧撑、仰卧蹬腿、仰卧起坐、下背伸展和提踵等（图 3-3-1）；运动器械训练，包括弹力带、哑铃、多功能组合训练器、握力器、腹力器和弹力带等（图 3-3-2）；自制器械训练，包括不同重量的沙袋和 500 mL 矿泉水瓶等

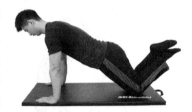

图 3-3-1　徒手运动训练

（图 3-3-3）。运动器械训练受场地和经费限制，徒手运动训练和自制器械训练相对灵活、自由，有利于在家庭或社区开展运动训练指导。

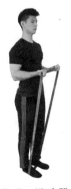 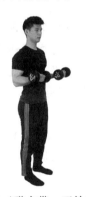 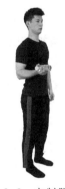

图 3-3-2　运动器械训练（弹力带、哑铃）　　　图 3-3-3　自制器械训练

（2）运动频率：上肢肌群、核心肌群（包括胸部、肩部、上背部、下背部、腹部和臀部）和下肢肌群可在不同日期交替训练；每次训练 8~10 个肌群，每个肌群每次训练 1~4 组，每组 10~15 次，组间休息 2~3 min。老年人可以增加每组重复次数（如 15~25 次/组），减少训练组数至 1~2 组。

（3）运动时间：每周应对每个肌群训练 2~3 次，同一肌群练习时间应至少间隔 48 h。

（4）运动强度：应注意训练前必须有 5~10 min 的有氧热身运动，推荐初始运动强度，上肢为 30%~40% 的 1 RM，下肢为 50%~60% 的 1 RM，通常抗阻运动的最大运动强度不超过 80% 的 1 RM。推荐运动强度为 Borg 评分的 11~13 分。切记运动过程中的正确呼吸方式，举起时呼气，放下时吸气，避免屏气。

（5）注意事项：如果无禁忌证，康复早期即可开始进行关节活动范围内的肌肉活动

和 1~3 kg 重量的抗阻训练，促进患者体能尽快恢复。常规的抗阻训练是指患者能举起 ≥ 50% 的 1 RM 的训练。康复训练切入的时间：PCI 术后至少 3 周，且应在连续 2 周有医学监护的有氧训练之后进行；心肌梗死或 CABG 后至少 5 周，且应在连续 4 周有医学监护的有氧训练之后进行；CABG 后 3 个月内不应进行中等到高强度上肢力量训练，以免影响胸骨的稳定性和胸骨伤口的愈合。

### 3. 柔韧性训练

老年人和心血管疾病患者柔韧性较差，致使日常生活活动能力降低。训练原则应以缓慢、可控的方式进行，逐渐加大活动范围。训练方法：每一部位拉伸 6~15 s，逐渐增加到 30 s，如能够耐受可增加到 90 s，期间正常呼吸，强度为有牵拉感觉同时不感觉疼痛，每个动作重复 3~5 次，总时间为 10 min 左右，每周 3~5 次（图 3-3-4）。

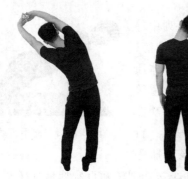

图 3-3-4　柔韧性训练（躯干、颈部、臀部）

### 4. 神经肌肉训练

神经肌肉训练包括平衡性、灵活性和本体感觉训练。老年人跌倒的风险较高，建议将神经肌肉训练作为老年心血管病患者综合提高体能和预防跌倒的重要内容。活动形式包括太极拳、蛇形走、单腿站立（图 3-3-5）和直线走等。运动频率为每周 2~3 次。

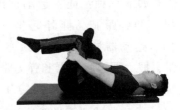

### 5. 放松运动

放松运动是运动锻炼必不可少的一部分。通过逐渐降低运动强度，促进血液再分布，减少关节和肌肉组织的僵硬和酸痛，避免静脉回流突然减少导致运动后发生低血压和晕厥。放松方式可以是慢节奏有氧运动的延续或是柔韧性训练。根据患者病情轻重可持续 5~ 10 min，病情越重放松运动的持续时间宜越长。

图 3-3-5　单腿站立

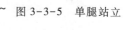

## 四、围手术期的运动康复

血管重建术是一个目的在于帮助身体向某部或器官重新或额外血液供应的外科手术程序。一些器官如心脏、肾、肝和肌肉可受益于这一程序。决定是否需要实施血管重建术或帮助引导程序进行的诊断测试包括磁共振、CT 扫描或 X 射线检查。心脏的血管重建术主要包括 PCI 和 CABG。

（一）PCI 术前及术后康复

1. 术后早期康复（Ⅰ期）

住院期早期康复，根据危险分层及急诊 PCI 和择期 PCI 不同的住院特点，选定不同的康复程序。

冠状动脉
旁路移植
术

（1）中、高危患者（急诊 PCI，血管多支病变或未完全血运重建）：术后早期康复包括对患者能量消耗、日常生活、康复运动和健康教育等方面的康复（表 3-3-5）。

表 3-3-5　中、高危患者术后（急诊 PCI，血管多支病变或未完全血运重建）1 周康复程序

| 项目 | 第 1 d | 第 2 d | 第 3 d | 第 4 d | 第 5 d | 第 6~7 d |
|---|---|---|---|---|---|---|
| 能量消耗 | 1~2 METs | 1~2 METs | 2~3 METs | 3~4 METs | 3~4 METs | 4~5 METs |
| 日常生活 | 绝对卧床；在护理人员帮助下进食 | 卧床，自己进食；在护理人员协助下洗脸、穿脱衣等 | 大部分生活自理；可坐轮椅至病房外、治疗室等 | 生活全部自理；在监护下，允许自行下床，步行至病房外、治疗室等 | 生活全部自理；随时在病房外走廊散步 | 生活全部自理；可在病房外走廊散步，强度较之前稍大 |
| 康复运动 | 穿刺部位加压包扎 12 h，被动在床上进行关节运动，踝背屈、跖屈 1 次/h | 床边坐位，用床边椅子，主/被动在床上进行所有关节活动。每次活动后休息 15~30 min | 可下床站立，热身活动，病房内慢速走动 15~25 m，2 次/d。每次活动后休息 15~30 min | 在房内活动和做简单体操，中速步行 25~50 m，2 次/d。每种活动都要在可耐受的情况下进行 | 中速步行 100~150 m，可上下 1 层楼，2 次/d。每种活动都要在可耐受的情况下进行 | 中速步行 200~400 m，可上下 2 层楼，2 次/d |
| 健康教育 | 介绍冠心病重症监护室，解除顾虑 | 介绍康复程序 | 介绍冠心病发病机制 | 介绍冠心病危险因素 | 介绍饮食、运动及心率监测 | 纠正不良生活方式 |

（2）低危患者（择期 PCI）：此类患者由于无急性心肌损伤，心功能及体力无急速下降，危险程度相对较低，住院时间短。如有条件，术前也应安排早期康复训练，提高其心肺及运动能力储备，有利于促进手术耐受及术后恢复，同时也为术后参与康复打下基础。对于手术当日或次日出院的患者，康复教育与指导主要安排在出院后门诊进行。对于因各种因素术后恢复较慢、住院时间稍长的患者，应及时安排进行院内康复（表 3-3-6）。

表 3-3-6　择期 PCI 后（1~3 d）康复程序

| 项目 | 第 1 d | 第 2 d | 第 3 d |
|---|---|---|---|
| 能量消耗 | 2~3 METs | 3~5 METs | 6~7 METs |
| 日常生活 | 经桡动脉穿刺患者可进行下床上厕所、擦脸、进食等简单生活活动（但应避免使用穿刺侧上肢）；经股动脉穿刺患者需卧床 12 h | 生活完全自理，自己进食及进行洗漱和擦身等活动 | 生活完全自理，可从事病房中的各种活动 |

| 项目 | 第 1 d | 第 2 d | 第 3 d |
|---|---|---|---|
| 康复运动 | 穿刺部位加压包扎 12 h，经桡动脉穿刺患者术后即可床边坐位及在床边轻微活动；经股动脉入路患者不宜进行下肢运动 | 经股动脉穿刺患者下床站立及慢步行走；经桡动脉穿刺患者可床旁站立，走动 5~10 min，2~3 次/d | 床旁站立、走廊走动 5~10 min，3~4 次/d，上 1~2 层楼梯或进行固定踏车训练 |
| 宣传教育 | 介绍冠心病重症监护室，消除患者顾虑 | 介绍冠心病危险因素及纠正不良生活方式 | 出院前教育，包括随访事项、脉率、简易运动指标的自测、用药注意事项等 |
| 其他注意事项 | 备案紧急情况的处理 | 运动时间以 10~30 min 为宜，运动强度为 RPE11~13，安静心率增加 20 次/min 左右 | 准备出院，嘱患者长期随访 |

**2. 术后中晚期康复**

术后中晚期康复主要分为Ⅱ期和Ⅲ期运动康复。

（1）Ⅱ期：常规运动康复程序一般包括三步。

第一步：准备活动，即热身运动。多采用低水平的有氧运动，持续 5~10 min，目的是放松和伸展肌肉、提高关节活动度和心血管的适应性，预防运动诱发的不良心血管事件及运动性损伤。

第二步：运动训练。有氧运动是基础，抗阻运动、柔韧性训练等是补充。有氧运动：根据患者心肺运动能力评估结果，制订和执行相应的有氧运动康复方案。常用的确定运动强度的方法：① 个体化高强度功率自行车运动法，根据心肺运动试验测定或血乳酸阈值测定的无氧阈值制订运动康复方案。如运动强度低于无氧阈，虽然安全，但康复效益不佳；② 储备心率法，最常用于正常人靶心率的计算公式为，靶心率=（最大心率-静息心率）×靶强度%+静息心率；③ 目标心率法，在静息心率基础上增加 20~30 次/min，相对比较粗略；④ 自我感知劳累程度分级法，多采用 Borg 评分，建议运动 10~16 min。抗阻运动：按运动康复方案的要求，每次训练 8~10 组肌群，躯体上部和下部肌群可交替训练，应注意训练前必须有 5~10 min 的有氧热身运动或单纯的抗阻热身运动。运动过程中，用力时呼气，放松时吸气，避免憋气做动作。柔韧性训练：以肩部、腰部和腿部为主，每部位拉伸 6~15 s，逐渐增至 30~90 s，期间正常呼吸。强度为有牵拉感觉同时不感觉疼痛，每个动作重复 3~5 次，总时间为 10 min 左右，3~5 次/周，可适当融入部分协调及平衡训练动作。

第三步：整理运动。时间 5~10 min。

训练总时间为 30~60 min，运动频率为 3~5 次/周，不得低于 3 次/周。其中，无氧阈强度是推荐运动强度。

（2）Ⅲ期：在Ⅱ期运动康复的基础上进一步逐渐增加运动强度，目的是改善心功能，为走向工作岗位、回归社会做好准备。运动康复主要形式为步行，亦可采取相当运动强度的其他训练形式，如慢跑、骑自行车等，可配合太极拳、舞蹈、体操等运动，均为非监督下的康复训练。速度由慢逐渐加快，以自我感觉有点累为度，运动强度以最大心率的65%~80%作为靶心率或为3~6 METs，运动时间为20~40 min，活动结束后再进行5~10 min的放松运动，以使血压、心率恢复至运动前热身水平。运动频率推荐3~5次/周。逐步提高速度和距离，增加运动强度和时间。若患者运动中出现不适，应立即暂停运动，调整药物，控制危险因素。

### （二）CABG术前及术后康复

#### 1. 术前

指导患者掌握术后呼吸锻炼及运动康复要点并监督开展规律练习，可使患者的肺功能和运动能力达到一个较好的状态，并能在术后早期康复熟练应用。术前预康复内容包括指导患者学会有效咳嗽的方法，通过腹式呼吸、缩唇呼吸、呼吸训练器、呼吸操、有效咳嗽、拍背体疗、中医呼吸导引等改善术前肺活量。

对肩颈、胸椎段进行训练，增大胸廓活动度，如抬腿、坐起、坐起转腰、弯腰体屈、坐式八段锦锻炼、太极拳基本步、站立式八段锦等；对下肢大肌群进行活动，增加下肢肌肉力量；给予患者社会支持，减少可能出现的术前焦虑。

#### 2. 术后

有氧运动是基础，抗阻运动、柔韧性训练和平衡训练是有效补充。如无禁忌证，大多数患者可在出院后1~3周开始门诊运动康复，即有医师参与、心电监护下的运动康复，一般每周3次，持续36次或更长时间。

（1）有氧运动：CABG患者有氧运动强度取决于患者的运动相关风险分层和临床情况。应根据心肺运动试验结果，制订有氧运动康复方案。通常规定患者采用中等强度运动，如40%~60%的$\dot{V}O_2max$。随着时间的推移，患者表现出耐受性，可以适当增加运动持续时间，当心率反应随着训练强度的增加而降低时，运动强度可以增加，逐渐达到80%的$\dot{V}O_2max$。

（2）抗阻运动：CABG后，患者进行呼吸肌训练，30 min跑步机和功率踏车的有氧运动，20 min抗阻运动（哑铃、脚踝负重训练），10 min拉伸和放松训练，连续12周，每周2次，可改善患者最大吸气量、最大呼气压、峰值耗氧量及生活质量评分。按照运动康复方案的要求，每次训练8~10组肌群，上肢、下肢及躯干肌群可交替训练。应注意训练前必须有5~10 min的热身或拉伸运动，切忌运动过程中憋气用力做动作。

（3）柔韧性训练：以上肢、下肢、躯干大肌群为主，以缓慢的方式进行拉伸。逐渐加大活动范围，每个部位拉伸时间为6~15 s，逐渐增至30~90 s，期间正常呼吸，强度为有牵拉感觉且不感觉疼痛，每个动作重复3~5次，总时间为10 min左右，3~7次/周。

（4）其他运动康复训练：① 高强度间歇训练：持续时间短、重复多次的高强度运动训练，每两次之间穿插较低强度或无负荷运动进行主动恢复，可显著提高CABG后患者的$\dot{V}O_2max$，这种方案延长运动时间在长期疗效维持及改善症状方面优于恒定功率运动；② 以神经系统运动为主的训练方案：如可采取太极拳、瑜伽等利于神经系统发展的运动康复形式。CABG后，每天进行30 min瑜伽训练可显著提高患者的心脏射血分数，降低体重指数、血糖、低密度脂蛋白胆固醇，增加高密度脂蛋白胆固醇，缓解压力与焦虑；③ 生理性缺血训练：可采用等长收缩训练和血压计袖带加压训练。

## 五、健康教育

住院期间是患者改变不良生活方式的重要阶段，建议向患者提供相关科普信息。对于吸烟的患者，此阶段强烈建议戒烟，提供吸烟危害健康和戒烟获益的相关信息，并提供戒烟方法，提高患者的戒烟成功率。出院后应持续开展冠心病健康教育，结合冠心病二级预防指南进行戒烟、药物、运动、饮食、睡眠、心理全面指导，既强调控制冠心病危险因素，又强调冠心病运动康复，并对患者及家属普及急救知识。

1. 认识冠心病及其危险因素

引导患者认识到吸烟、超重及肥胖、高血压、血脂异常、糖尿病、持久的精神压力、久坐生活方式等可导致的不良影响。

2. 养成良好的生活习惯

（1）生活要规律，避免熬夜，戒烟禁酒。

（2）加强运动锻炼，运动量要适度。遵循个体化原则，制订适合自己的运动方案。每周 3~5 次中等强度的有氧运动是改善和提高心血管功能的最有效方法。运动要遵循循序渐进、持之以恒的原则。

（3）调整饮食结构。减少高脂肪、高胆固醇食物的摄入，采用低盐低脂肪饮食模式，增加蔬菜、水果富含维生素食物的摄入。

（4）保持良好心态。避免焦虑、抑郁等，生活要乐观豁达，学会减压。

（5）对合并有糖尿病、高血压病、高脂血症等的患者，一定要遵医嘱，坚持用药，将血糖、血压及血脂控制在合适范围。

3. 对冠心病患者及家属进行生存教育

主要包括患者出现胸痛或心悸等症状的应对措施和心力衰竭症状的家庭护理等。

4. 急救措施培训

急救措施培训包括紧急情况下呼叫 120，急救设备自动体外除颤仪的使用，对家庭成员进行心肺复苏训练。

# 第四节　慢性心力衰竭

我国人口老龄化加剧，冠心病、高血压、糖尿病、肥胖等慢性病的发病率呈上升趋势，导致我国心力衰竭患病率呈持续升高趋势。运动康复能部分改善慢性心力衰竭患者与健康相关生存质量，降低住院率和死亡率。

## 一、概述

原发性心肌损害和异常是引起慢性心力衰竭最主要的病因。心力衰竭患者的心脏不能正常地泵出足够的血液以供其各个器官和组织代谢活动。美国心脏病协会、欧洲心脏病学会和英国国家健康和护理卓越研究所的指南均推荐运动康复作为心脏康复一种有效和安全的干预措施，射血分数减少的心力衰竭患者通过运动康复在运动能力和健康生活质量方面可获得更多受益。

（一）定义

慢性心力衰竭（chronic heart failure，CHF），又称"心衰"是多种原因导致心脏结构和/或功能出现异常改变，使心室收缩和/或舒张功能发生障碍，从而引起的一组复杂临床综合征，主要表现为呼吸困难、疲乏和液体潴留（肺淤血、体循环淤血及外周水肿）等。心衰是各种心脏疾病的严重表现或晚期阶段，其病死率和再住院率居高不下。发达国家的心衰患病率为 1.5%～2.0%，超过 70 岁人群患病率为 210%。

（二）病理生理

心衰是由于左心室收缩功能障碍导致心脏发生不同的生理适应和代偿变化。当一些心肌细胞由于梗死、长期摄入乙醇、长期高血压、心脏瓣膜功能不全、病毒感染或其他原因致死时，左心室收缩功能出现下降。引起心衰的病理生理关键特征包括静息时射血分数改变，左心室增大，收缩末期和舒张末期容积增加（收缩功能障碍）或减少（舒张功能障碍），舒张末期充盈压增加或肾素-血管紧张素-醛固酮系统活动引起水肿或液体潴留，自主神经系统活动失衡，副交感神经活动抑制，交感神经活动增加，激素和化学物质异常。

（三）症状与体征

知晓症状、体征是早期发现心衰的关键。

1. 症状

左心衰竭表现为不同程度的呼吸困难、肺部啰音；右心衰竭表现为颈静脉征、肝大、水肿；心脏奔马律、瓣膜区杂音等是诊断心衰的重要依据。但症状的严重程度与心功能不全程度无明确相关性，需行客观检查并评价心功能。

2. 体征

心衰患者在临床上有一些关键特征，其中两个是：① 运动不耐受，表现为用力后疲劳或气短；② 积液生成，表现为外周水肿或体重增加。体格检查应评估患者的生命体征并判断液体潴留的严重程度，注意有无近期体重增加、颈静脉充盈、外周水肿、需端坐呼吸等。颈静脉压升高和心尖搏动位置改变是诊断心衰更为特异性的标志。

3. 常规和特殊检查

所有心衰患者以及疑似心衰患者均应行心电图检查，明确心律、心率、QRS 形态、QRS 宽度等，心衰患者心电图完全正常的可能性极低；对疑似、急性、新发的心衰患者应行 X 射线检查，以识别或排除肺部疾病或其他引起呼吸困难的疾病；生物标记物也能够用于心衰的筛查，常采用的生物标记物有 B 型利钠肽、心脏肌钙蛋白，以及反映心肌纤维化、炎症、氧化应激的标志物，包括可溶性 ST2、半乳糖凝集素 3、生长分化因子 15 等；血常规、血钠、血钾、血糖、尿素氮、肌酐或估算的肾小球滤过率、肝酶和胆红素等也能有效地筛查心衰。同时，心脏磁共振、冠状动脉造影、心脏 CT 等特殊检查也能用以识别心衰。

心衰常规检查和特殊检查

心衰危险
因素

（四）危险因素

慢性心衰的危险因素包括高血压、糖尿病、肥胖、贫血、血脂异常、抑郁症和阻塞性睡眠呼吸暂停等。

## 二、运动康复评定

### （一）运动风险评估

据统计，运动相关的死亡风险约为 1/60 000，运动康复对于高交感活性的心衰患者更是存在一定风险。因此，必须严格把控慢性心衰患者运动康复的适应证与禁忌证。纽约心脏病协会心脏功能分级 I～III 级的稳定性心衰患者可考虑接受运动康复。参照 2011 年欧洲心血管预防与康复学会和心力衰竭协会共同发布的共识中所列慢性心力衰竭患者运动试验和训练禁忌证，对于符合运动康复标准的患者必须按 NYHA 心脏功能分级和 2013 年美国心脏协会运动试验和训练标准总结进行危险分层（表 3-4-1），以判断运动中是否需要心电图、血压监测，以及监测次数，争取用最小的风险、获得最大的收益。

**表 3-4-1　美国心脏协会危险分层标准**

| 危险级别 | NYHA 心脏功能分级 | 运动能力 | 临床特征 | 监管及心电图、血压监护 |
| --- | --- | --- | --- | --- |
| A | I 级 | >6 METs | 无症状 | 无须监管及心电图、血压监护 |
| B | I 或 II 级 | >6 METs | 无心力衰竭表现，静息状态或运动试验≤6 METs 时，无心肌缺血或心绞痛。运动试验时，收缩压适度升高，静息状态或运动时，出现阵发性或持续性室性心动过速，具有自我调节运动强度能力 | 只需在运动初期监管及心电图、血压监护 |
| C | III 或 IV 级 | <6 METs | 运动负荷<6 METs 时，发生心绞痛或缺血性 ST 段压低，收缩压运动时低于静息状态，运动时非持续性室性心动过速，有心脏骤停史，有可能危及生命 | 整个运动过程需要医疗监督指导和心电图及血压监护，直至确定安全性 |
| D | III 或 IV 级 | <6 METs | 失代偿心力衰竭，未控制的心律失常，可因运动而加剧病情 | 不推荐以增强适应为目的的活动，应重点恢复到 C 级或更高级，日常活动需根据患者评估情况由医师确定 |

### （二）运动功能评定

心肺耐力功能评估包括递增负荷运动测试、6 分钟步行试验等。运动功能评价还包括肌肉适能评估、柔韧性评估、平衡功能评定和灵敏测试。具体参见本章第三节。

（三）其他功能评定

1. 生理功能评定

通过心肺运动试验评估心衰患者耗氧量、无氧阈、每分通气量、呼吸交换率、氧饱和度、心输出量和血压等生理功能变化。

2. 日常生活活动能力和生活质量评定

主要包括基本 ADL 和工具性 ADL。基本 ADL 是对每日所需的基本运动和自理活动进行评定（如进食、梳妆、洗漱、洗澡等），反映粗大运动状况，常用《PULSES 量表》、Barthel 指数、改良的 Barthel 指数、《功能独立性量表》等。工具性 ADL 是对人们在社区中独立生活所需的高级技能的评定（如交流和家务劳动等），反映精细运动状况，常用《工具性日常生活活动能力量表》、《快速残疾评定量表》、Frenchay 活动指数和《功能活动问卷》等。

《明尼苏达心衰生活问卷》（Minnesota heart failure quality of life scale，MLHFQ），是一个包含 21 个问题，每个问题 6 分（0~5），需要本人完成的量表。分数范围从 0 到 105，分数越高说明生活质量越差。它还提供了两个维度的得分，物理（8 项，范围 0~40）和情感（5 项，范围 0~25）。

《明尼苏达心衰生活问卷》

《堪萨斯城心肌病患者生活质量量表》（Kansas city cardiomyopathy questionnaire，KCCQ），用于评价心衰患者的生存质量，包含症状频率和严重程度、体力限制、生活质量、社会功能限制 4 大项的 23 个项目，评分为 0~100 分，得分越高表示症状和身体限制越少。

《慢性心衰堪萨斯城心肌病患者生活质量量表》

3. 社会参与能力评定

康复的最终目的就是让患者能最大限度地恢复功能，重返社会。此项主要评估患者参与各种社会活动的情况，包括工作、社交以及参与各种娱乐活动等的能力，常用《社会功能缺陷筛选量表》《社会生活能力概括评定问卷》等进行评定。

三、运动康复治疗

（一）康复目标

运动锻炼是全面心脏康复计划的主要组成部分之一。以前，运动康复侧重以医院为中心的康复计划，在 2019 年新型冠状病毒大流行期间，以家庭为基础的运动康复开始备受关注。现在我国 CHF 患者应用运动康复还处于起步阶段。心脏运动康复可以改善 CHF 患者症状，防止和延缓心衰的发生、发展，降低发病率、死亡率和紧急住院率。因此，针对心衰患者的运动康复目标是提高心衰患者的运动耐受力和生活质量，以及在一定程度上降低因心衰导致的致死或住院风险。

（二）康复原则

康复训练应遵循的原则：

1. 个体化原则

在患者康复之前应对其进行严格的体检，明确是否有阻碍他们参与运动的急性症状或

慢性心衰运动康复方案的具体实施

体征存在，综合患者情况和爱好，制订个体化的运动康复方案。有氧运动是慢性心衰患者运动康复的主要形式，有氧运动的种类包括步行、踏车、游泳、骑自行车、爬楼梯、太极拳等。运动时间为 30~60 min，包括热身运动时间、主体运动时间及整理运动时间，针对体力衰弱的慢性心衰患者，建议延长热身运动时间，通常为 10~15 min，主体运动时间为 20~30 min，运动频率为每周 3~5 次。具体运动康复方案见二维码。

**2. 安全性原则**

有证据表明，运动存在诱发心律失常的风险，因此设定安全的运动强度十分重要。运动强度可参照心率、峰值摄氧量、无氧阈、Borg 自感劳累分级评分等确定。

**3. 渐进性原则**

遵循循序渐进原则，准确把握患者症状变化并及时调整康复方案，与患者或家属交流取得信任和收到康复反馈，建立心衰患者重新运动的信心。

### （三）适应证与禁忌证

**1. 适应证**

NYHA 心功能 Ⅰ~Ⅲ 级的稳定性心衰患者。

**2. 禁忌证**

急性冠状动脉综合征早期、恶性心律失常、高度房室传导阻滞、急性心肌炎、感染性心内膜炎、急性心衰、未控制的高血压、严重主动脉瓣狭窄、梗阻性肥厚型心肌病、心内血栓等。

### （四）运动康复技术

**1. 有氧运动**

有氧运动能提高心肺耐力，可分为持续有氧运动和间歇有氧运动两种。持续有氧运动步骤为热身运动—训练—整理运动，运动阶段平稳。间歇有氧运动步骤为热身运动—训练—整理运动，训练阶段呈运动、间歇、运动、间歇交替。持续有氧运动和间歇有氧运动均可增加 $\dot{V}O_2max$，但间歇运动还可提高最大无氧能力。因间歇有氧运动更安全，可在运动锻炼早期应用。高强度间歇有氧运动，运动强度建议为 $\geqslant 80\% \dot{V}O_2max$，间歇期进行较低强度（$40\%~60\% \dot{V}O_2max$）的运动，高强度运动时长与间歇时长之比为 0.66：1.33，建议运动时长为 30~60 min/次，运动频率为 3~5 次/周，运动康复周期为 6~12 周。部分慢性稳定期心衰患者可进行间歇性中低强度有氧运动，以便有更好的运动耐受性。间歇训练可以很好地适应最初的运动，间歇比例为 1：1，然后逐渐提高到 2：1。中等强度持续有氧运动，运动强度根据心功能分级确定。心功能为 Ⅰ~Ⅱ 级时，应低于心肌缺血阈值或 $40\%~70\% \dot{V}O_2max$；心功能为 Ⅰ~Ⅳ 级时，为 $40\%~60\% \dot{V}O_2max$。建议在每次运动训练的过程中逐渐达到目标运动强度，以保证运动的安全性，并增加患者的运动耐受性，运动时为 30~45 min/次，初期可酌情减少为 10~15 min/次，运动频率为 3~5 次/周，初期可酌情降为 2~3 次/周，运动康复周期 6 个月以上。以储备心率制订运动强度的持续有氧运动模式可参照 HF—ACTION 持续有氧运动方案，详见表 3-4-2。

表 3-4-2　HF—ACTION 持续有氧运动方案

| 训练阶段 | 训练时间 | 训练频率/<br>(次·周$^{-1}$) | 有氧运动<br>时间/min | 训练强度/<br>%HRR | 训练方式 |
|---|---|---|---|---|---|
| 初期医院监测阶段 | 第1~2周 | 3 | 15~30 | 60 | 走路或踏车 |
| 医院监测阶段 | 第3~6周 | 3 | 30~35 | 70 | 走路或踏车 |
| 医院/家庭阶段 | 第7~12周 | 3或2 | 30~35 | 70 | 走路或踏车 |
| 家庭阶段 | 第13周至治疗结束 | 5 | 40 | 60~70 | 走路或踏车 |

注:%HRR:储备心率百分数,如60%HRR;目标心率=静息心率+0.6×(峰值运动心率-静息心率)。

2. 抗阻运动

对于心血管疾病患者,每周进行2~3 d的抗阻训练很有必要。抗阻训练可改善肌肉收缩能力,更好地提高心衰患者的亚极量运动耐力,可直接改善心衰患者骨骼肌超声结构的异常和神经-肌肉功能,而并非简单增加肌肉体积。但是,应尽量避免让心衰患者进行等长收缩的练习,因其会导致血压过度升高。建议分为三个阶段对慢性心衰患者进行肌力训练。第1阶段为指导阶段,主要是掌握正确方法,提高肌肉间协调性。第2阶段为力量/耐力训练阶段,提高局部有氧耐力和肌肉间的协调性。第3阶段为力量训练阶段,提高肌肉的体积和肌肉间的协调性。具体运动强度、重复次数、训练频率见表3-4-3。虽然抗阻训练的实施具有安全性和有效性,但心衰患者仍要谨慎进行。

表 3-4-3　慢性稳定性心力衰竭患者抗阻/力量训练建议

| 训练阶段 | 训练强度 | 重复次数/次 | 训练频率/(次·周$^{-1}$) |
|---|---|---|---|
| 指导阶段 | <30% 1 RM, RPE<12 | 5~10 | 2~3 |
| 力量/耐力训练阶段 | 30%~40% 1 RM, RPE12~13 | 12~25 | 2~3 |
| 力量训练阶段 | 40%~60% 1 RM, RPE<15 | 8~15 | 2~3 |

3. 被动运动

病情稳定后立即开始做被动运动,但不应有疲劳感。

4. 柔韧性训练

以上肢、下肢、躯干大肌群为主,以缓慢的方式进行拉伸。逐渐加大活动范围,每个部位拉伸时间为6~15 s,逐渐增至30~90 s,期间正常呼吸,强度为有牵拉感觉且不感觉疼痛,每个动作重复3~5次,总时间为10 min左右,3~7次/周。

5. 日常生活活动能力训练和作业治疗

心脏功能Ⅲ~Ⅳ级的患者因症状限制,无法完成低水平的运动锻炼,达到下列启动条件可进行日常生活活动能力训练和作业治疗。慢性充血性心力衰竭患者的作业活动安排可参考表3-4-4。

表 3-4-4　慢性充血性心力衰竭患者的作业活动安排

| 心功能分级 | 代谢当量（METs） | 作业活动主要内容 |
|---|---|---|
| Ⅳ级 | 1~2 | 病情稳定后立即开始做被动运动,但不应有疲劳感<br>下床坐沙发或直背椅,开始时10~30 min/次,1~2次/d,逐步增加时间。下床吃饭、洗澡、听收音机 |

| 心功能分级 | 代谢当量（METs） | 作业活动主要内容 |
|---|---|---|
| Ⅲ级 | 2～3 | 每天床边站立 10 min、室内步行 10 min，洗小件衣服，擦玻璃，扫床面 |
| Ⅱ级 | 3～4 | 每天两次，每次步行 250 m，上一层楼梯（梯高 9 cm），自行更衣，整理床铺，拖地，挂衣，做饭 |
| | 4～5 | 每天两次，每次步行 500 m，上一层楼梯（梯高 9 cm），购物（拎轻东西），除草 |
| Ⅰ级 | 5～6 | 每天两次，每次步行 500 m，慢骑自行车 10 min，育儿，掘松土 |

**6. 呼吸训练**

呼吸训练包括缩唇呼吸、腹式呼吸及呼吸肌训练。可以改善呼吸困难症状，增强呼吸肌力量，改善氧饱和度和运动耐量。

腹式呼吸

呼吸肌训练

缩唇呼吸

## 四、健康教育

对心衰患者进行动态饮食管理（教育患者限盐、限水）、日常生活指导（根据心脏功能适当运动、戒烟戒酒、保持良好睡眠、进行心理疏导）、增加药物治疗依从性、自行监测心衰相关指标（体重、心率、血压等）等健康教育指导，能显著改善心衰患者心功能状况。因此，如何在全国范围内有效地开展健康教育，是日后心衰防治工作中需要解决的重大问题。心衰是一种慢性、反复急性发作性疾病，其管理需要医院、家庭、患者相互协作。目前，世界上主要存在以下几种心衰的管理模式：家庭干预模式、医院门诊管理模式、电话干预模式、远程医疗模式、以社区为单位的管理模式。

### （一）生活方式管理

心衰患者及家属应得到准确的有关疾病知识和管理的指导，内容包括健康的生活方式、平稳的情绪、适当的诱因规避、规范的药物服用、合理的随访计划等。日常体重监测能简便直观地反映患者体液滞留情况及利尿剂疗效，帮助患者调整治疗方案。

### （二）休息与活动

急性期或病情不稳定者应限制体力活动，卧床休息，以降低心脏负荷，帮助心脏功能的恢复。但长期卧床易发生深静脉血栓形成甚至导致肺栓塞，同时也可能出现消化功能降低、肌肉萎缩、坠积性肺炎、褥疮等，适宜的活动能提高骨骼肌功能，改善活动耐量。因此，应鼓励病情稳定的心衰患者主动运动，根据病情轻重不同，在不诱发症状的前提下，从床边短时间坐开始，逐步增加有氧运动。

### 🅠 思考题

1. 在高血压运动康复的过程中，应该注意些什么？
2. 末梢动脉疾病的主要危险因素包括哪些？

3. 阐述冠心病患者下肢进行抗阻训练的方法。

4. 如何采用简易、安全的方法评估慢性心衰患者的心肺耐力？

## ✗ 实践训练

患者李某，男，65岁，退休工人。因"胸痛4 h"于2023年4月3日就诊入院。

现病史：患者晨起洗漱时，突然出现胸骨后疼痛，伴大汗，持续4 h，含服硝酸甘油不能缓解。患者自诉于1个月前出现胸闷、气短症状，服用硝酸甘油可自行缓解，未到医院系统治疗。

既往史：既往有糖尿病病史5年，长期服用二甲双胍、格列苯脲降糖治疗，近一年自觉良好，未监测血糖。

家族史：无。

查体：体温为36.9 ℃，脉搏为52次/min，呼吸为16次/min，血压为110/70 mmHg，身高为178 cm，体重为74 kg，BMI为23.4 kg/cm²。面色苍白，表情痛苦，大汗淋漓，叩诊心界不大，听诊心律规整，各瓣膜区无病理性杂音，肝脾未触及，双下肢无浮肿。

辅助检查：血白细胞10.5×10⁹/L，肌钙蛋白>50 mg/L，肌酸激酶同工酶（CK-MB）48 ng/mL。心电图示：窦性P波，心率为52次/min，Ⅰ、Ⅱ、avF、V7-9导联可见病理性Q波，ST段弓背向上抬高，T波倒置。患者入院后诊断明确，经家属同意，进行冠状动脉介入性治疗，术后进行抗血小板、抗凝、调脂等处理。4月12日出院。

入院诊断：1. 冠心病；2. PCI术后；3. 糖尿病。

请根据以上案例分析该患者的康复评定内容和康复目标，并制订相应的运动康复方案。

# 第四章　呼吸系统常见慢性病运动康复

🎺 **章前导言** ·····························································

　　呼吸系统疾病是一类常见病、多发病，主要病变在气管、支气管、肺部及胸腔，病变轻者多咳嗽、胸痛、呼吸受影响，重者呼吸困难、缺氧，甚至因呼吸衰竭而致死。由于慢性呼吸系统疾病具有病情反复、病程长以及进行性加重的特点，患者不仅存在呼吸系统病变和呼吸功能降低的状况，还常并发循环系统、运动系统等其他继发损害，严重影响患者日常生活活动能力和生活质量，给个人、家庭和社会带来沉重负担。呼吸系统的疾病非常多，慢性疾病通常有慢性阻塞性肺疾病、支气管哮喘、慢性肺源性心脏病、慢性支气管炎等。针对限制性和阻塞性慢性呼吸系统疾病的不同发病机制，当前临床预防和治疗手段较为丰富，其中运动康复是应用效果较佳且最为广泛的方式之一，可用于所有病情稳定的呼吸系统疾病患者。临床上最早开展和认可运动康复治疗效果的肺部疾病为慢性阻塞性肺疾病，且之后同样成功应用于其他慢性呼吸系统疾病。呼吸系统常见疾病的运动康复方案应根据患者的康复评定结果进行制订，遵循个性化、全面综合、循序渐进、持之以恒的原则，并在康复治疗师的严密观察下开展，最大限度地改善患者心肺功能和运动耐力，提高生活质量，使患者从运动康复中获益。本章主要介绍慢性阻塞性肺疾病、支气管哮喘、肺源性心脏病的运动康复。

## 🎯 学习目标 ·······················································

1. 了解呼吸系统常见疾病类型和特点。
2. 熟悉支气管哮喘和肺源性心脏病运动康复评定方法。
3. 掌握慢性阻塞性肺疾病的运动康复治疗技术。
4. 贯彻立德树人理念，引导学生树立正确的人生观、价值观和世界观，增强学生的责任感、使命感和荣誉感。

# 第一节　慢性阻塞性肺疾病

在众多呼吸系统疾病中，慢性阻塞性肺疾病（chronic obstructive pulmonary disease，COPD）最为常见，全球致死原因位列第三，全球疾病负担位列第五，且患病人数持续增涨。由于 COPD 科普不足和肺功能测试普及率低下，导致 COPD 诊断率相对较低，因此 COPD 实际患病人数可能被低估。大多数 COPD 患者确诊时已达到中、重度阶段，治疗效果较差，大幅增加了呼吸系统疾病的诊疗压力。随着医疗技术的进步，COPD 的治疗手段发展迅速，通过药物治疗、机械通气治疗、家庭氧疗等方式可延长患者的生存周期，但患者的运动能力和生存质量往往不高。运动康复作为呼吸系统疾病非药物治疗手段之一，对 COPD 患者各项指标恢复发挥关键作用，可达到减缓疾病加重、提高日常生活活动能力和促进患者回归家庭和社会的治疗目的。

## 一、概述

### （一）定义

慢性阻塞性肺疾病是一种常见、可预防、可治疗的以持续性呼吸系统症状和不完全可逆的气流受限为特征的慢性呼吸道疾病。2007 年，40 岁及以上人群中 COPD 的患病率为 8.2%。2018 年，我国 20 岁及以上成年人 COPD 患病率为 8.6%，40 岁及以上人群患病率高达 13.7%，据此估算我国患者数近 1 亿人。

### （二）病理生理

COPD 的病理生理主要表现为气道自净能力下降、气流受限、肺泡过度充气、肺泡壁破坏、气体交换的表面积减少、肺功能异常、肺动脉高压、慢性肺源性心脏病及全身反应。

1. 气道变化

炎症细胞浸润气管、支气管及细支气管表层上皮、黏液分泌腺体增生和杯状细胞增多使黏液高分泌；小支气管和细支气管气道壁损伤和修复反复发生；气道壁结构重建，胶原含量增加和沉积，造成气腔狭窄，气道阻塞。

2. 肺实质变化

肺过度膨胀、失去弹性；小叶中央型肺气肿多见，呼吸性细支气管扩张和破坏；严重时可弥漫全肺，并伴有肺毛细血管床破坏。

3. 肺血管变化

平滑肌增生和炎症细胞浸润，导致血管壁、血管内膜增厚；严重时平滑肌增生、蛋白多糖和胶原蛋白增多，血管壁进一步增厚。

4. 肺动脉高压

可能发展于晚期 COPD，主要原因是小肺动脉缺氧性血管收缩，最终导致结构改变，包括内膜增生和平滑肌继发性肥大或增生。肺动脉高压是重要的心血管并发症，进而发展为慢性肺源性心脏病和右心衰竭，常提示预后不良。

5. 系统性并发症

COPD 可致全身反应（即肺外改变）。肺外改变体现在全身炎症反应与骨骼肌改变两个方面。全身炎症反应表现为全身氧负荷增加，血液循环中细胞因子浓度异常增高及炎症细胞异常活化等；骨骼肌改变主要表现为骨骼肌质量减轻。全身反应可加重 COPD 患者活动受限，降低生活质量，预后变差，应予以足够重视。

### （三）症状与体征

1. 症状

COPD 的典型症状包括呼吸困难、咳嗽、咳痰等；气道和/或肺泡异常导致的气流受限。在重度 COPD 患者中还可见疲劳、体重减轻、肌肉萎缩、营养不良和抑郁等特征。

2. 体征

视诊或触诊时，胸廓前后径增大，剑突下胸骨下角增宽，形成桶状胸；部分患者呼吸变浅，频率增快，严重者可有缩唇呼吸；双侧语颤减弱。听诊时，呼气时间变长。叩诊时，肺部过清音，心浊音界缩小，肺下界和肝浊音界下降，提示肝下移。

### （四）危险因素

COPD 的致病因素包括环境因素和个人因素。环境因素包括吸烟、感染、职业性烟雾、空气污染、粉尘和化学物质等。其中，吸烟是最主要的致病因素；个人因素主要是遗传，某些遗传因素可导致 COPD 患病风险增加。另外，气道高反应可能与遗传因素有关，表现为家族遗传。大多数 COPD 患者存在重大的共患慢性病，可增加 COPD 的致残率和病死率。

## 二、运动康复评定

### （一）运动风险评估

1. 临床资料评估

（1）个人史：包括患者职业状况、居住环境、生活方式与爱好等。长期暴露于粉尘、烟雾、有害气体颗粒环境中是增加 COPD 患病率的重要原因。

（2）吸烟史：吸烟是 COPD 首要危险因素，可以通过问诊了解患者是否吸烟，吸烟支数和年数，了解戒烟意愿。同时可以采用《尼古丁依赖检测量表》（fagerstrom test of nicotine dependence，FTND）评估患者吸烟情况，FTND 是目前国际上使用最为广泛的尼古丁依赖严重程度量表。

（3）既往治疗：了解患者以往的治疗效果。一方面可为制订更为合适的治疗方法提供依据，另一方面有助于康复治疗师和患者建立良好的医患关系。

2. 呼吸功能评估

COPD 患者病情反复，迁延不愈，长期受到气促、呼吸困难、咳嗽、咳痰等症状的影响，导致患者日常生活活动能力下降，极大地提高了患者产生心理焦虑甚至抑郁的概率。准确了解患者气流受限状态、呼吸困难程度等呼吸功能受损情况，有利于后续制订安全、适量、个性化的呼吸功能训练方案。

（1）肺功能：肺功能检查是判断气流受限的主要客观指标，其重复性好、易于操作，是 COPD 诊断的金标准。肺功能检查对于 COPD 的诊断、严重程度的判定、疾病进展、治疗以及预后的评判具有重要意义。第一秒用力呼气容积（forced expiratory volume in the first second，$FEV_1$）：指用力吸气后尽最大努力快速呼气，第一秒能呼出的气体容量。$FEV_1$ 是用于评价 COPD 严重程度的常用指标；用力肺活量（forced vital capacity，FVC）：指深吸气后以最大用力、最快速度所能呼出的所有气量。$FEV_1$/FVC% 是评价气流受限的一项敏感指标，COPD 患者通常表现为 $FEV_1$、FVC 均下降，若吸入支气管扩张剂后 $FEV_1$/FVC%<70%，则可以诊断为不完全可逆气流受限。COPD 的临床严重程度分级见表 4-1-1。

表 4-1-1　COPD 的临床严重程度分级

| GOLD 分级 | 临床症状 |
| --- | --- |
| Ⅰ级（轻度） | $FEV_1$/FVC%<70%；$FEV_1 \geqslant 80\%$；伴有或不伴有慢性症状（咳嗽、咳痰） |
| Ⅱ级（中度） | $FEV_1$/FVC%<70%；$50\% \leqslant FEV_1 < 80\%$；常伴有慢性症状（咳嗽、咳痰、活动后呼吸困难） |
| Ⅲ级（重度） | $FEV_1$/FVC%<70%；$30\% \leqslant FEV_1 < 50\%$；多伴有慢性症状（咳嗽、咳痰、呼吸困难），反复出现急性加重症状 |
| Ⅳ级（极重度） | $FEV_1$/FVC%<70%；$FEV_1 < 30\%$；伴有慢性呼吸衰竭，合并肺心病及右心功能不全或衰竭 |

（2）呼吸困难：呼吸困难是 COPD 的典型症状，多在劳累时出现，是影响患者生活质量和心理焦虑的主要原因。目前常用的临床方法是英国医学研究委员会《改良呼吸困难评分（modified medical research council，mMRC）量表》（表 4-1-2）。可用于评价呼吸系统疾病患者的呼吸困难程度和预后情况，指导患者的日常生活活动和康复治疗。评价患者从事某一项具体活动的呼吸困难程度，可使用改良伯格指数（改良 Borg 指数）（表 4-1-3）。

表 4-1-2　《改良呼吸困难评分量表》

| 分级 | 表现 |
| --- | --- |
| 0 级 | 我仅在费力运动时出现呼吸困难 |
| 1 级 | 我平地快步行走或步行爬小坡时出现气短 |
| 2 级 | 我由于气短，平地行走时比同龄人慢或者需停下来休息 |
| 3 级 | 我在行走 100 m 左右或数分钟后需要停下来休息 |
| 4 级 | 我因严重呼吸困难以致不能离开家，或在穿、脱衣时出现呼吸困难 |

表 4-1-3　改良 Borg 指数

| 评分 | 呼吸困难严重分级 | 评分 | 呼吸困难严重分级 |
|---|---|---|---|
| 0 | 一点也不觉得呼吸困难 | 5 | 严重的呼吸困难 |
| 0.5 | 非常非常轻微的呼吸困难，几乎难以察觉 | 6 | |
| 1 | 非常轻微的呼吸困难 | 7 | 非常严重的呼吸困难 |
| 2 | 轻度呼吸困难 | 8 | |
| 3 | 中度呼吸困难 | 9 | 非常非常严重的呼吸困难 |
| 4 | 略严重的呼吸困难 | 10 | 极度呼吸困难，达到极限 |

（二）运动功能评定

由于长期缺氧、骨骼肌功能障碍、骨质疏松和代谢综合征等并发症，COPD 患者普遍存在运动能力下降的情况，表现为肌力、肌耐力降低，日常生活活动量显著减少。通过评估患者心肺功能、运动耐力、平衡等指标，可为后续制订个体化运动康复方案提供依据。

1. 平板运动试验/踏车运动试验

通过运动平板或功率自行车进行极量或症状限制性运动试验，以获取最大摄氧量、最大心率、最大 MET 值和运动时间等相关代谢指标来评定患者的运动能力。另外，还可以将患者《自觉疲劳程度量表》（表 2-3-2）应用到平板运动或踏车运动试验中，通过半定量指标来评定患者的运动能力。详见第二章第二节。

2. 6 分钟步行试验

对于无法接受平板运动试验或踏车运动试验，但可以行走的患者，可采用 6 分钟步行试验，此试验可以充分反映 COPD 患者的运动耐力，广泛应用于临床。详见第三章第三节。

（三）其他功能评定

1. BODE 指数评定

BODE 指数是 2004 年由 Celli 等提出，一个用于评价 COPD 患者病情及预后的多维分级系统。与单一评价疾病因素相比，BODE 指数能更全面、更准确地评价 COPD 病情及预后。近年来，在评价各种干预方法对 COPD 的疗效中，BODE 指数评定已得到很好的运用。

BODE 指数具体为：B（BMI）：体重指数 = 体重/身高$^2$（kg/m$^2$）；O（Obstruction）：阻塞（第 1 s 用力呼气占预计值的百分比）；D（Dyspnea）：呼吸困难程度（《mMRC 量表》，英国医学研究委员会《改良呼吸困难评分量表》）；E（Exercise capacity）：运动能力（6 分钟步行试验）。

BODE 指数分为 4 级，1 级：0~2 分，2 级：3~4 分，3 级：5~6 分，4 级：7~10 分，级别越高，患者情况越差，具体评分细则见表 4-1-4。

表 4-1-4　BODE 指数评分

| 项目 | 0分 | 1分 | 2分 | 3分 |
|---|---|---|---|---|
| 体重指数/（kg·m$^{-2}$） | >21 | ≤21 | | |
| 阻塞（FEV$_1$%预测值） | ≥65 | 50~64 | 36~49 | ≤35 |
| 呼吸困难程度 | 0~1 | 2 | 3 | 4 |
| 运动能力/m | ≥350 | 250~349 | 150~249 | ≤149 |

2. 心理评定

由于 COPD 病程长、反复发作、医疗费用负担重，导致抑郁和焦虑成为 COPD 常见的并发症。临床上通常采用《焦虑自评量表》（self-rating anxiety scale，SAS）、《抑郁自评量表》（self-rating depression scale，SDS）等工具来收集患者焦虑、抑郁等方面的信息。SAS 和 SDS 在临床上易于操作且应用广泛，量表中各个条目详细，患者依从性较好，能够准确评估患者的心理状况。

COPD 患者普遍存在睡眠质量下降的问题，主要表现为睡眠效率降低、觉醒次数增多和入睡困难等。睡眠质量可以通过匹兹堡睡眠质量指数（Pittsburgh sleep quality index，PSQI）进行评估。PSQI 可以评定患者近一个月的睡眠情况，包括睡眠质量、入睡时间、睡眠时间、睡眠效率、睡眠障碍、催眠药物和日间功能障碍等内容。总分范围为 0~21分，得分越高表示睡眠质量越差。

3. 日常生活活动能力评定

由于呼吸困难、运动能力下降及心理因素等原因，COPD 患者日常生活活动能力不可避免受到影响。可应用 Barthel 指数、《功能独立性量表》（function independent measure，FIM）、《日常生活活动能力气短临床评定表》（表 4-1-5）、《伦敦胸科日常生活活动能力量表》（London chest activity of daily living scale，LCADL）和《曼彻斯特呼吸日常生活能力问卷》（Manchester respiratory activities of daily living questionnaire，MRADL）来评估。LCADL 和 MRADL 是专为 COPD 患者设计的 ADL 量表，可用于评价肺康复的疗效，设计简单，易于回答，其中 MRADL 更适用于老年 COPD 患者。

表 4-1-5　《日常生活活动能力气短临床评定表》

| 分级 | 临床特征 |
|---|---|
| 0 级 | 患有肺气肿，但不影响日常生活，无气短 |
| 1 级 | 较大量的劳动，运动时有气短 |
| 2 级 | 平地步行不气短，较快步行、上坡时气短；同龄健康人不觉气短而自觉气短 |
| 3 级 | 慢步行走不及百步即发生气短 |
| 4 级 | 讲话、穿衣等轻微活动即发生气短 |
| 5 级 | 安静讲话时出现气短，无法平卧 |

4. 社会参与能力评定

COPD 患者的社会参与能力在不同程度上受到限制，如社会交往、休闲活动及就业能力等方面均受到影响。临床上可以使用《社会参与能力健康调查简表》（SF-36）、《慢性呼吸疾病问卷》（chronic respiratory disease questionnaire，CRQ）、《圣乔治呼吸问卷》（St

George's respiratory questionnaire，SGRQ）等进行生活质量的评估。表 4-1-6 是慢性阻塞性肺疾病评估测试（CAT），CAT 是一种单维测量 COPD 健康受损状况的方法，敏感性高，简单实用，更适于临床评估慢阻肺患者。

表 4-1-6　慢性阻塞性肺疾病评估测试（CAT）

| 症状 | 评分 | 症状 |
|---|---|---|
| 从不咳嗽 | ⓪①②③④⑤ | 一直咳嗽 |
| 一点痰也没有 | ⓪①②③④⑤ | 有很多痰 |
| 一点也没有胸闷的感觉 | ⓪①②③④⑤ | 有很重的胸闷感觉 |
| 在爬坡或爬一层楼梯时，并不感觉喘不过来气 | ⓪①②③④⑤ | 在爬坡或爬一层楼梯时，感觉喘不过来气 |
| 在家里的任何活动都不受慢阻肺影响 | ⓪①②③④⑤ | 在家里的任何活动都会很受慢阻肺影响 |
| 想外出时，就能外出 | ⓪①②③④⑤ | 因有慢阻肺，从来没有外出过 |
| 睡眠非常好 | ⓪①②③④⑤ | 因有慢阻肺，睡眠非常不好 |
| 精力旺盛 | ⓪①②③④⑤ | 一点精力都没有 |

5. 营养状态评定

COPD 是一种慢性消耗性疾病，患者普遍存在营养不良问题，营养状况也是影响 COPD 发病的因素之一。特别对于老年 COPD 患者，消化功能减弱、行动不便等因素导致营养不良发生率升高。可应用微型营养评估（mini-nutritional assessment，MNA）和主观整体评估（subjective global assessment，SGA）分别进行营养风险筛查和营养状况评估。

## 三、运动康复治疗

### （一）康复目标

肺康复是一种以证据为基础的多学科综合干预，用于有症状且日常生活活动减少的 COPD 患者。肺康复与患者的个体化治疗相结合，目的在于稳定或逆转疾病的全身表现，减少症状，优化功能状态，提高参与度，降低医疗成本。全面的肺康复计划包括患者评估、运动训练、教育、心理和社会支持。

COPD 康复治疗目标是采用一切有效措施改善患者的呼吸功能，纠正病理性呼吸模式，保持呼吸道通畅；提高患者运动耐力，预防和治疗并发症，减少复发；尽可能恢复 COPD 患者的日常生活活动能力和社会活动的参与能力，提高生活质量，帮助患者早日回归社会。肺康复应在 COPD 急性加重患者出院后 3 周内开始，在患者生命体征稳定后应立即介入。

### （二）康复原则

COPD 康复治疗原则包括个性化、全面康复、循序渐进、持之以恒和严密观察，保证安全有效地发挥康复治疗的价值，提高患者的生活质量，促进患者早日回归家庭，回归社会。个性化强调根据患者的个体化需求制订康复目标和康复计划，以患者不同阶段的病情、并发症和整体健康状况为依据制订个性化的康复方案；全面康复要求除呼吸功能之外，还应结合患者其他系统的功能、心理和环境等因素促进整体康复，运用综合的康复治疗方法促进患者功能恢复；循序渐进强调康复治疗目标和计划的制订要由易到难，使患者容易接受，逐渐过渡到更高水平的功能康复；持之以恒要求患者长期坚持进行肺康复；严密观察强调注意患者的运动强度和康复状态是否正常，防止呼吸性酸中毒和呼吸衰竭。

（三）适应证与禁忌证

1. 适应证

COPD 病情稳定期。

2. 禁忌证

合并严重肺动脉高压；不稳定性心绞痛及近期心肌梗死；充血性心力衰竭；明显肝功能异常；脊柱及胸背部创伤等。

（四）运动康复技术

1. 呼吸训练

呼吸训练操作简便有效，在 COPD 患者康复和日常生活中均发挥重要作用。

（1）膈肌呼吸训练：

COPD 患者由于肺过度充气，横膈变得低平，活动度受到严重限制。患者往往代偿性地使用胸式呼吸甚至使用辅助呼吸肌进行呼吸，形成浅而快的异常呼吸模式，造成呼吸困难和通气效率降低。因此，教会患者自觉地使用膈肌呼吸这种更为有效的呼吸方式至关重要，具体操作方法见第二章第三节。

膈肌呼吸训练

在患者掌握了运用膈肌来控制呼吸的方法之后，还要让患者练习在不同位置，如仰卧位、坐位、站立位，以及日常活动中如行走和爬楼梯时，运用膈肌呼吸，恢复患者正常呼吸模式。

（2）缩唇呼吸训练：

缩唇呼吸训练操作简单方便，见效明显，适用于 COPD 各个阶段的患者，详见第二章第三节。膈肌呼吸和缩唇呼吸训练联合应用可以达到更好的治疗效果。

（3）深慢呼吸训练：

深慢呼吸是指呼吸频率较低、速度缓慢的呼吸，这种呼吸有利于减少呼吸过程中解剖无效腔的影响，从而提高肺泡的通气量，可以缓解 COPD 患者呼吸困难症状，提高通气效率。训练前嘱患者处于舒适放松体位，先让患者根据节律进行缓慢深长的腹式呼吸，可用节拍器进行辅助。随着训练次数增加，所设置的节律逐渐减慢，以延长呼气过程，使呼气更加完善。

（4）咳嗽训练：

有效地咳嗽是为了排除呼吸道阻塞物并保持肺部清洁，是呼吸疾病康复治疗的重要组成部分。详见第二章第三节。

2. 运动锻炼

运动锻炼是提高 COPD 患者日常生活活动能力最有效的手段。

咳嗽训练

（1）运动方式：

① 有氧运动：有氧运动是肺康复的基础，具体训练形式主要包括下肢耐力训练，如步行、功率自行车、慢跑、游泳、爬山和有氧舞蹈等。

② 抗阻运动：抗阻运动和有氧运动的结合通常能够发挥更好的肺康复效果。COPD患者抗阻运动以低阻力、高重复次数（8~15次直至疲劳）为宜，每周2~3次。

③ 伸展运动：伸展运动针对机体主要的肌肉肌腱单元进行缓慢拉伸，包括颈部、肩带、胸部、躯干、腰部、臀部、大腿前后及脚踝，每周3次。长期进行柔韧性练习能提高关节活动度，增加韧带的稳定性，改善患者平衡功能。详见第二章第三节。

（2）运动强度：

运动强度是制订COPD患者运动康复方案最重要的内容，运动强度可以用客观指标和主观指标来表示（表2-3-6）。详见第二章第三节。

低强度（20%~40%$\dot{V}O_2$max）和高强度（60%~85%$\dot{V}O_2$max）运动锻炼都能为COPD患者带来临床益处。高强度运动锻炼可比低强度运动锻炼产生更大的生理效益，而低强度运动锻炼可能具有更好的长期坚持性。主观指标，建议COPD患者的Borg指数控制在4~6分，或RPE为12~14。在抗阻运动锻炼中，推荐强度为40%~50%的1RM，1~4组/次，病情较好的患者可进行60%~70%的1RM中等强度抗阻训练。由于心率不是评定COPD患者运动耐力的可靠指标，临床上常采用改良呼吸困难指数和改良Borg指数监测运动强度，一般以4~6分（0~10）为宜。

（3）运动频率：

有氧运动需保证每周3~5 d的训练，最好每周训练7 d。对于抗阻运动，建议运动频率至少为每周2次，推荐2~3次。柔韧性训练每周2~3 d，两次之间至少间隔1 d。

（4）运动时间：

COPD患者最佳运动时间为每天30~60 min，可分为多次进行，保证每次至少10 min，每周共150~300 min的中等强度运动；或每天至少30 min，每周共75~100 min的较大强度运动。对于一些病情较重的患者来说，单次30 min训练是较难实现的，因此可建议每次进行较短时间的训练累计完成30 min。对于急性加重后病情平稳的患者，可以从每天10 min开始，逐渐增加运动时间，最终达到每天30~60 min。

（5）注意事项：

① 保证充分的准备活动和整理活动，防止运动损伤和心血管意外事件的发生。每次运动前建议先做静态的伸展训练，以改善柔韧性及关节活动范围，运动后进行动态拉伸，提高运动锻炼效果，缓解肌肉疲劳，预防运动损伤。

② 选择空气流通、较为清新的环境进行运动训练，避免在环境污染的场地进行运动，防止吸入有害气体，以免加重病情。

③ 注意心血管反应，在运动前患者应首先确定自己的心血管状态，必要时进行心电图运动试验等检查，以防止运动训练强度超过心血管系统的承受能力。

④ 运动过程中及时补充水分，较高强度运动之后避免立即喝水，应休息一段时间后饮用常温水或淡盐水。

3. 主动循环呼吸技术

主动循环呼吸技术（ACBT）是一组特定的呼吸练习方案，通过用力呼气打开小气道，使肺泡充分扩张，并增加气道内空气振动以帮助痰液排出。其组成主要包括三部分：

主动循环
呼吸技术

呼吸控制（BC）、胸廓扩张技术（TEE）和用力呼气技术（FET）。在具体的实施方案中，三部分可根据需求排序并循环。详见第二章第三节。

4. 机械装置训练

通过机械装置使气道内产生振荡，加快呼气流速，从而达到松动痰液并移除分泌物的目的。常用设备有呼气正压（PEP）、振荡呼气正压（OPEP）、高频胸壁压迫（HFCWC）、肺内叩击通气（IPV）和机械辅助咳嗽（MCA）（图4-1-1）。

5. 传统康复疗法

中国传统医学特色肺康复技术在COPD患者康复过程中，可促使经脉内气血畅通、改善肺功能，同时具有成本低廉、患者依从性高、操作简便等优势。

（1）穴位敷贴：中药穴位敷贴疗法是在整体观念和经络学说指导下，通过药物对穴位的刺激和药物本身治疗作用使机体保持协调和相对平衡。通常取背俞穴、肺俞穴、天突穴、定喘穴、膻中穴对COPD患者进行穴位敷贴，此疗法具有减少急性发作次数、有效改善肺功能和提高患者生活质量的作用。

（2）针灸疗法：针灸疗法包括针刺疗法和艾灸疗法，可以通过刺激穴位、疏通经络来达到预防及治疗COPD的作用。COPD患者的针灸疗法一般以定喘、风门、肺俞、足三里等穴为主要穴位，以减轻呼吸困难症状、减少急性发作次数、有效改善肺功能。

（3）传统功法：太极拳、六字诀、五禽戏、呼吸操、八段锦等联合健康教育、自我管理可缓解COPD患者临床症状及呼吸困难程度，提高运动耐力，延缓肺功能下降，改善焦虑抑郁状态（图4-1-2）。

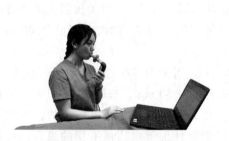
图4-1-1　机械辅助咳嗽

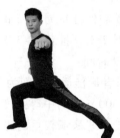
图4-1-2　传统功法

## 四、健康教育

### （一）健康教育与病因预防

加强患者及家属对COPD的认知与了解，是控制疾病、延缓疾病发展和生活中防治COPD的重要手段。

（1）了解COPD的发生、发展及危险因素。

（2）了解正常呼吸道结构及呼吸肌的基本功能，认识呼吸的重要性。

（3）吸烟是导致COPD的主要原因，认识到吸烟的危害，建议患者逐步戒烟或减少吸烟。

（4）花粉、粉尘、烟雾等空气污染物都是COPD不良刺激因素，会影响病情，应尽量避免接触，并保持居住环境清洁和空气流畅。

（5）机体的内在因素、营养、气温骤变等都有可能导致COPD的发生或促进其发展。

（6）COPD患者呼吸道抵抗力弱，极易感冒，而继发的感染会导致症状加重，可通过运动锻炼、防感冒按摩、食醋熏蒸等方法预防。

（7）若发生呼吸道感染，应积极治疗，控制炎症，减少疾病反复发作。

（8）了解药物的作用、用法、副作用及禁忌证，便于患者自我管理。

（9）掌握正确的呼吸方式及呼吸节律，保持呼吸道清洁与卫生。

## （二）营养支持

COPD患者发生营养不良的原因在于能量供求失衡。在COPD的初始阶段，患者的营养状况尚可保持平衡，但随着气道阻塞进一步加重，常会发生营养不良。调整饮食可能有助于改善COPD患者抗氧化/氧化和炎症状态，减轻营养不良状况。COPD患者的膳食原则是选用高蛋白、高脂肪和低碳水化合物的食物。

推荐COPD患者采用健康饮食模式，遵循类似于地中海饮食等饮食模式，强调食用各种健康的植物性食物（蔬菜、水果、坚果、全麦）和鱼类，同时应该限制食用含有饱和脂肪、糖和钠含量高的食物，如避免食用深加工食品、外卖食品、红肉和避免大量饮酒。

## （三）心理支持

COPD患者因病情反复，延迟不愈，极易产生紧张、焦虑、悲观，甚至抑郁等不良情绪，针对患者的病情及心理情绪应及时给予心理疏导和精神安慰。患者家属或护理人员应给予患者更多鼓励及安慰，提升患者治疗的积极性与依从性，增加患者战胜疾病的信心和勇气。

# 第二节　支气管哮喘

支气管哮喘是一种常见的气道高反应性呼吸系统疾病，与变应原、化学因素和冷空气等外界刺激因素密切相关。近年来，全球哮喘患病率呈逐年上升趋势。哮喘全球防治创议（global initiative for asthma，GINA）指出，治疗哮喘既要达到控制症状的效果又要降低未来的风险。规范有效的哮喘治疗方案，尤其是严格实施哮喘管理，对于提升哮喘的控制效果和改善患者生活质量具有重要意义。运动康复作为治疗呼吸疾病的重要措施，在哮喘病情控制中发挥关键作用，成功应用于哮喘疾病管理。然而，目前我国哮喘总体控制水平较低。增加运动康复在哮喘患者中的科学应用可防治哮喘，并有助于提高我国哮喘的控制水平，减轻呼吸系统疾病负担。

## 一、概述

### （一）定义

支气管哮喘（简称哮喘）是由多种细胞（如嗜酸粒细胞、肥大细胞、淋巴细胞、中性粒细胞、气道上皮细胞等）和细胞组分参与的，以反复发作性的气喘、气急，伴有或

哮喘的流行病学

不伴有胸闷或咳嗽为主要临床表现的慢性气道炎症性疾病。

## （二）病理生理

哮喘以多变、症状反复发作、气流受限、支气管高反应性和炎症为特征，其中炎症是病理基础。气道对于各种刺激物如药物、变应原、化学因素、运动、冷空气等呈高度敏感状态（气道高反应性），是支气管哮喘的重要病理生理学改变。哮喘发生的机制是复杂的，症状间是相互影响的，越来越多的研究表明，气道炎症是引起气道高反应性的主要原因。

在气道高反应性的发生过程中，自主神经系统的调节起着重要作用。其中 β 肾上腺素能神经系统、α 肾上腺素能神经系统、胆碱能神经系统、非肾上腺素能非胆碱能神经系统均参与气道高反应性的调节。

支气管平滑肌本身的异常如平滑肌细胞敏感性增强、平滑肌细胞的增生与肥大、气道重塑等也可能对气道高反应性的发生起一定作用。气道平滑肌增生是支气管哮喘的主要病理生理学改变之一，气道平滑肌增生与气道炎症及气道平滑肌痉挛形成了引起气道通气障碍的三大主要因素。

哮喘患者的气道通气功能障碍主要通过测定气道阻力的变化来体现，其主要病理生理特征表现为可逆性的气道阻力增高，以呼气相更为明显。支气管平滑肌收缩、黏膜水肿、腔内分泌物的增多可使气道内直径明显减小，使得每一次充分的呼吸之末气道提前关闭，导致患者的肺活量下降，肺残气量增加。

## （三）症状与体征

### 1. 症状

典型哮喘主要表现为喘息、呼吸短促、咳嗽和胸闷等呼吸道症状，可在短时间快速发作，持续数小时至数天不等。症状常在夜间或清晨发作或加重，可通过平喘药物治疗缓解或自行缓解，一般由上呼吸道感染、接触过敏原、运动、天气变化或物理、化学刺激物等因素诱发。不典型哮喘仅表现为反复发作性咳嗽、胸闷或其他呼吸道症状，无喘息症状。上述特征常以一种出现或作为主要症状出现或无任何临床症状。因此，不典型哮喘可分为咳嗽变异性哮喘（CVA）、胸闷变异性哮喘（CTVA）和隐匿性哮喘。哮喘的临床表现和疾病的严重程度在不同时间点具有多变性。

### 2. 体征

典型哮喘发作时，双肺可闻及广泛哮鸣音，呼气音延长。但当病情危重时，哮鸣音反而减弱甚至完全消失。不典型哮喘或非发作期时的患者可无异常体征。

## （四）危险因素

哮喘的危险因素较多，主要包括两个方面，即机体特征（体重指数、遗传因素、免疫状态等）和外界影响（职业性哮喘病原、吸烟等）。其中，高体重指数已成为哮喘的主要危险因素，造成死亡人数最多。另外，吸烟等外界影响也是哮喘的重要危险因素。在低社会人口学指数（SDI）的国家中，吸烟是哮喘最重要危险因素；而在其他 4 个社会人口学指数（高 SDI、高—中 SDI、中 SDI、中—低 SDI）的国家，高体重指数是导致死亡的主要原因。

## 二、运动康复评定

### （一）运动风险评估

1. 临床资料评估

（1）个人史：了解患者社会经历、职业和工作条件及习惯嗜好等，以判断患者疾病情况及是否脱离易诱发气道刺激的危险因素。

（2）既往治疗：了解患者以往服用的哮喘药物和其他治疗方式，根据患者情况制订合适的运动康复方案。

2. 肺功能评估

肺功能评估广泛应用于哮喘患者，具体检测指标如下：

（1）肺活量（vital capacity，VC）：指在深吸气后缓慢而完全呼出的最大气量，即潮气容积、补吸气容积和补呼气容积之和。可利用肺活量计测定，其数值随哮喘严重程度而下降。

（2）用力肺活量（forced vital capacity，FVC）和第一秒用力呼气容积：见第四章第一节。

（3）呼气流量峰值（peak expiratory flow，PEF）：指 FVC 测定中，最快的呼气流速。主要反映呼吸肌力量与气道通气功能的变化。PEF 在正常情况下有 24 h 差异的情况，称为 PEF 日变异率，可用于哮喘患者病情监测。若 24 h 内 PEF 或昼夜 PEF 变异率 ≥ 20%，则符合哮喘症状。

（4）功能残气量（functional residual capacity，FRC）：指平静呼气后残留于肺内的气量。不能用肺量计直接测得，需用标记气体分析方法等间接测算，测定气体要求不能与肺进行气体交换，一般常用氮气。哮喘患者的 FRC 较正常人增加。

3. 呼吸肌功能评估

呼吸肌功能评估包括对呼吸肌力量、呼吸肌耐力和呼吸肌疲劳的测定，可作为评价康复治疗对呼吸功能影响的客观指标。

（1）呼吸肌力量：可用最大吸气压（maximum inspiratory pressure，MIP）、最大呼气压（maximum expiratory pressure，MEP）、最大跨膈压（Pdimax）评估。MIP 指在功能残气位和残气位（RV）及气流阻断时，用最大努力吸气所产生的最大口腔压；MEP 指在肺总量位（total lung capacity，TLC）、气流阻断时，用最大努力呼气所产生的最大口腔压。MIP、MEP 反映整体呼吸肌肌群的收缩力量。Pdimax 指腹内压与胸膜腔内压的差值。一般常用胃内压来代表腹内压，用食管压来代表胸膜腔内压。Pdimax 可以直接反映膈肌收缩功能，通常取其吸气末的最大值。

（2）呼吸肌耐力：指呼吸肌维持一定力量或做功时对疲劳的耐受性，可用最大自主通气、最大维持通气量、膈肌肌电图等反映。最大维持通气量是达到 60% 最大通气量时维持 15 min 的通气量。

（3）呼吸肌疲劳：指在呼吸过程中，呼吸肌不能维持或产生需要的或预定的力量，可采用膈肌肌电图、膈肌神经电刺激等方法评估。

4. 哮喘严重程度评估

（1）临床分期：哮喘可分为急性发作期、慢性持续期和临床控制期。哮喘急性发作期是指喘息、气促、咳嗽、胸闷等临床症状突然发生或加重，伴呼气流量降低，常因接触变应原等物质或呼吸道感染引发症状。慢性持续期是指患者虽无哮喘急性发作，但每周仍存在不同频率和/或不同程度的喘息、气促、胸闷、咳嗽等症状，可伴肺通气功能下降。临床控制期是指患者无喘息、气促、胸闷、咳嗽等症状4周以上，1年内无急性发作，肺功能测试结果正常。

（2）严重程度分级：哮喘急性发作期严重程度分为轻度、中度、重度、危重度4级（表4-2-1）。

表 4-2-1 哮喘急性发作期严重程度分级

| 临床特点 | 轻度 | 中度 | 重度 | 危重度 |
|---|---|---|---|---|
| 气短 | 步行、上楼时 | 稍事活动 | 休息时 | 休息时明显 |
| 体位 | 可平卧呼吸 | 喜坐位呼吸 | 端坐呼吸 | 端坐呼吸 |
| 讲话方式 | 连续成句 | 单句 | 单词 | 不能讲话 |
| 精神状态 | 可有焦虑，尚安静 | 时有焦虑或烦躁 | 常有焦虑、烦躁 | 嗜睡或意识模糊 |
| 出汗 | 无 | 有 | 大汗淋漓 | 大汗淋漓 |
| 呼吸频率 | 轻度增加 | 增加 | 常>30/（次·$min^{-1}$） | 常>30/（次·$min^{-1}$） |
| 辅助呼吸肌活动及三凹征 | 常无 | 可有 | 常有 | 胸腹矛盾呼吸 |
| 哮鸣音 | 散在，呼吸末期 | 响亮、弥散 | 响亮、弥散 | 减弱，甚至无 |
| 脉率/（次·$min^{-1}$） | <100 | 100~120 | >120 | 脉率变慢或不规则 |
| 奇脉 | 无，<10 mmHg | 可有，10~25 mmHg | 常有，10~25 mmHg | 无，提示呼吸肌疲劳 |
| 最初支气管舒张剂治疗后 PEF 占预计值%或个人最佳值% | >80% | 60%~80% | <60%或100L·$min^{-1}$或作用时间<2h | 无法完成检测 |
| $PaO_2$(吸空气)/mmHg | 正常 | ≥60 | <60 | <60 |
| $PaCO_2$/mmHg | <45 | ≤45 | >45 | >45 |
| $SaO_2$(吸空气)/% | >95 | 91~95 | ≤90 | ≤90 |
| pH | 正常 | 正常 | 正常或降低 | 降低 |

注：只要符合某一严重程度的指标≥4项，即提示为该级别的急性发作；1 mmHg≈0.133 kPa。

哮喘慢性持续期严重程度分为间歇状态、轻度持续、中度持续和重度持续 4 级（表 4-2-2）。

表 4-2-2　哮喘慢性持续期严重程度分级

| 分级 | 临床特点 |
| --- | --- |
| 间歇状态（Ⅰ级） | 症状发作<每周 1 次<br>症状短暂出现<br>夜间出现症状≤每月 2 次<br>$FEV_1$ 占预计值%≥80%或 PEF≥80%个人最佳值，PEF 变异率<20% |
| 轻度持续（Ⅱ级） | 症状发作≥每周 1 次，但<每日 1 次<br>可能影响活动和睡眠<br>夜间出现症状>每月 2 次，但<每周 1 次<br>$FEV_1$ 预计值%≥80%或 PEF≥80%个人最佳值，PEF 变异率为 20%～30% |
| 中度持续（Ⅲ级） | 每日有症状<br>影响活动和睡眠<br>夜间出现症状≥每周 1 次<br>$FEV_1$ 占预计值%为 60%～79%或 PEF 为 60%～79%个人最佳值，PEF 变异率>30% |
| 重度持续（Ⅳ级） | 每日有症状<br>症状频繁出现<br>经常在夜间出现症状<br>体力活动受限<br>$FEV_1$ 占预计值%<60%或 PEF<60%个人最佳值，PEF 变异率>30% |

（二）运动功能评定

1. 恒定运动负荷法评定

恒定运动负荷法评定是指在恒定代谢状态下测定受试者的心肺功能。例如，6 分钟步行试验是临床应用最广泛的亚极量运动测试，它在步行过程中监测心率、血氧饱和度和摄氧量等指标，是呼吸疾病康复中最常用的运动功能评定方法。详见第二章第二节和第三章第三节。

2. 运动负荷递增法评定

通过呼吸面罩使呼出的气与气体分析仪相连，然后在活动平板或功率自行车上进行递增负荷运动，分析仪每分钟自动记录心率、通气量和摄氧量。当患者心率达 180 次/min 以上，呼吸商（即 $CO_2$ 排出量与摄氧量之比）超过 1，摄氧量不再升高（或两次测量值相差少于 2 mL/min），或患者极度疲劳不能再继续运动时，此时测得的摄氧量即最大摄氧量，可用于评估最大运动耐受能力。详见第二章第二节。

3. 耐力运动试验评定

常选用在活动平板或功率自行车上用 75%～80%最大负荷（由开始的渐进练习试验测得）作为固定负荷，并记录其速度与时间。详见第二章第二节。

（三）其他功能评定

1. 身体结构评定

测量胸围时，取坐位或站立位，上肢在体侧自然下垂。用皮尺测量，成年人取三个部位的周径，即腋窝水平、乳头水平、剑突水平；测量小儿取两个部位的周径，即平乳晕下缘、肩胛骨下角水平。深呼气与深吸气的胸围差可用于反映胸廓扩张度。正常成年人剑突处的胸廓扩张差一般大于 5 cm。

2. 哮喘控制评定

通过对有关哮喘症状和生活质量的 5 个问题进行评分，可对哮喘患者的哮喘控制水平进行综合评估。哮喘控制评定（asthma control assessment，ACT）可与肺功能评估相结合，通过客观指标和主观评价进行判断。同时，ACT 也适用于患者在就诊前或就诊期间对哮喘控制水平进行自我评估。ACT 作为肺功能的补充，用于全面了解哮喘控制水平，在长期管理治疗过程中进行连续监测评估以确定维持哮喘控制所需的最低治疗级别，有助于降低医疗成本（表 4-2-3）。4~11 岁儿童哮喘患者适用儿童哮喘控制测试（C-ACT），该问卷包括 7 项内容，前 4 项由患儿自行独立完成，后 3 项由父母或照顾者完成（表 4-2-4）。

**表 4-2-3　哮喘控制评定（ACT）**

| 问题 | 选项 | |
|---|---|---|
| 1. 过去 4 周内，在工作、学习或家中休息时，有多少时候哮喘妨碍进行日常生活？ | □1 分 | 所有时间 |
| | □2 分 | 大多数时间 |
| | □3 分 | 有些时候 |
| | □4 分 | 极少时候 |
| | □5 分 | 没有 |
| 2. 过去 4 周内，有多少次呼吸困难？ | □1 分 | 每天不止 1 次 |
| | □2 分 | 每天 1 次 |
| | □3 分 | 每周 3~6 次 |
| | □4 分 | 每周 1~2 次 |
| | □5 分 | 完全没有 |
| 3. 过去 4 周内，因为哮喘症状（喘息、咳嗽、呼吸困难、胸闷或疼痛），有多少次在夜间醒来或早上比平时早醒？ | □1 分 | 每周 4 个晚上或更多 |
| | □2 分 | 每周 2~3 个晚上 |
| | □3 分 | 每周 1 次 |
| | □4 分 | 1~2 次 |
| | □5 分 | 没有 |
| 4. 过去 4 周内，有多少次使用急救药物治疗（如沙丁胺醇）？ | □1 分 | 每天 3 次以上 |
| | □2 分 | 每周 2~3 次 |
| | □3 分 | 每天 1~2 次 |
| | □4 分 | 每周 1 次或更少 |
| | □5 分 | 没有 |

| 问题 | 选项 |
| --- | --- |
| 5. 如何评价过去 4 周内自身的哮喘控制情况？ | □1 分　没有控制<br>□2 分　控制很差<br>□3 分　有所控制<br>□4 分　控制良好<br>□5 分　完全控制 |

注：25 分为完全控制；20~24 分为部分控制；20 分以下为未控制。

### 表 4-2-4　儿童哮喘控制测试（C-ACT）

| 问题 | 选项 |
| --- | --- |
| 1. 今天的哮喘情况怎么样？ | □0 分　很差<br>□1 分　差<br>□2 分　好<br>□3 分　很好 |
| 2. 在跑步、锻炼或运动的时候，哮喘是个多大的问题？ | □0 分　这是个大问题，我不能做我想做的事<br>□1 分　这是个问题，我不喜欢它<br>□2 分　这是个小问题，我能应付<br>□3 分　没问题 |
| 3. 会因哮喘而咳嗽吗？ | □0 分　会，一直都会<br>□1 分　会，大部分时候会<br>□2 分　会，有些时候会<br>□3 分　从来不会 |
| 4. 会因为哮喘而在夜里醒来吗？ | □0 分　会，所有时间会<br>□1 分　会，大部分时间会<br>□2 分　会，有些时候会<br>□3 分　从来不会 |
| 5. 在过去的 4 周里，您的孩子有多少天有日间哮喘症状？ | □0 分　每天<br>□1 分　19~24 d<br>□2 分　11~18 d<br>□3 分　4~10 d<br>□4 分　1~3 d<br>□5 分　没有 |
| 6. 在过去的 4 周里，您的孩子有多少天因为哮喘在白天出现喘息声？ | □0 分　每天<br>□1 分　19~24 d<br>□2 分　11~18 d<br>□3 分　4~10 d<br>□4 分　1~3 d<br>□5 分　没有 |

| 问题 | 选项 |
|------|------|
| 7. 在过去的 4 周里，您的孩子有多少天因为哮喘而在夜里醒来？ | □0 分　每天<br>□1 分　19~24 d<br>□2 分　11~18 d<br>□3 分　4~10 d<br>□4 分　1~3 d<br>□5 分　没有 |

注：20 分以上为已控制；19 分以下为未控制。

3. 日常生活活动能力评定

目前常用的基本日常生活活动能力标准化量表有《改良 PULSES 评定量表》、Barthel 指数、改良 Barthel 指数、Katz 指数评定、《改良 Rankin 量表》和功能独立性评定等；而常用的工具性 ADL 标准化量表有《功能活动问卷》（functional activity questionnaire，FAQ）、《快速残疾评定量表》、Frenchay 活动指数和《工具性日常生活活动能力量表》。其中，Barthel 指数是目前临床应用最广泛、研究最多的一种 ADL 能力评定方法。Barthel 指数的评定内容包括进食、床-椅转移、个人卫生、如厕、洗澡、步行、上下楼梯、穿衣、大便控制和小便控制 10 项内容。为获得更高的敏感度并更好地反映等级间变化，目前已有改良版 Barthel 指数，它在 Barthel 指数的基础上将每一项得分都分成了 5 个等级。

4. 社会参与能力评定

《哮喘患者生存质量问卷》（asthma quality of life questionnaire，AQLQ）：适用于有哮喘病史的成年患者，但不适合危重哮喘及职业性哮喘成年患者。AQLQ 可测量对哮喘患者最重要的生存质量问题，能可靠地反映疾病的严重程度及不同治疗对患者生存质量和社会参与度的影响。目前已有由此改编的《儿童生活质量访谈问卷》及《哮喘患者生存质量问卷》（Mini-AQLQ）出版（表 4-2-5）。

**表 4-2-5　《哮喘患者生存质量问卷》（Mini-AQLQ）**

| 问题 | 选项 | | | | | | |
|------|------|------|------|------|------|------|------|
| | 所有时间/1 分 | 绝大部分时间/2 分 | 经常/3 分 | 有些时候/4 分 | 很少时间/5 分 | 几乎没有/6 分 | 没有/7 分 |
| 1. 总的来说，在过去的两周内有多少时间，由于哮喘而觉得呼吸急促 | | | | | | | |
| 2. 总的来说，在过去的两周内有多少时间，因为灰尘而感到烦恼或不得不避开这种环境 | | | | | | | |
| 3. 总的来说，在过去的两周内有多少时间，因为哮喘而觉得烦恼 | | | | | | | |

| 问题 | 选项 | | | | | | |
|---|---|---|---|---|---|---|---|
| | 所有时间/1分 | 绝大部分时间/2分 | 经常/3分 | 有些时候/4分 | 很少时间/5分 | 几乎没有/6分 | 没有/7分 |
| 4. 总的来说，在过去的两周内有多少时间，因为咳嗽而感到烦恼 | | | | | | | |
| 5. 总的来说，在过去的两周内有多少时间，因为身边没有哮喘药物可用而感到害怕 | | | | | | | |
| 6. 总的来说，在过去的两周内有多少时间，出现胸部紧缩感或胸部沉闷感 | | | | | | | |
| 7. 总的来说，在过去的两周内有多少时间，因为香烟烟雾而感到烦恼或不得不避开这种环境 | | | | | | | |
| 8. 总的来说，在过去的两周内有多少时间，因为哮喘而晚上无法睡好觉 | | | | | | | |
| 9. 总的来说，在过去的两周内有多少时间，因为哮喘而感到担忧 | | | | | | | |
| 10. 总的来说，在过去的两周内有多少时间，胸部出现哮鸣音 | | | | | | | |
| 11. 总的来说，在过去的两周内有多少时间，因为天气或空气污染而感到烦恼或不得不避免外出 | | | | | | | |

| 问题 | 选项 | | | | | | |
|---|---|---|---|---|---|---|---|
| | 完全受限制/1分 | 严重受限制/2分 | 很受限制/3分 | 中等受限制/4分 | 有限受限制/5分 | 很少受限制/6分 | 完全不受限制/7分 |
| 12. 在过去的两周里，哮喘限制强体力活动（如仓促之时、锻炼、跑步上楼梯、体育运动）的程度 | | | | | | | |
| 13. 在过去的两周里，哮喘限制中等体力活动（如走路、做家务、做园艺活、购物、爬楼梯）的程度 | | | | | | | |
| 14. 在过去的两周里，哮喘限制社交活动（如谈话、与宠物或孩子玩耍、拜访朋友或亲戚）的程度 | | | | | | | |
| 15. 在过去的两周里，哮喘限制与工作有关的事物（在工作时你必须做的任务）的程度 | | | | | | | |

**5. 环境评定**

对哮喘产生影响的环境因素主要包括：自然环境因素如居住地的气候，空气质量，植物分布特点等；居家环境因素如居住条件，卫生条件，药品获取等；社会环境如亲友、其他社会人员的态度和支持，医疗服务，就业服务，国家政策等。

## 三、运动康复治疗

### （一）康复目标

根据 GINA 发布的指南和我国《支气管哮喘防治指南（2020 年版）》，哮喘康复的短期目标是寻找并解除诱发哮喘发作的关键因素，通过一切有效措施控制哮喘的发作频次。哮喘康复的长期目标是通过康复手段改善呼吸功能至正常水平，维持正常活动能力，在达到良好的症状控制和活动能力的基础上，尽可能减少哮喘未来恶性发作的风险。

### （二）康复原则

哮喘康复原则是在药物控制症状的前提下，按个性化、循序渐进、持之以恒的规律进行康复治疗，以提高患者心肺功能和运动能力，促进患者心理健康并改善其生活质量。康复治疗主要应用于哮喘非急性发作期，但需警惕运动可能诱发的支气管痉挛。

（三）适应证与禁忌证

1. 适应证

哮喘非急性发作期。

2. 禁忌证

哮喘急性发作期，训练可致病情恶化，不稳定型心绞痛，未控制高血压，未控制心律失常，近期发生未处理的充血性心力衰竭，严重肺动脉高压，严重肝、肾功能损害等患者。

（四）运动康复技术

1. 呼吸训练

呼吸训练可以改善患者哮喘症状、减少使用支气管扩张剂次数和提高生活质量。在康复治疗师指导下，通过减少呼吸频率和促进腹式呼吸来控制呼吸困难等症状。

（1）气道廓清术：若哮喘患者气道分泌物过多，在体力允许的情况下，康复治疗师可指导患者通过用力呼气技术、有效咳嗽、体位引流、叩击和震动等方式排出痰液，以减轻通气功能障碍。具体操作见第二章第三节。

（2）腹式/膈肌呼吸训练：具体操作见第二章第三节。呼吸训练每次 5~10 min，每天 2~3 次。呼气期间可缩唇，以通过最少的呼吸做功来改善通气功能。

（3）Buteyko 呼吸训练法（屏气训练）：康复治疗师指导患者先进行 10 s 多次浅鼻呼吸，然后在下一次吸气前用手捏住鼻子，屏气 3~5 s，此过程重复 2~3 min。该方法可改善哮喘患者的分钟通气量，减少短效激动剂的使用频率。

（4）呼吸肌训练：具体操作见第二章第三节。

（5）放松训练：通过有意识地区分肌紧张方式或自我暗示的方式放松全身，也可通过瑜伽或胸廓松解术放松肌肉。

2. 全身性运动训练

GINA 发布的指南推荐哮喘患者定期进行适量运动锻炼，以提高心肺功能和改善机体运动能力。有氧运动方式有行走、慢跑、上下楼梯、游泳、骑自行车、太极拳等。一般采用中等强度，即 50%~80% 最大运动能力或改良 Borg 指数 4~5 分；运动时间为 20~60 min（持续或间歇，持续时间在 10 min 或更长），3~5 次/周。详见第二章第三节。

3. 局部抗阻训练

抗阻运动主要训练上肢和下肢主要肌群，常用方法为哑铃、运动器械或弹力带。训练强度为 60%~80%1RM，运动频率为 2~3 次/周，2~5 组/次，每组重复 8~15 次。详见第二章第三节（图 4-2-1）。

4. 传统康复疗法

针对哮喘的传统康复疗法包括：中药、针刺疗法、艾灸疗法、敷贴和传统功法。中药需根据患者实际情况辨证论治，主张扶正培本。针刺主穴取定喘穴、膻中穴，配穴取天突穴、丰隆穴、足三里穴、风门穴，采用中等刺激，留针 20~30 min。艾灸常用取穴有三组：天突穴、灵台穴、肺俞穴，风门穴、大椎穴，大杼穴、膻中穴；配穴常取身柱穴、膏肓穴、气海穴。敷贴主要采用"三伏贴"和

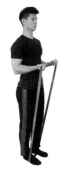

图 4-2-1 局部抗阻训练

"三九贴"。艾灸和敷贴主要预防哮喘发作。传统功法多采用太极拳、六字诀、易筋经等，动静结合，调整呼吸。

5. 心理治疗

哮喘患者常见心理特征为易焦虑和抑郁、没有安全感、情绪稳定性差和过分依赖。心理治疗可帮助患者对疾病有充分正确的认知，重拾信心，从焦虑、沮丧和失落的情绪中走出来，有助于疾病治疗和预后。心理治疗通常以一对一或小组的形式开展，多采用认知疗法、心理支持疗法、精神分析心理治疗和行为疗法。

## 四、健康教育

健康教育是控制哮喘发作和良好预后的关键，是有效哮喘管理的重要组成部分。健康教育主要包含医疗保健人员的教育和患者的教育。

### （一）医疗保健人员的教育

（1）医疗保健人员应当学会正确的沟通技巧，提高患者的认可度和依从性，达到更好的康复治疗效果，保障卫生保健资源高效使用。

（2）医疗保健人员应掌握患者哮喘相关知识的普及程度，如吸入装置使用等，针对性地开展康复教育，提高患者的信心和技能。

（3）医疗保健人员在患者出院前应提供书面的个性化哮喘康复方案，并能做到定期进行个性化调整。

（4）医疗保健人员应定期随访哮喘患者，评估哮喘的控制情况和治疗方案的执行力，降低患者就诊次数和再住院率。

（5）医疗保健人员可通过互联网、人工智能等技术管理哮喘患者康复进程，支持并解决患者的任何困难。

（6）医疗保健人员应明确责任分工，协同配合。

### （二）对患者的教育

（1）宣传教育：通过宣传册和小组授课等方式让患者了解哮喘的诱发因素和掌握避免哮喘发作的方法；了解哮喘的本质和发病机制；掌握哮喘发作的先兆和症状，以及医疗应急措施和如何寻求医疗服务。

（2）指导和培训：指导和培训患者用药依从性和正确使用吸入装置。

（3）病情自我检测和管理：指导患者正确使用峰流速仪和准确记录哮喘日记及哮喘控制测试结果，根据自我检测结果判断控制情况，合理及时接受治疗。

（4）饮食起居：嘱咐患者保持良好规律的健康生活方式，饮食上要注意荤素搭配，避免摄入含气饮料等刺激性食物。同时要注意甄别诱发因素，避免食用引起患者哮喘发作的特异性食物。

（5）自我锻炼：对于哮喘患者，规律适量的体育锻炼能够提高其心肺功能和生活质量，降低哮喘发作次数。

# 第三节  肺源性心脏病

肺源性心脏病是一种继发于呼吸系统病变的疾病，通常由慢性阻塞性肺疾病引起，也可由其他少见严重疾病造成，主要会导致呼吸系统和循环系统改变、心肺功能严重损害。肺源性心脏病具有发病急、进展快和致残率较高的特点，多在冬春季节由呼吸道感染引发呼吸衰竭和心脏衰竭，对人体健康具有严重危害，因此需要对其进行积极有效地预防和治疗。慢性肺源性心脏病治疗的关键是去除危险因素和防治并发症，循序渐进恢复患者的心肺功能。运动康复作为心肺疾病康复的基石，可减轻患者心肺疾病症状、改善患者运动耐力和减少急性加重次数，从而提高患者的生存率和生活质量，对于防治肺源性心脏病和改善预后效果明显。

## 一、概述

### （一）定义

肺源性心脏病简称肺心病，是因胸廓或肺慢性病变引起的肺循环阻力增高、肺动脉高压和右心室肥大，伴有或不伴有右心衰竭的一类心脏病。肺血管阻力增加和肺动脉高压是致病的关键环节。根据起病缓急和病程长短，可分为急性肺心病和慢性肺心病，急性肺心病主要见于急性肺栓塞，慢性肺心病多继发于慢性阻塞性肺疾病、间质性肺疾病等。慢性肺心病是我国呼吸系统疾病的一种常见病，患病率接近 0.5%，并且北方地区患病率高于南方地区，农村患病率高于城市。患者年龄多在 40 岁以上，且随年龄增长患病率增高。

### （二）病理生理

#### 1. 肺部变化

除原有肺部疾病（如慢性支气管炎、肺尘埃沉着病等）所表现的多种肺部病变外，患有肺心病时肺内的主要病变是肺小动脉的变化，特别是肺腺泡内小血管的构型重建，包括无肌型细动脉肌化及肌型小动脉中膜增生、肥厚，内膜下出现纵行平滑肌束等。此外，还可导致肺小动脉炎，肺小动脉弹力纤维及胶原纤维增生，腔内血栓形成和机化以及肺泡间隔毛细血管数量减少等。

#### 2. 心脏变化

以右心室的病变为主，心室壁肥厚，心室腔扩张，扩大的右心室占据心尖部，外观钝圆。心脏重量增加，可达 850 g。右心室前壁肺动脉圆锥显著膨隆，右心室内乳头肌和肉柱显著增粗，室上嵴增厚。通常以肺动脉瓣下 2 cm 处右心室前壁肌层厚度超过 5 mm（正常 3~4 mm）作为诊断肺心病的病理形态标准。镜下可见右心室壁心肌细胞肥大，核增大、深染，也可见缺氧引起的心肌纤维萎缩、肌浆溶解、横纹消失，间质水肿和胶原纤维增生等。

### 3. 呼吸功能变化

肺心病发展缓慢，患者除原有肺疾病的临床症状和体征外，还会逐渐出现呼吸功能不全（呼吸困难、气急、发绀）和右心衰竭（心悸、心率增快、全身淤血、肝脾大、下肢水肿）。病情严重者，由于缺氧、$CO_2$ 潴留、呼吸性酸中毒等可导致脑水肿而并发肺性脑病，出现头痛、烦躁不安、抽搐、嗜睡甚至昏迷等症状。

### （三）症状与体征

#### 1. 症状

该病发展缓慢，临床表现除原有支气管、肺、胸疾病的各种症状和体征外，逐步出现肺、心功能衰竭以及其他器官损害的征象。在肺、心功能代偿期，临床症状主要表现为慢性咳嗽、咳痰、喘息或气促，活动后的呼吸困难、乏力和运动耐力下降，其他症状主要包括心悸、食欲不振、腹胀、恶心等。

#### 2. 体征

除原发肺基本体征，如肺气肿体征，干、湿性啰音等，肺心病可表现为肺动脉瓣区第二心音亢进，提示肺动脉高压；右心室肥大时，三尖瓣区可出现收缩期杂音或剑突下心脏搏动增强，颈静脉充盈甚至怒张，肝颈静脉回流征阳性，下肢甚至躯干水肿。在肺、心功能失代偿期的主要表现以呼吸衰竭为主，伴有或不伴有心力衰竭。严重心力衰竭时，出现腹腔积液、胸腔积液。

### （四）危险因素

肺心病的危险因素主要包括：患有慢性支气管炎、慢性阻塞性肺疾病等基础疾病，肥胖或超重，吸烟，年龄，感染，深静脉血栓，基因突变，先天性发育问题等。

## 二、运动康复评定

### （一）运动风险评估

#### 1. 临床资料评估

（1）个人史：了解患者职业情况、工作环境和生活习惯等。

（2）既往史：了解患者以往是否有慢性支气管炎、慢性阻塞性肺疾病等基础疾病；临床治疗方案、既往服用药物及治疗效果，根据患者情况制订最适合的运动康复方案。

#### 2. 呼吸功能评估

（1）呼吸困难评估：

呼吸困难是患者的主观感受，很容易受到个体差异的影响。常用的评估方法包括《mMRC 量表》和改良 Borg 指数。

①《mMRC 量表》：该量表将患者在活动时的呼吸困难程度分为 5 个等级，等级越高，其呼吸困难程度越高（表 4-1-2）。

②自感劳力分级：常用改良 Borg 指数（表 4-1-3），可在运动能力评定时评估患者的呼吸困难程度。

（2）肺功能评估：

肺心病肺功能评估主要包括通气功能和换气功能两方面评估：

① 通气功能评估：

通气功能评估包括静态肺容量和动态肺容量测定。静态肺容量测定指标包括肺活量、残气量、功能残气量、肺总量。在肺心病患者静态肺容量测定中，残气量增加，残气量/肺总量>40%，功能残气量也增加。

动态肺容量是以用力肺活量为基础，测定单位时间的呼气流速，能较好地反映气道阻力。常用的指标包括用力肺活量、最大中期呼气量（MEF）、最大中期呼出流速（MMEF）、最大通气量（MVV 或 MVC）、最大呼气流速-容量曲线、闭合气量（CV）。时间肺活量能更好地反映小气道的问题，患者时间肺活量常降低，1 秒率<60%。MEF 排除了受试者的主观因素，比时间肺活量更为敏感。CV 由于小气道阻塞和肺弹性回缩力的降低而表现为增高。

② 换气功能评估：

换气功能评估常用的指标包括肺泡通气量（有效通气量）、通气与血流比率、弥散功能。肺心病患者呼吸困难，浅快呼吸模式使肺泡通气量降低，换气效能下降。血液循环同样会影响通气与血流比率，通气与血流比率失调往往是缺氧，而没有或仅有轻微的 $CO_2$ 潴留。

3. 呼吸肌功能评估

详见第四章第二节。

4. 心功能评估

一般采用美国纽约心脏病协会（NYHA）心脏功能分级进行评定，该分级方法简便易行，具体分级标准见表 4-3-1。

表 4-3-1　NYHA 心脏功能分级

| 分级 | 活动情况 |
| --- | --- |
| I | 患有心脏疾病，其体力活动不受限制。一般的体力活动不引起疲劳、心悸、呼吸困难或心绞痛 |
| II | 患有心脏疾病，其体力活动稍受限制，休息时感到舒适。一般体力活动时，引起疲劳、心悸、呼吸困难或心绞痛 |
| III | 患有心脏疾病，其体力活动大受限制，休息时感到舒适。从事较一般体力活动轻的活动时，即可引起疲劳、心悸、呼吸困难或心绞痛 |
| IV | 患有心脏疾病，不能从事任何的体力活动，在休息时有心功能不全或心绞痛的症状。任何的体力活动均可使症状加重 |

（二）运动功能评定

1. 心肺运动试验

心肺运动试验是在精准控制运动负荷情况下，从患者的呼吸参数、血流动力学等指标对呼吸系统、循环系统、运动系统综合反应进行整体评估，全面客观地评估心肺功能储备和功能受损情况的试验方法，常用方法有运动平板试验和踏车运动试验。详见第二章第二节和第三章第三节。

2. 6分钟步行试验

详见第三章第三节。

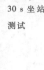
30 s坐站
测试

3. 30 s坐站测试

该测试要求患者从无靠背和扶手的椅子上站起、坐下，评估其下肢运动能力。测试将患者30 s内完成起立-坐下的次数作为最终结果，完成的次数越多，代表患者下肢运动能力和平衡功能越好。

（三）其他功能评定

1. 认知功能评定

认知损伤主要是由于缺氧和高碳酸血症、炎症、脑血管损伤等因素导致，可能存在注意力、记忆、执行功能障碍。可通过整体认知阈或特定认知阈的量表进行半定量评定，也可以采用神经电生理的方法进行定量评估。

（1）认知障碍评定：

可采用《简明精神状态检查》（MMSE）、《蒙特利尔认知评估》（MoCA）、《认知能力筛查量表》（CASI）等量表来判断患者是否存在认知功能障碍。其中，MoCA对于轻度认知功能障碍的筛查更具敏感性。

（2）焦虑和抑郁评定：

可采用《汉密尔顿焦虑量表》（HAMA）、《汉密尔顿抑郁量表》（HAMD）、《医院焦虑抑郁量表》（HADS）等进行评定。焦虑和抑郁是慢性病患者常出现的心理症状，对不良情绪进行评估有助于帮助患者积极采取应对措施。

2. 社会参与能力评定

社会参与能力评定可以采用普适性的量表，包括《健康调查量表36》（SF-36）、《WHO生存质量量表》（WHOQOL-100）、《健康生存质量量表》（QWB）等。由于肺心病患者会表现出肺部和心脏的双重受损，所以可以采用特异性的肺部疾病及心脏疾病生活质量和社会参与的评定量表，包括《慢性呼吸系统疾病问卷》《明尼苏达心力衰竭生活质量问卷》《MacNew心脏疾病生活质量量表》。

## 三、运动康复治疗

（一）康复目标

肺心病康复目标是采取多种措施，尽可能减轻病情；及时清除支气管分泌物，减少呼吸道刺激；改善心肺功能和运动能力；恢复日常生活活动能力，提高生活质量；最终目标是帮助患者康复，回归家庭。

（二）康复原则

肺心病康复原则是在病情控制的前提下，采用个性化、循序渐进、持之以恒的综合康复治疗方法，提高患者心肺功能和运动能力，最大限度改善患者的功能，促进患者心理健康并改善其生活质量。

（三）适应证与禁忌证

1. 适应证

肺心病稳定期。

2. 禁忌证

肺心病急性期，训练可致病情恶化，近期发生未控制的充血性心力衰竭，未控制心律失常，不稳定型心绞痛，严重肺动脉高压，水电解质紊乱，深静脉血栓，未控制的高血压、高血糖和低血糖，严重肝、肾功能损害等患者。

（四）运动康复技术

运动锻炼是心肺康复的主要内容，对患者症状改善、运动能力和生活质量提高都有积极的效果。运动锻炼的主要内容包括呼吸训练、常规运动锻炼、传统功法训练等内容。

1. 呼吸训练

（1）呼吸模式纠正：基础肺部疾病常表现出浅快呼吸模式，呼吸效率降低。可以运用腹式/膈肌呼吸、缩唇呼吸和深慢呼吸方式，促进肺内气泡的排空，纠正胸腹部矛盾呼吸运动，恢复深慢呼吸模式。具体操作见第二章第三节和第四章第一节。

（2）呼吸肌训练：具体操作见第二章第三节。

（3）气道廓清：患者会出现痰液增多和清痰能力下降的情况，可以采用振动、拍打、体位引流、主动循环呼吸技术（ACBT）和振荡呼气正压仪器帮助痰液排出。具体操作见第二章第三节。

2. 运动锻炼

（1）运动方式：主要包括有氧运动和抗阻运动。有氧运动可以采用步行、慢跑、游泳、骑自行车的方式，其对于改善患者心肺运动能力、运动耐力具有良好的效果。抗阻运动可以采用弹力带、哑铃、仪器抗阻的方式，可以更有效地增强患者肌肉力量和肌肉耐力。

（2）运动强度：是运动康复方案的核心。通常采用最大摄氧量、代谢当量等指标作为表示运动强度的客观指标，Borg 指数评估的主观疲劳也可以作为评估运动强度的简便指标之一。慢性肺心病患者缓解期在进行运动时应保证 $SpO_2>90\%$。

（3）运动康复方案设计：应包括运动训练时间、频率、强度、类型 4 个方面。有氧运动中，步行和骑自行车是最佳的运动形式，一般每周进行 3~5 次，每次进行 20~60 min，以《Borg 量表》4~6 分为目标运动强度。抗阻运动中弹力带、自由负重是常用的训练模式，一般每周进行 2~3 次，每次重复 1~3 组动作，每组 8~12 次，初始负荷为最大重复负荷的 60%~70% 或在重复 8~12 次后会引起疲劳的负荷。详见第二章第三节。

3. 传统功法训练

传统功法是中国特有的一种运动形式，属于中低强度的有氧运动，可作为一种有效的运动康复手段，以改善患者呼吸困难、动脉血氧分压、血氧饱和度和生活质量。常用的传统功法包括太极拳、五禽戏、六字诀、八段锦等，其注重动作与吐纳、意念的配合，可对机体整体功能起到调节作用。

4. 心理及行为干预

（1）心理干预：根据症状自评，对心理影响较严重的患者，通过健康教育、参与文娱活动、恐慌控制技术、心理咨询、心理治疗等方法，鼓励其积极地对待疾病症状，解除患者悲观、焦虑情绪。此外，可以动员患者家属、朋友，提供必要的社会支持。

（2）行为干预：包括改变不良生活习惯、卫生习惯，如戒烟酒、保证睡眠、避免久坐。应个性化制订方案，帮助患者真正落实完成行为调整。

5. 营养支持

呼吸负荷的增加，导致蛋白质消耗较多，病变组织修复能力降低，机体免疫力下降。维生素 C 的缺乏会使机体对感染的抵抗力降低，血管通透性增加；维生素 A 的缺乏可使支气管黏膜的柱状上皮细胞及黏膜修复功能减弱，溶菌酶活力降低。因此，饮食上应加强营养支持，注意对蛋白质、维生素 A 和维生素 C 的补充，适当控制碳水化合物的进食量，以降低 $CO_2$ 的产生和潴留，减轻呼吸负荷。

## 四、健康教育

### （一）纠正不良的生活方式

临床上认为，多数慢性病是不良生活方式长时间持续造成的。患者应该尽早戒烟，烟雾使黏膜上皮纤毛发生粘连、倒伏、脱失，使支气管杯状细胞增生，分泌物增多。呼吸道的防御功能下降，是引起肺部感染的重要原因。健康教育应该以浅显易懂的语言告知患者吸烟的危害，戒烟的益处，以及如何科学戒烟，戒烟时可能会出现的阻碍。

### （二）注意饮食与营养均衡

在日常膳食中，碳水化合物的呼吸商最高，高碳水化合物饮食不仅会消耗大量 $O_2$ 且会产生大量 $CO_2$，增加患者的通气负担。可采取低碳水化合物饮食方案，在营养均衡的条件下适当增加蛋白质和/或脂类的摄入比例，以缓解、控制或预防疾病。此外，浮肿、少尿者需限制钠盐摄入。

### （三）加强心理指导

慢性病迁延不治将给患者及其家庭造成极大的精神负担。因此，应注意对患者及其家庭成员进行心理指导，帮助他们正确面对疾病，树立战胜疾病的信心，积极配合治疗。

### （四）其他

强调咳嗽排痰的重要性，如每天痰量超过 30 mL，宜进行体位排痰。药物治疗应根据医嘱进行，而不是自行调整。

---

⑦ **思考题**

1. 慢性阻塞性肺疾病运动康复治疗方法有哪些，如何具体操作？
2. 支气管哮喘运动康复评定内容包括哪些，如何具体操作？
3. 如何针对肺源性心脏病开展运动康复治疗和健康教育？

患者王某，男，75 岁，因"咳嗽、咳痰及喘息突然加重伴咯血"于 2023 - 2 - 25 入院。

病史：患者 40 余年来一直反复咳嗽、咳痰及喘息，平时会服用止咳平喘的药物，病情控制较好。有吸烟史 55 年，原 20 支/d，约 50 年，近 5 年来，减少到 5 支/d，但并未戒烟。现病情得到控制，但是不能活动，变换体位就喘气，从床边走到卫生间喘气更加厉害，需要 10 min 才能平复。患者家住二楼，希望能早日出院，可以每天陪老伴到公园散步，买菜。查体：体温为 36.7 ℃，脉搏为 80 次/min，呼吸为 17 次/min，血压为 115/75 mmHg，身高为 168 cm，体重为 70 kg，BMI 为 24.80 kg/cm$^2$。神清，消瘦，呼吸急促且用嘴呼吸，气管有痰无法咳出，桶状胸。双肺呼吸音粗，可闻及广泛哮喘音及湿啰音。辅助检查肺 CT：慢性支气管炎、肺气肿。

入院诊断：慢性阻塞性肺疾病。否认有高血压、冠心病、糖尿病等基础疾病。

请根据以上案例分析该患者的康复评定内容和康复目标，并制订相应的运动康复方案。

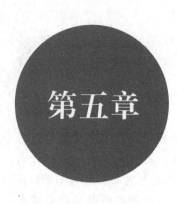

# 第五章　内分泌和代谢系统常见慢性病运动康复

🐚 **章前导言** ·······························

　　内分泌系统通过分泌激素来调节人体生理活动与生长发育，对人体具有重要作用。内分泌系统疾病会造成人体的代谢紊乱，进而影响人体健康。运动康复在糖尿病、肥胖症等内分泌和代谢系统疾病的预防与治疗过程中扮演着重要的角色。本章主要介绍糖尿病、甲状腺功能亢进症、肥胖症、血脂异常、高尿酸血症及痛风运动康复的相关内容。

🎯 **学习目标** ·······························

1. 掌握糖尿病、甲状腺功能亢进症、肥胖症、血脂异常、高尿酸血症和痛风的疾病定义与分类。
2. 熟悉糖尿病、甲状腺功能亢进症、肥胖症、血脂异常、高尿酸血症和痛风运动康复方案的制订方法、实施流程及相关康复评定方法与注意事项。
3. 了解糖尿病、甲状腺功能亢进症、肥胖症、血脂异常、高尿酸血症和痛风的症状、体征与危险因素。
4. 在学习掌握本章专业知识、技能的同时，提升健康生活、职业理想、医学精神等思想政治素养，培养爱国情怀、科学精神以及对我国社会制度及其运行方式的认同感。

# 第一节　糖尿病

糖尿病是目前最常见的慢性病之一，诸多研究表明，糖尿病患者可以从规律的体育活动中多方面获益，各权威机构、专家学者对于糖尿病患者进行运动康复所具有的重要意义已达成共识，科学运动已成为糖尿病患者康复方案的重要内容。

## 一、概述

### （一）定义

糖尿病（diabetes mellitus，DM）是指因胰岛素缺乏或机体抵抗胰岛素所引发的以糖及脂质为主的代谢紊乱综合征，其以血糖升高为基本特征。糖尿病患者会由于碳水化合物以及脂肪、蛋白质代谢长期紊乱引起多系统损害，从而导致眼、肾、神经、心脏、血管等组织器官慢性进行性病变、功能减退及衰竭，当病情严重或应激时，可发生急性严重代谢紊乱，如糖尿病酮症酸中毒（diabetic ketoacidosis，DKA）、高渗高血糖综合征等。

目前，国际通用的糖尿病分类是 WHO（1999 年）分型体系，该体系根据病因学证据将糖尿病分为 4 大类：

1. 1 型糖尿病（type 1 diabetes mellitus，T1DM）

1 型糖尿病也被称为胰岛素依赖型糖尿病，是指因 β 细胞遭到破坏导致胰岛素分泌绝对不足，患者需要使用胰岛素来维持生命的糖尿病类型。临床以低胰岛素和 C 肽水平及酮症倾向为特征，分为 1A 型和 1B 型两类。

2. 2 型糖尿病（type 2 diabetes mellitus，T2DM）

2 型糖尿病也被称为非胰岛素依赖型糖尿病，其特征为胰岛素作用异常和/或分泌障碍，通常在糖尿病有明显临床表现时两者均存在。该型糖尿病确切病因尚不清楚，目前认为遗传因素可增加疾病易感性，加上环境因素的作用导致高血糖发生。2 型糖尿病多见于中年或老年人，也可以发生在青少年。

根据流行病学调查数据显示，2 型糖尿病在糖尿病患者中最为多见，可占到患者总量的 90%~95%。我国已成为全球糖尿病患病率增长最快的国家之一，根据 2008 年的数据，我国 20~39 岁年龄组的糖尿病患病率为 3.2%，2013 年这一数据上升到了 5.9%，糖尿病前期的患病率也从 9.0%增加到了 28.8%。2015 年，我国成年人糖尿病患者人数为 1.096 亿，居世界第一位，糖尿病相关医疗支出高达 510 亿美元。2019 年，我国糖尿病患者数量为 1.164 亿。2020 年，我国成年人糖尿病患病率已达 12.8%，60 岁以上人群糖尿病患病率更高达 30.2%。有研究预测，至 2030 年我国的糖尿病患者数量将突破 1.4 亿。另外，我国儿童和青少年 2 型糖尿病的患病率也在显著增加，老年人、男性、城市居民、经济发达地区居民、超重和肥胖者的糖尿病患病率更高。由于糖尿病易合并大血管及微血管并发症，有近半数糖尿病患者最终会死于心脑血管事件，如此高的糖尿病发病率，严重威胁着我国公民健康，给患者个人、家庭以及社会带来了沉重的负担。

3. 其他特殊类型糖尿病

其他特殊类型糖尿病是在不同水平上（从环境因素到遗传因素或两者间的相互作用）病因学相对明确的一类高血糖状态。

4. 妊娠糖尿病（gestational diabetes mellitus，GDM）

妊娠糖尿病是指妊娠期间发生的不同程度的糖代谢异常。不包括孕前已诊断或已患糖尿病的患者，后者称为糖尿病合并妊娠。

（二）病理生理

糖尿病的病因和发病机制极为复杂，至今未完全明晰。不同类型的糖尿病病因不尽相同，即使在同一类型中也存在异质性。总的来说，遗传因素及环境因素共同参与其发病。胰岛素由胰岛 β 细胞合成和分泌，经血液循环到达体内各组织器官的靶细胞，与特异受体结合并引发细胞内物质代谢效应，在这过程中任何一个环节发生异常均可导致糖尿病。

在糖尿病的自然进程中，无论其病因如何，都会经历几个阶段：患者已存在糖尿病相关的病理生理改变（如自身免疫抗体阳性、胰岛素抵抗、胰岛 β 细胞功能缺陷）相当长时间，但糖耐量仍正常；随病情进展首先出现糖调节受损（impaired glucose regulation，IGR），包括空腹血糖受损（impaired fasting glucose，IFG）和/或糖耐量减退（impaired glucose tolerance，IGT），IGR 代表了正常葡萄糖稳态和糖尿病高血糖之间的中间代谢状态，最后进展至糖尿病。

（三）症状与体征

糖尿病患者的症状主要表现为三多一少（多食、多饮、多尿、消瘦）、感染、外伤愈合延迟、视力模糊、疲劳等。1 型糖尿病可具有以上所有或绝大多数症状，但 2 型糖尿病患者起病隐匿，早期可无任何症状，后期其三多一少的症状也没有 1 型糖尿病患者明显。

对于糖尿病患者来说，糖尿病早期症状轻，大多无体征。久病者常因失水、营养障碍、继发感染以及心血管、神经、肾、眼、肌肉、关节等部位并发症而出现各种体征。

（四）危险因素

糖尿病的患病危险因素主要包括遗传因素和环境因素。具体来说，糖尿病家族史、累积吸烟量大、高血压、高脂血症、肥胖、高热量饮食、缺乏锻炼、喜食甜食及油腻食物等都是引起糖尿病发生的危险因素。

对于糖尿病患者来说，要特别注意预防并发症的发生，并发症控制不佳是糖尿病的主要危险因素，同时并发症是糖尿病致死、致残的最主要原因。42.5% 的糖尿病患者至少有一种并发症。糖尿病的急性并发症主要是糖尿病酮症酸中毒（DKA）和高渗性非酮症糖尿病昏迷（NHDC）。DKA 是 1 型糖尿病患者突出的并发症，2 型糖尿病患者很少出现自发性 DKA，但在应激、严重感染、中断治疗等诱因下也可发生。NHDC 则多见于老年糖尿病患者，好发年龄为 50~70 岁。糖尿病的慢性并发症主要包括大血管病变（动脉粥样硬化、冠心病、脑卒中）、微血管病变（视网膜病变、肾病）、周围及自主神经病变（感觉异常、痛觉过敏、腱反射减弱或消失、静息心率提高、心血管反应减弱、血压异常、运动能力下降）、糖尿病皮肤病变及糖尿病足等。

## 二、运动康复评定

虽然运动康复对于糖尿病患者效果显著，但糖尿病患者若要进行运动康复必须通过专门评定。

### （一）胰岛功能评定

胰岛功能评定是糖尿病患者进行运动康复应首要关注的问题，有关胰岛功能评定主要包括以下几方面内容：

1. 糖尿病的诊断标准

根据国际通用的 WHO（1999 年）诊断标准，糖尿病诊断指标分别是空腹血浆葡萄糖或 75g 口服葡萄糖耐量试验（OGTT）后 2h 血浆葡萄糖的值。但若仅进行空腹血糖检查则糖尿病的漏诊率较高，故同时检查空腹血糖及 OGTT 后 2h 血糖值诊断结果会更准确。糖代谢状态分类标准及糖尿病的诊断标准见表 5-1-1 和表 5-1-2。

表 5-1-1　糖代谢状态分类标准（WHO 1999）

| 糖代谢分类 | 静脉血浆葡萄糖/（mmol·L⁻¹） | |
| --- | --- | --- |
| | 空腹血浆 | OGTT 后 2h 血糖 |
| 正常血糖（NGR） | <6.1 | <7.8 |
| 空腹血糖受损（IFG） | ≥6.1，<7.0 | <7.8 |
| 糖耐量异常（IGT） | <7.0 | ≥7.8，<11.1 |
| 糖尿病（DM） | ≥7.0 | ≥11.1 |

注：IFG 和 IGT 统称为糖调节受损，也称糖尿病前期。

表 5-1-2　糖尿病的诊断标准

| 诊断标准 | 静脉血浆葡萄糖水平/（mmol·L⁻¹） |
| --- | --- |
| （1）典型糖尿病症状（多饮，多尿，多食，不明原因的体重下降）加上随机血糖或加上（2） | ≥11.1 |
| （2）空腹血糖（FPG）或加上（3） | ≥7.0 |
| （3）OGTT 后 2h 血糖无典型糖尿病症状者，需改日复查确认 | ≥11.1 |

注：空腹状态指至少 8h 没有进热食；随机血糖是指不考虑上次用餐时间，一天中任意时间的血糖，不能用来诊断空腹血糖异常或糖耐量异常。

2011 年开始，WHO 建议具备条件的国家和地区采用糖化血红蛋白（HbAlc）来诊断糖尿病，该诊断切点为 HbAlc≥6.5%。根据国内一些研究结果显示，我国成年人采用 HbAlc 诊断糖尿病的最佳切点为 6.2%～6.4%。

此外，急性感染、创伤及其他应激情况下也会出现暂时性血糖增高，若没有明确的糖尿病病史，暂时性血糖增高不能诊断为糖尿病，须在应激消除后复查，再确定糖代谢状态。

2. 运动前检测血糖

定期检测血糖是管理糖尿病和确保患者安全运动的关键。糖尿病患者应养成在运动前和运动后检测血糖的习惯。建议糖尿病患者在进行运动康复前检测血糖并根据运动前血糖情况决定是否运动以及是否采取相关措施。

如果患者运动前血糖为以下情况则可进行运动：

① 血糖值在 5.6~13.9 mmol/L；

② 运动前血糖值低于 5.6 mmol/L（但运动前需摄入碳水化合物 20~30 g）；

③ 血糖值在 14.0~16.7 mmol/L，尿液中没有酮，并且糖尿病患者自我感觉良好；

具体来说，对于使用胰岛素或磺酰脲类、氯茴苯酸类刺激胰岛素释放药物的糖尿病患者，如果运动前的血糖比较低（低于 5.6 mmol/L），患者需要在运动期前补充一些碳水化合物食品，以避免低血糖。尤其对于使用胰岛素的患者，其具体的碳水化合物补充量取决于患者胰岛素的剂量、使用时间及运动类型。并且根据运动持续时间和运动强度，糖尿病患者可能需要在运动前、运动中和运动后额外补充食物，以防止低血糖。

3. 运动过程中的血糖控制

在运动过程中，建议糖尿病患者的血糖保持在 100~250 mg/dL，应避免糖尿病患者在运动过程中出现低血糖或高血糖以确保其运动的安全性。

（1）运动过程中的低血糖相关问题：

运动本身有助于将葡萄糖从血液转移到工作肌之中，这就存在使血糖下降到非常低的可能。糖尿病患者发生低血糖时会出现颤抖、虚弱、异常出汗、心悸、紧张、焦虑、嘴部和手指刺痛以及昏迷等症状。对于使用胰岛素或口服增加胰岛素分泌药物的患者来说，如果药物剂量或碳水化合物摄入量较日常活动没有改变，则体力活动会导致低血糖症。在未使用胰岛素或可促进胰岛素释放药物的患者中，低血糖并不常见，故通常这类糖尿病患者在运动过程中一般不采用低血糖的预防措施。与此同时，如果患者是在白天晚些时候进行运动，患者还需注意在运动后入睡可能会出现低血糖，尤其是当患者使用胰岛素时，应注意运动后延迟发生的低血糖，通常发生在运动后 6~15 h，是运动后肝和肌肉补充葡萄糖储存的结果。故糖尿病患者运动过程中的血糖监测应包括运动后 6~15 h 的血糖监测，并且应根据运动后的血糖情况来确定是否需要额外补充食物，食物应含有碳水化合物（约15 g）和蛋白质（7~8 g），具体的食物摄入要求应咨询医生。

（2）运动过程中的高血糖相关问题：

糖尿病患者进行运动首先应关注的问题是低血糖，但也应关注与低血糖相反的问题——多糖症或高血糖。对于 1 型糖尿病患者来说，一旦血糖大于 13.9 mmol/L，应暂停运动并根据具体情况决定延迟进行运动还是降低运动强度。根据美国糖尿病学会相关指南：

① 当血糖高于 13.9 mmol/L，并且尿液中含有酮，糖尿病患者应当避免体力活动。

② 当血糖超过 16.7 mmol/L，但尿液中没有酮，出现高血糖症可以运动但需谨慎。

由以上可见，只要糖尿病患者自我感觉良好，体内有充足的水分，尿液中没有酮，就没有必要仅仅因为高血糖而推迟运动。为了保证运动时的安全，糖尿病患者需要由专业人员根据其具体情况确定最为合适的运动方案。

（二）胰岛素使用的评定

使用胰岛素的糖尿病患者在运动康复过程中，对于胰岛素的用量也应进行调整，调整时需要参考患者使用的胰岛素类型、运动强度、运动时间等具体情况。

（1）速效和短效胰岛素发挥作用的时间较快，出现峰值时间短。这类胰岛素常在餐前使用，而且需要在运动前进行调整。胰岛素减量取决于运动强度。如果在进食 2 h 内进行运动，餐前胰岛素应当减少 5%~30%（低强度运动需要减少 5%，高强度和持续时间长的运动需要减少 30%）。

（2）中效胰岛素起作用持续时间较长，如进行长时间运动，通常不需要调整中效胰岛素的剂量。

（3）长效胰岛素没有太多的峰值，相反，它提供 24 h 或更长时间的低量但恒定的胰岛素水平。像使用中效胰岛素的群体一样，使用长效胰岛素的群体在运动前和运动后的使用剂量一般不需要进行调整。还有一个需要注意的问题，胰岛素峰值时间内不推荐进行运动，除非是进行低强度运动或者是在糖尿病患者额外补充碳水化合物的情况下。通过监测运动前、运动中和运动后的血糖水平，糖尿病患者可以对进食和胰岛素剂量作出调整。

（三）慢性并发症的评定

如果患者已有微血管疾病并发症（眼睛、肾或神经疾病）或大血管疾病（心脏病），在专业的医护人员进行评估之前，患者不能进行较高强度的运动。如果糖尿病患者有以下情况时，在运动前需要进行一次运动负荷试验。

（1）正计划参加较高强度活动，而不是低或中等强度活动。

（2）超过 40 岁（或者超过 30 岁，伴有以下任何一项）。

（3）患糖尿病超过 10 年。

（4）有心脏病、心脏病家族史或高胆固醇血症。

（5）脚或腿部的循环不畅（或行走时小腿疼痛）。

（6）有糖尿病引起的眼病、肾病、麻木、灼热、刺痛、脚部感觉丧失或从座位上站起时眩晕。

（7）没有持续性地控制血糖水平。

（8）其他任何影响运动的状况，包括关节疼痛、关节炎或其他慢性病。

一些与糖尿病相关的疾病也可能影响糖尿病患者的运动选择，包括糖尿病视网膜病变、周围神经病变和肾病。眼科医生每年进行的扩瞳检查可以确定糖尿病患者是否有眼部问题，并且可以作为能否进行较高强度运动的参考条件。糖尿病视网膜病变是以视网膜微循环异常为主要病理特征的致盲性眼病，为糖尿病严重并发症之一。如果出现这种疾病，应避免某些活动，轻度视网膜病变不会影响糖尿病患者的运动选择，但如果糖尿病患者有中度非增生性糖尿病视网膜病变，则需要避免进行那些过度影响血压的运动（如高强度抗阻运动）。如果糖尿病患者有严重的非增生性视网膜病变，应避免运动和提重物。患有不稳定增生性视网膜病变的糖尿病患者主要应参加低冲击的心肺耐力性运动，如步行、游泳和骑固定自行车。如果出现视网膜出血的情况，则不应该进行任何运动。

对于初诊糖尿病或已有糖尿病病史的患者，当出现足部感染、溃疡或组织破坏，并常伴有下肢神经病变和/或周围动脉病变（peripheral arterial disease，PAD）而被诊断为糖尿病足的患者应认真进行足部评定，糖尿病足相关评定是糖尿病运动康复评定的重点内容。在进行糖尿病运动康复前应就患者糖尿病足情况明确诊断，完成分级评估并在有效控制且经相关医生允许后进行运动康复。目前临床上广为接受的糖尿病足分级方法主要是Wagner分级（表5-1-3）和Texas分级（表5-1-4）。Wagner分级方法是目前临床及科研中应用最为广泛的分级方法。Texas分级方法从病变程度和病因两个方面对糖尿病足溃疡（diabetic foot ulcer，DFU）及坏疽进行评估，该方法很好地体现了患者足部创面感染和缺血的情况，相对于Wagner分级在评价创面的严重性和预测肢体预后方面更好。

表5-1-3　Wagner分级糖尿病足的临床表现

| Wagner分级 | 临床表现 |
| --- | --- |
| 0级 | 有发生足溃疡的危险因素，但目前无溃疡 |
| 1级 | 足部表浅溃疡，无感染征象，突出表现为神经性溃疡 |
| 2级 | 较深溃疡，常合并软组织感染，无骨髓炎或深部脓肿 |
| 3级 | 深部溃疡，有脓肿或骨髓炎 |
| 4级 | 局限性坏疽（趾、足跟或前足背），其特征为缺血性坏疽，通常合并神经病变 |
| 5级 | 全足坏疽 |

表5-1-4　Texas分级糖尿病足的临床特征

| Texas分级及分期 | 临床特征 |
| --- | --- |
| 分级 | |
| 0级 | 足部溃疡史 |
| 1级 | 表浅溃疡 |
| 2级 | 溃疡累及肌腱 |
| 3级 | 溃疡累及骨和关节 |
| 分期 | |
| A期 | 无感染和缺血 |
| B期 | 合并感染 |
| C期 | 合并缺血 |
| D期 | 感染和缺血并存 |

（四）康复疗效评定

糖尿病运动康复疗效的评定应与临床上疗效评价一致，即通过多种方法手段的共同作用，使糖尿病患者的血糖控制达到理想的目标（表5-1-5）。

表 5-1-5　糖尿病控制目标表

|  | 理想 | 良好 | 差 |
|---|---|---|---|
| 空腹血糖/(mmol·L$^{-1}$) | 4.4~6.1 | ≤7.0 | >7.0 |
| 餐后2 h血糖/(mmol·L$^{-1}$) | 4.4~8.0 | ≤10.0 | >10.0 |
| 糖化血红蛋白/HbAlc% | <6.5 | 6.5~7.5 | >7.5 |
| 血压/mmHg | <130/80 | 130/80~140/90 | ≥140/90 |
| BMI（男） | <25 | <27 | ≥27 |
| BMI（女） | <24 | <26 | ≥26 |
| 血脂/mmol |  |  |  |
| TC | <4.5 | ≥4.5 | ≥6.0 |
| TG | <1.5 | 1.5~2.2 | >2.2 |
| HDL-C | >1.1 | 1.1~0.9 | <0.9 |
| LDL-C | <2.6 | 2.6~3.3 | >3.3 |

（五）日常生活活动能力评定

有关糖尿病患者进行运动康复常用的日常生活活动能力评定技术包括 Barthel 指数评定（详见第二章第四节"日常生活活动能力评定"相关内容）和功能独立性评定（FIM）。

（六）社会参与能力评定

因糖尿病患者出现不同程度身体结构异常及生理功能障碍时，不仅会导致日常生活活动能力受限，还将随着日常生活活动能力的受限而导致生活质量下降，学习、工作和劳动能力的受限。糖尿病患者社会参与能力评定技术主要包括生活质量评定和职业评定等。

三、运动康复治疗

大量的理论和实践成果证明，运动对于糖尿病具有较为显著的干预效果，可以改善糖尿病血糖控制，增加胰岛素敏感性，降低并发症发生风险，减缓糖尿病进展。因此，运动已经成为糖尿病综合治疗的一部分。规律的持续一段时间的体育活动可以使糖尿病患者多方面获益。由于糖尿病类型较多，病因和临床表现也较为复杂，因此目前涉及开展运动康复的人群除小部分 1 型糖尿病患者外，主要是 2 型糖尿病患者。糖尿病患者进行运动的益处和糖尿病运动康复的机制见二维码。

糖尿病患者进行运动的益处

糖尿病运动康复的机制

（一）康复目标

糖尿病患者进行运动康复的目标主要包括：

（1）消除高血糖等代谢紊乱所引起的各种症状。

（2）纠正糖代谢紊乱，控制高血糖，使血糖降到正常或接近正常水平。

（3）纠正脂代谢紊乱及其他代谢异常。

（4）防治各种急、慢性并发症的发生和发展，减少患者的致残率和病死率。

（5）通过糖尿病教育，使患者掌握糖尿病的防治知识、必要的自我监测技能和自我保健能力。

（6）改善糖尿病患者的生活质量。

（二）康复的原则

糖尿病患者的运动康复应遵循以下原则开展：

（1）糖尿病运动康复应确保患者安全，提高治疗有效性，遵循循序渐进、量力而行、持之以恒的总原则。

（2）糖尿病运动康复以中等及以上的强度有氧运动为主，每周至少150 min，运动形式选择应基于个体喜好及机体健康状况综合考虑。

（3）糖尿病运动康复方案制订应遵循个体化原则，经培训的临床医师（主要指糖尿病专科医师、糖尿病专病医师或全科医师）及康复治疗师（经培训合格的具有运动处方师资质的护士、有资质的运动健身教练/体育学专业人员）等共同制订，由康复治疗师指导实施。

（4）糖尿病运动康复方案的调整应遵循由少至多、由轻至重、由简至繁、周期性及适度恢复的原则。

不同类型的糖尿病由于发病机制不同，其运动康复的原则也有所不同：

（1）1型糖尿病运动康复的原则：一旦诊断明确，即应开始胰岛素治疗；胰岛素治疗同时还可配合饮食疗法和适当运动；运动的目的是增加患者的活动能力，保持整体健康。

（2）2型糖尿病运动康复的原则：在改善患者的生活方式、实施饮食控制和运动治疗基础上，同时给予合理药物治疗，以达到控制血糖、消除症状、减少并发症的目的。

（三）适应证与禁忌证

1. 适应证

目前国内外普遍认为，最适于进行运动康复的是病情控制稳定的2型糖尿病患者，其中又以体重超重的2型糖尿病患者进行运动康复最为适宜。此外，少部分稳定期的1型糖尿病患者也可以进行运动康复。目前国内专家普遍认为，进行运动康复的糖尿病患者首先应为非妊娠状态糖尿病患者。

2. 禁忌证

大多数糖尿病患者是适宜进行运动康复的。但合并有心脑血管疾病的糖尿病患者需要完成相关检查，由医生根据检查结果评估是否适宜运动。

（1）糖尿病患者进行运动康复的禁忌证有：

① 不稳定型心绞痛发作；

② 出现持续的窦性心动过速（非运动状态下心率保持在120次/min以上）；

③ 出现未控制的房性或室性心律不齐；

④ 安静时 SBP ≥ 200 mmHg 和/或 DBP ≥ 110 mmHg，或直立后 BP 下降 > 20 mmHg，并伴有明显症状者；

⑤ 运动中 SBP ≥ 180 mmHg 和/或 DBP ≥ 110 mmHg；

⑥ 出现未控制的心力衰竭；

糖尿病患者运动康复的风险

⑦ 存在明显的主动脉瓣狭窄；

⑧ 出现三度房室（AV）传导阻滞且未安置起搏器；

⑨ 患有活动性心包炎或心肌炎；

⑩ 糖尿病合并有血管病变不能行走者或存在急性血栓性静脉炎、新近形成的栓塞；

⑪ 糖尿病合并增殖型视网膜病变视力严重受损、严重肾功能衰竭等。

（2）出现下列情况时，暂时不宜进行运动康复，待病情好转并稳定后再进行：

① 糖尿病未得到有效控制和当 2 型糖尿病患者运动时血糖水平超过 16.7 mmol/L（300 mg/dL）时，即使没有酮体，也应谨慎运动；

② 当血糖水平<70 mg/dL（<3.89 mmol/L）或自我感觉有低血糖症状时，应及时补充碳水化合物，可以在血糖调整后或在 12 h 后运动；

③ 糖尿病合并急性感染、糖尿病足等情况应先控制病情，病情控制稳定后方可逐步恢复运动。

对糖尿病患者进行问诊和评估，有助于识别潜在的运动康复禁忌证，进而提高运动康复的安全性。对有急性代谢紊乱如糖尿病酮症酸中毒、糖尿病高渗性昏迷、糖尿病乳酸性酸中毒、急性脑血管意外（脑出血、脑梗死），以及严重肺心病，换气功能障碍、肝肾功能不全或衰竭的糖尿病患者严禁进行运动。有绝对禁忌证的患者在病情稳定或进行适当治疗后才可以进行运动康复；对于有相对禁忌证的患者应在仔细评估后才能决定是否进行运动康复。

（四）运动康复技术

运动康复是糖尿病患者健康管理的重要内容，是糖尿病综合康复治疗不可缺少的一部分，也是糖尿病康复治疗的基石之一和实现患者血糖达标的关键。糖尿病患者进行运动康复主要采用有氧运动、抗阻运动和柔韧性练习，此外民族传统体育运动也被证明在糖尿病患者的运动康复中有效。

1. 制订糖尿病运动康复方案的指导思想

（1）综合评估个体化：

糖尿病患者的个体化运动康复方案强调应充分考虑患者的个人情况，根据患者的身体状况（健康和体能）、需要、受限情况、运动适应性来制订运动康复方案。要根据相关原则制订较为详细的运动康复方案，方案应具体到何时、何地、采用哪种运动方式、多大强度、多长时间等，以全面提高患者的运动积极性和依从性。

（2）糖尿病教育和运动指导长期化：

尽管规律运动对糖尿病患者的益处越来越受到重视，但要改变患者的体力活动方式仍然非常困难，尤其是坚持改变生活方式。需要采用积极有效的策略帮助糖尿病患者开始运动并保持运动习惯。糖尿病的教育和指导应该是长期和及时的，特别是当血糖控制较差、需调整治疗方案时，或因出现并发症需进行胰岛素治疗时，须给予患者具体的教育和指导。而且糖尿病教育应尽可能标准化和结构化，并结合具体情况做到"因地制宜"。同时，糖尿病患者的健康教育和运动指导还应与营养控制紧密结合。

（3）运动康复方案实施多样化：

糖尿病运动康复方案应遵循 FITT 原则实施，即围绕运动频率（frequency）、运动强度（intensity）、运动形式（type）和运动时间（time）这 4 个变量要素制订糖尿病患者运动康复方案。在方案具体制订过程中，可以根据患者的具体情况对这几个变量因素进行灵活调整，用运动量来估算运动康复方案的总能量消耗（EE）是否达到运动目的。例如，选择 70%HRmax 的运动强度，持续运动时间为 20~30 min；高于此强度，持续运动时间可为 10~15 min；低于此强度，则持续运动时间可为 45~60 min。对于运动形式也可以根据个人喜好和适应情况进行灵活选择。

（4）生活方式干预综合化：

健康教育、营养管理与合理饮食、安全有效的体力活动等应该贯穿于糖尿病患者预防、治疗的全程。在一般人群中开展健康教育，提高人群对糖尿病防治的知晓度和参与度，倡导合理膳食、控制体重、适量运动、限盐、控烟、限酒、心理平衡的健康生活方式，可增强普通群众的糖尿病防治意识。糖尿病前期患者可通过饮食控制和运动来降低糖尿病的发生风险，并定期随访及给予社会心理支持，以确保患者的生活方式改变能够长期坚持下来。定期检测血糖，同时密切关注其他心血管危险因素（如吸烟、高血压、血脂异常等），并给予适当的干预措施。

2. 糖尿病的运动康复方案

糖尿病群体进行运动康复可采用的运动方式有多种，具体的糖尿病运动康复方案应根据患者的自然情况、糖尿病类型等具体而定，虽然运动康复方案会有不同，但运动康复的目标都是改善患者健康情况。动和柔韧性练习，以及适当的民族传统体育方法训练。针对糖尿病患者主要包括以有氧运动为主和以抗阻运动为主的两种运动康复方案，同时这两种运动方案都建议将柔韧性练习、平衡训练以及民族传统体育方法作为有益补充。如果患者超过 40 岁，需要进行一些平衡训练。

（1）以有氧运动为主的运动康复方案：

每天进行有氧运动对 1 型和 2 型糖尿病患者都是有益的。对于 1 型糖尿病患者来说，每天的体力活动有助于维持胰岛素水平和食物摄入之间的平衡。而对于 2 型糖尿病患者重点则在于运动的能量消耗和体重管理。表 5-1-6 对糖尿病患者的有氧训练运动是目标，而不是初始水平。如果糖尿病患者只是刚开始进行运动，则应逐渐地适应运动，而不是简单地仅为达到运动建议目标而运动。同时，糖尿病患者在运动过程中必须监测血糖水平有没有受到运动的影响。具体来说，以有氧运动为主的糖尿病运动康复方案应遵循以下要求进行制订：

① 运动频率：每周 3~7 次。

② 运动强度：65%~85%HRmax，相当于 RPE 的 12~16（6~20 级评级），要想达到较好的控制血糖效果，建议采用中等以上的运动强度（≥70%HRmax）。

③ 持续时间：可以有多种形式，多数人可以单次运动时间为 40~60 min；不经常运动或运动能力较低的 1 型糖尿病患者运动时，一次运动至少 10 min，每日 2~3 次，可以每周累计进行 150 min 中等或较大运动强度有氧运动；进行每周累计 300 min 的有氧运动将对患者血糖控制更加有利。一般认为，随着运动总量的增加，身体的获益也更多。

④ 运动方式：可采取步行、慢跑、骑自行车、爬山、游泳、跳舞、打太极拳等运动方式，也可在室内进行跑步机、固定自行车等活动。大部分运动方式对于糖尿病运动康复方案都是适宜的，具体运动方式可以按照个人兴趣选择。此外，如果进行运动的糖尿病患者不能做负重或高冲击性活动，那么坐姿练习、水中有氧运动和卧骑自行车则为合适的选择。

表 5-1-6　糖尿病患者有氧运动建议

| | 1 型糖尿病患者 | 2 型糖尿病患者 |
|---|---|---|
| 运动频率 | 每周隔日或每日 | 每周隔日或每日 |
| 运动强度 | 中等至较高强度 | 中等至较高强度（但可能从低强度开始） |
| 运动时间 | 每周至少 150 min 的中等强度活动，或 75 min 较高强度活动，或两种强度的组合 | 每周至少 150 min 的中等至较高强度活动 |
| 运动类型 | 大肌肉群的运动，如散步、骑自行车、慢跑和水中有氧运动 | 大肌肉群的运动，如散步、骑自行车、慢跑和水中有氧运动 |

（2）以抗阻运动为主的运动康复方案：

包含有氧运动和抗阻运动的运动康复方案可以优化糖尿病患者血糖水平，并且抗阻运动对 2 型糖尿病患者骨骼肌内代谢和骨骼肌功能也具有改善作用，糖尿病患者在进行有氧运动的同时，每周还应进行 2~3 次中等强度及以上强度的抗阻运动。以抗阻运动为主的糖尿病运动康复方案应遵循以下原则进行制订：

① 运动频率：每周进行 2~3 次，或在每次有氧运动后进行抗阻运动。

② 运动强度：从低强度开始，一般可到 60%~80% 1 RM 甚至 100% 1 RM，RPE11~15（6~20 级评级）。

③ 运动时间：以抗阻运动为主的情况下，可以持续 30 min 左右；如在有氧运动后进行抗阻运动，每次可以持续 10~20 min。

④ 运动方式：可选择简易哑铃、器械练习、弹力带，以及在健身房借助牵拉器械、推举练习器械等方式对各部位肌群进行训练。

抗阻运动锻炼的肌群。抗阻运动锻炼的肌群主要有胸部肌群、腹部肌群、背部肌群、腰部肌群、上肢上臂肌群、上肢前臂肌群、大腿肌群、小腿肌群、跟腱部。上述肌群并非每次都要练到，而是根据每次运动的时间及是否与有氧运动组合等选择性地进行练习。每组肌群选三个不同的动作，每个动作为一组，每次 1~3 组，每组重复 8~12 次。

糖尿病患者最好在专业人员监督下进行抗阻运动，同时在采用这一运动方案过程中还需采取一些预防措施，如果进行运动的糖尿病患者有微血管疾病，要注意这一运动方案对眼睛、肾和关节的潜在损害，如举重时的紧绷状态可导致增生性和重度非增生性眼病患者出血和视网膜脱落的风险增加。如果有不稳定的糖尿病视网膜病，抗阻运动可能不适合进行。此外，如果糖尿病患者有神经受累的情况，也应加以重视。此外，糖尿病群体由于足部感觉缺乏，脚部肌肉和韧带变弱，会更容易患脚部溃疡和骨骼损伤。如果患者伴有糖尿病引起的肾病（肾损害），较高强度抗阻运动会增加蛋白质排出，在患者运动康复过程中应加以注意。增加肌肉量同时减少脂肪组织，可以降低胰岛素抵抗，并改善血糖。拥有良好的力量素质能改善糖尿病患者的平衡、体态、移动能力和日常生活能力。表 5-1-7 提供了针对 1 型和 2 型糖尿病的抗阻运动建议。

表 5-1-7　糖尿病患者抗阻运动建议

| | 1 型 | 2 型 |
|---|---|---|
| 运动频率 | 每周在非连续日进行 2~3 次 | 每周在非连续日进行 2~3 次 |
| 运动强度 | 中等至较大强度 | 从低至中等强度开始，努力达到中等至较大强度 |
| 运动时间 | 每个动作重复 8~15 次<br>8~10 个动作<br>每个动作 1~3 组 | 每个动作重复 8~15 次<br>8~10 个动作<br>每个动作 1~3 组 |
| 运动类型 | 抗阻器械和自重训练 | 抗阻器械和自重训练 |

（3）柔韧性和平衡的运动康复方案：

柔韧性和平衡训练也是糖尿病群体训练计划的一个重要组成部分，柔韧性训练通过柔和的肌肉拉伸和慢动作练习增加肌肉灵活性及关节活动范围，进而减少运动相关损伤。平衡训练有助于降低摔倒风险，尤其适用于年龄 40 岁以上患有糖尿病周围神经病变的人群，建议这一人群每周进行 2~3 次柔韧性和平衡训练。

糖尿病患者的柔韧性训练通常建议采用静态拉伸，即将身体保持一个姿势，使相关肌肉产生紧张感，保持 15~30 s。运动过程中的动态拉伸也可以起到作用。基于 FITT 原则，表 5-1-8 为所有类型的糖尿病群体都提供了柔韧性训练建议。

表 5-1-8　糖尿病患者柔韧性训练建议

| | 1 型和 2 型糖尿病患者 |
|---|---|
| 运动频率 | 每周 2~3 天 |
| 运动强度 | 拉伸到肌肉紧张（无疼痛感） |
| 运动时间 | 每个拉伸动作保持 10~30 s（或者在该时间段内进行动态拉伸）每个拉伸动作重复 2~4 次 |
| 运动类型 | 上肢和下肢 4 个或 5 个练习（可以是静态或动态的） |

如果糖尿病运动康复的对象是中老年人，其每周的运动康复中可增加一次平衡训练。因为随着年龄的增长，人体的平衡素质开始下降，而糖尿病会加速这种下降的现象，进而增加糖尿病患者跌倒的风险。如果糖尿病患者糖尿病足的情况出现恶化，不仅将改变患者的走路方式，还将增加患者跌倒的风险。糖尿病患者的平衡训练可采用简单方式进行，如单脚站立练习；针对下肢或核心肌群的抗阻运动也可以提高糖尿病患者站立和行走时的平衡能力；进行柔韧性练习时，让糖尿病患者做全关节运动也可以改善其平衡能力；太极拳、瑜伽、跳舞也有助于糖尿病患者保持更好的平衡能力。

（4）民族传统体育运动的运动康复方案：

民族传统体育运动在糖尿病运动康复过程中也被充分证明是有效性的，尤其是太极拳和八段锦。

以太极拳进行糖尿病运动康复方案为例。由于太极拳的种类很多，目前应用于 2 型糖尿病运动康复的太极拳主要为简化 24 式太极拳。此外，整套太极拳动作相对复杂，老年人学练难度较大，现有研究表明，只选用太极拳中如云手、野马分鬃等某些动作进行练习对于糖尿病康复也是有效的，故患者可以根据个人的具体情况而选择是练习太极拳单个动作还是整套动作进行练习。

① 运动时间和频率：通过太极拳进行运动康复的时间，应该与饮食、药物等治疗相互协调，可在餐后 1~2 h 进行，也可在早餐前进行。运动时间选择的原则为避免出现低血糖反应。因此，使用胰岛素的患者应在胰岛素使用之前运动，服用降糖药的患者应避开药物作用的高峰期。具体的实施频率以每周 3~6 次为宜，持续时间为 8~24 周不等，一般认为，长期坚持太极拳运动，对身体各方面素质的提高更为有益。

② 运动强度：一般应达到中等强度的有氧运动强度，运动时的心率区间应在 110~134 次/min。在运动过程中，运动量应逐渐增加，一般从最小有效运动强度开始，每次锻炼时间除去准备活动和整理活动，持续 10~30 min。依照不同患者的实际情况，可适当调整动作姿势的高低，以调节运动强度和运动量。

运动强度可通过自我运动主观感觉进行评价。以下三项指标有助于对中等强度运动进行较准确的界定：

a. 运动时心跳和呼吸加快，但呼吸不急促；

b. 能持续运动 10~30 min，微微出汗，稍感累但仍能坚持运动；

c. 第 2 d 起床后无疲劳感，每次运动后感觉良好，精神、睡眠均佳，若出现相反情况应停止运动，做进一步检查，待情况好转再重新进行训练。

3. 糖尿病并发症人群的运动康复方案

（1）糖尿病合并周围神经病变者的运动康复：

糖尿病合并周围神经病变是糖尿病最常见的慢性并发症之一，病变可累及中枢神经及周围神经。其发生与糖尿病病程、血糖控制等因素相关，运动康复的作用主要是改善原发病、控制其他危险因素，如高血压和高脂血等。如果糖尿病患者有皮肤的破溃和感染应停止运动，并积极进行相关治疗。没有急性溃疡的糖尿病患者可以参加中等强度的有氧运动。患者除应积极严格地控制血糖、积极运动外，还应配合其他治疗措施，如应用神经修复和神经营养药物，改善微循环和治疗代谢紊乱。运动前要观察足部情况、预防溃疡，选择合适的鞋袜等；运动后，建议进行小腿胫前和足部的护理。

（2）糖尿病合并增殖性视网膜病变者的运动康复：

糖尿病合并视网膜病变是最常见的微血管并发症之一。如果病情较轻，视力基本不受影响时是可以运动的，但应避免进行增加颈部以上眼内压力的抗阻运动。未被控制的视网膜病变患者，应避免会明显增加眼内压及提高出血风险的运动，可以选择在室内走步机上进行中低强度的运动。

（3）糖尿病合并肾损害者的运动康复：

目前，没有报道表明运动对糖尿病合并肾损害患者有不利影响。根据美国运动医学学会和美国糖尿病学会发布的相关指南，糖尿病患者出现微量蛋白尿，甚至是进行透析期间，也鼓励患者进行运动训练，以提高其运动功能和生活质量。

4. 运动康复与糖尿病其他治疗的关系

体力活动和口服降糖药物的潜在交互作用还缺乏有效研究，为了预防运动诱发的低血糖，运动前应根据血糖水平和运动强度调整碳水化合物的摄入量或药物剂量。如果单纯通过运动康复改变患者生活方式不能使患者血糖达标，则应采用相关药物治疗来调整。

### 四、健康教育

#### （一）常规健康教育

糖尿病的康复治疗方案包括饮食、运动、药物、糖尿病教育、自我血糖监测。因此，糖尿病患者的健康教育应包括对于糖尿病运动康复的科学认识、对于运动康复的信心，以及养成良好运动习惯三个方面。即帮助患者掌握糖尿病的相关科学知识，提高患者对疾病的认识，增强患者运动康复的信心，坚信糖尿病通过科学合理的治疗是可以控制的，将健康的生活方式（合理饮食、适量运动、科学用药等）落实到患者的日常生活中去。

#### （二）糖尿病足的健康教育

糖尿病患者应积极进行糖尿病足的检查，尤其是病程 5 年以上、血糖控制不佳的糖尿病患者，以及以往有足部溃疡史的糖尿病患者。

当发现足背动脉搏动减弱，或出现下肢缺血、感觉迟钝、麻木、疼痛、间歇性跛行等症状时，即使无糖尿病足，也应坚持每年进行 1 次足部检查。

对拟诊或已确诊糖尿病足者，应选择合适的鞋袜，避免赤足；注意保持足部清洁、温暖、润滑；洗脚水的温度应低于 37 ℃，取暖、理疗时要防止烫伤；小心修剪指甲，不要自行修剪胼胝；积极治疗足部皮肤破损；每天坚持进行直腿抬高、踢脚跟、足趾的背伸、背屈运动等改善下肢血液循环的练习。

# 第二节　甲状腺功能亢进症

甲状腺功能亢进症是临床上常见的一种内分泌疾病，其发病率有逐年升高的趋势。综合大量的临床研究和实践结果发现，运动对于成年人甲状腺功能亢进症具有一定的康复治疗效果。科学、规律的体育活动可以使甲状腺功能亢进症患者在多方面获益。

## 一、概述

#### （一）定义

甲状腺功能亢进症（hyperthyroidism，简称甲亢）是指由于甲状腺激素合成和分泌增加，导致基础代谢提高和交感神经系统的兴奋性增加，最后甲状腺呈现高功能状态的一组疾病。甲状腺功能亢进症会造成机体的神经、循环、消化等系统兴奋性增高，引起机体氧化过程加快。

甲状腺功能亢进症按病因可分为毒性弥漫性甲状腺肿伴甲亢、多结节性甲状腺肿伴甲亢和自主高功能性甲状腺瘤。临床上可分为原发性（自身免疫性疾病）甲亢和继发性（垂体腺瘤分泌过多的促甲状腺激素所致）甲亢。临床上 90% 左右的甲亢是毒性弥漫性甲状腺肿伴甲亢和多结节性甲状腺肿伴甲亢。甲亢带有明显的家族性，80%以上的甲亢是由Graves病引起的，Graves病是甲状腺自身免疫性疾病，病因目前尚不清楚，可能和发热、睡眠不足、精神压力大等因素有关。甲亢是内分泌系统的多发病和常见病，我国的总发病率约为3%，其中，男性发病率约为1.6%，女性发病率约为4.1%，以青年女性发病最为多见。

（二）病理生理

有关甲亢的确切病因，迄今尚未明了，其发病机制复杂，相关研究提出甲亢的发病原因可能与下列因素相关。

1. 自身免疫因素

源于淋巴细胞的特异性，自身抗体长效甲状腺刺激素和甲状腺刺激免疫球蛋白能够抑制TSH，从而加强甲状腺细胞功能，刺激甲状腺滤泡增生，分泌大量T3、T4。

2. 遗传因素

甲亢有遗传倾向，目前发现其与MHC基因相关。

3. 精神刺激因素

不少患者在发病前或病情加重前往往有过某种精神创伤，如忧虑、悲伤、惊恐和痛苦等。有学者认为，精神创伤导致本病的发生机制与肾上腺皮质有关，剧烈的精神刺激会使肾上腺发生不同程度的功能不全，进而造成肾上腺皮质激素分泌不足，由于甲状腺持续而不受约束地分泌，导致循环中T3和T4的增加。

4. 其他因素

细菌感染、性激素应激等可能是本病发生和病情恶化的重要诱因。

（三）症状与体征

1. 代谢增加及交感神经高度兴奋

主要是高代谢症候群（多食、乏力、多汗、体重锐减、低热）、神经系统及精神症状（紧张忧虑、多言好动、急躁易怒、失眠不安、记忆力减退、思想不集中，可有精神症状，手、眼、舌震颤，肌腱反射亢进）、心血管系统症状（心动过速、第一心音亢进、心律失常、心脏增大、脉压增大）。

2. 程度不等的甲状腺弥漫性对称肿大

肿大程度与病情不一定平行，由于腺体中血管扩张和血流加快，在肿大的甲状腺上可听到杂音，或可以摸到如猫喘一样的颤动。

3. 眼部改变

由于交感神经过度兴奋，可表现眼裂变大、眼睑后缩、眨眼减少，呈现凝视状态或惊吓表情。患者常有眼球突出，眼部病变严重的可有视神经乳头和/或视网膜水肿、出血。视神经受到损害可引起视力减退，甚至失明。

（四）危险因素

甲亢的发病机制复杂，有研究认为，甲亢的患病危险因素主要包括遗传因素、性别、自身免疫疾病史、精神刺激等。具体来说，近亲中有甲亢发病者，尤其是与甲亢患者有相同的生活环境和遗传背景，会显著增加甲亢发病风险。此外，女性较男性具有更高的甲亢发病风险。同时，多国的流行病学研究报告指出，高碘摄入会增加甲状腺疾病发生的风险，包括甲状腺功能亢进症。

## 二、运动康复评定

### （一）体格评定

由于分解代谢增强，患者过多地消耗能量导致消瘦，体重锐减。主要测量患者的体重、腰围、上臂围、皮褶皮脂厚度等指标。

### （二）运动功能评定

甲亢可引起肌无力、肌病和周围性面瘫，从而导致运动功能障碍。主要采用 MMT 和关节活动测量（图 5-2-1）方法分别评定患者的肌力和关节活动度（详见第二章第二节"运动功能评定"相关内容）。

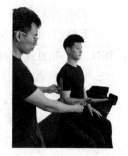

图 5-2-1　关节活动
范围测量

### （三）心功能评定

由于代谢亢进、甲状腺激素过多的毒副作用及儿茶酚胺对心脏和血管的影响，甲亢患者会出现心悸、气急，并且在活动后加剧，严重者会发生甲亢性心脏病。

心率与甲亢病情的轻重成正相关，是判断甲亢病情的重要指标。根据安静心率进行病情分度，轻度：HR<100 bpm，中度：HR 100~120 bpm，重度：HR>120 bpm。

### （四）呼吸困难与 RPE

具体方法见第四章第二节相关内容。

### （五）日常生活活动能力评定

ADL 评定采用改良 Barthel 指数评定表进行评定（详见第二章第四节）。

此外，在必要时还应对患者进行心理功能和社会参与能力进行评定，以了解其焦虑、抑郁、情感冲突等心理及情绪障碍情况，以及了解其在职业、社交和休闲娱乐活动所遇到的问题。

## 三、运动康复治疗

### （一）康复目标

通过运动康复改善甲亢患者的身体机能及身心、社会、职业功能障碍，使患者能回归社会、劳动就业、提高生活质量。

甲状腺功
能亢进症
患者运动
康复的益
处

（二）康复原则

对于甲亢患者的运动康复来说，制动与运动是对立统一的矛盾体，两者都是临床和康复治疗的必要手段，过分强调任何一方都会导致临床治疗效果不佳，因此合理处理两者关系是临床和康复治疗的关键所在。

甲亢患者代谢旺盛，在甲亢治疗的早期阶段，患者常表现为易疲劳，周身无力，工作效率低下，甚至发生肌无力。在此阶段，患者应尽量减少活动，以休息为主。因为活动量增加将造成组织需氧量的增加，从而加重甲亢的高代谢状态，使物质代谢和氧的消耗均增加。甲亢患者常表现为易疲劳，周身无力，工作效率低下，甚至发生肌无力。同时，运动量增加还可加重其心脏负担和引起血压明显异常，不利于甲亢病情的控制。反之，充分休息可使全身各部分放松，新陈代谢减缓，改善机体高代谢状态。充分休息还能较好地降低大脑皮质的兴奋性，并使机体缺氧状态明显改善，减轻甲亢患者的疲劳感和乏力症状。

制动的结果必然导致肌肉失用性萎缩、关节软组织挛缩、僵硬，关节活动度下降，心肺耐力严重下降等问题，将对患者的病情不利。因此适量的运动对提高体质、康复治疗甲亢十分重要。当病情得到较好控制，症状明显改善后，可在每晚保证睡眠 6~8 h、白天休息 2~3 h 的基础上，参加一些轻微的体力活动，如外出散步 30 min，干些家务劳动及做些力所能及的日常工作。随着病情的进一步控制和好转，方可逐渐增加活动量及参加社会活动、工作和学习。

（三）适应证与禁忌证

1. 适应证

运动康复主要适于病情得到较好控制，尤其是病情好转期的甲亢患者。

2. 禁忌证

在甲亢治疗的早期阶段，不应进行运动康复，应避免因运动而加重甲亢患者的高代谢状态。

（四）运动康复技术

1. 病情好转期甲亢患者的运动康复方案（表 5-2-1）

病情好转期甲亢患者的运动康复方案主要包括有氧运动、抗阻运动、柔韧性练习三部分内容。但甲亢患者在运动康复过程中要特别注意对运动强度指标的选择，由于甲亢患者的心率本身就快，所以采用心率作为运动强度的指征不完全可靠，应联合采用代谢当量（MET）和 RPE 的方法监测运动强度。有关病情好转期甲亢患者的运动康复方案见表 5-2-1。

表 5-2-1　甲亢患者运动康复方案

| 类型 | 方式 | 频率 | 强度 | 持续时间 | 进度 | 注意事项 |
|------|------|------|------|----------|------|----------|
| 有氧运动 | 大肌肉群参与的有氧运动：步行、骑自行车、游泳等 | 每周 3~5 次 | 3~5 METs RPE：11~13 | 30~50 min | 循序渐进，运动时间和运动强度应须逐渐增加 | 日常以休息为主，运动的目的是改善肌力和有氧耐力，提高身体活动能力。运动心率不宜超过最大心率的 80% |
| 抗阻运动 | 杠铃、哑铃、弹力带，主要肌群的练习 | 每周 2~3 次，两次间至少间隔 48 h | 40%~60% 1 RM 的中等强度 | 每个动作 1~2 组，每组重复 8~12 次 | 训练强度应以能忍受为原则 | |
| 柔韧性练习 | 主要肌群的静力性拉伸 | 与抗阻运动组合进行 | 以不产生不适为宜 | 每次拉伸 10~30 s | 随着训练进展，拉伸幅度可逐渐增大，但不应引起不适 | |

2. 甲亢性心脏病患者的运动康复方案

甲亢性心脏病患者应根据其心功能的评定决定运动的方式和强度，针对心功能水平不同，患者的运动康复原则如下：

Ⅰ级：最大代谢当量为 6.5，RPE 为 13~15。采用步行、骑自行车、游泳、医疗体操、太极拳、健身气功等运动方式。

Ⅱ级：最大代谢当量为 4.5，RPE 为 9~11。采用步行、骑自行车、游泳、医疗体操等方式，但强度应该减小，运动时间也应相应缩短。还可采用放松疗法、太极拳、健身气功、不抗阻的四肢简单活动等，活动时心率增加不超过 20 次/min。

Ⅲ级：最大代谢当量为 3，RPE 为 7~8。以放松疗法、太极拳、气功、腹式呼吸练习为宜，可做不抗阻的简单四肢活动，活动时间一般为数分钟，活动时心率增加不超过 15 次/min，每次运动的累计时间可达到 30 min，每周 3~4 次。

Ⅳ级：最大代谢当量为 1.5，RPE 为 6。以放松疗法、四肢被动活动为宜，活动时心率不增加。

## 四、健康教育

### （一）健康饮食

甲亢患者因 T3、T4 分泌过多，机体的代谢率较高，营养物质的需求量相对增多，所以其饮食应须遵从三高一忌一适量原则：高热量、高蛋白、高维生素饮食，以补充机体代谢亢进的消耗；忌碘饮食，如海带、海苔、紫菜、海鱼等海产品，避免使用含碘盐；适量补充钙、磷等。避免吸烟，避免喝浓茶、咖啡、酒等，避免吃辛辣食品，特别是辣椒、葱、姜、蒜等。

## （二）情绪稳定

不良精神刺激是甲亢的病因之一。临床上，患者加重病情前常存在不良刺激。因此，患者须学会控制自身情绪，避免精神刺激。

## （三）作息规律

患者应学会合理安排学习、工作和生活，避免过度疲劳、过度紧张和压力过大；注意休息，保证睡眠质量。

## （四）科学运动

缺乏体力活动会导致患者肌肉萎缩、体力下降、心肺有氧耐力水平下降，所以在病情好转时，要进行适当的体力活动。

## （五）正确用药

患病后应尽早就医，遵照医嘱按时、按量规律服药，定期到医院复查调整药物剂量，不可自行减量或停药。

## （六）自我监督

自测脉搏、体重。若出现脉搏减慢及体重增加，是治疗有效的重要标志；若出现严重乏力、烦躁、高热、大汗、心悸，伴恶心、呕吐及腹痛、腹泻、体重锐减等，应警惕甲亢危象，须及时就诊。

# 第三节　肥胖症

肥胖症（Obesity）是由各种原因引起机体能量供需失调，饮食中能量的摄入多于机体能量的消耗，以致过剩的能量以脂肪形式储存于体内，所引起的慢性代谢性疾病。由于随着人们生活习惯的变化、工作节奏的加快，以及饮食的丰富使得肥胖症人群不断增加，并有不断年轻化的趋势。在肥胖症的康复治疗中，运动康复由于其疗效显著，安全便捷，简单易行等特点，被越来越多地应用到康复实践中，并取得了较好的效果。

## 一、概述

### （一）定义

肥胖症是指体内脂肪组织总含量和/或局部脂肪组织含量过多的一种临床综合征。肥胖症的发生常与遗传、营养、运动、环境等多种因素有关。肥胖症与多种疾病（如2型糖尿病、血脂异常、高血压等）密切相关，可损害患者身心健康，使生活质量下降，预期寿命缩短。肥胖已成为一种全球性"流行病"，全球人口的平均体重指数正逐渐增加。

2020年，全球超重人口高达26亿，约占全球总人口的38%；肥胖症的患病率约占全球总人口的14%，据推测到2035年，超重人口比例将提高到51%，肥胖症的患病率也将上升到24%。

自2000年以来，我国成年人和老年人超重率、肥胖率呈持续增长的趋势。2020年成年人肥胖率达到14.6%。根据我国2021年发布的《第五次国民体质监测公报》，我国成年人和老年人超重率、肥胖率继续增高，其中肥胖率的增长幅度尤为明显。肥胖症患者体内脂肪过多和/或分布异常、体重增加，严重影响了其身心健康和寿命。

（二）病理生理

肥胖症的致病因素尚不十分明确，目前普遍认为肥胖症的形成与遗传、内分泌、饮食、运动以及年龄等因素密切相关。研究表明，遗传因素对肥胖形成的作用占20%~40%，肥胖具有较明显的家族遗传倾向；同时，不健康的行为习惯（如高热量的摄入、缺乏运动）和不规律的生活方式等因素也是导致肥胖急剧蔓延的重要原因。大量的研究表明，肥胖患者脂肪组织的增大与脂肪细胞数量增多（增生型）、体积增大（肥大型）或同时数量增多、体积增大（增生肥大型）有密切关系。

（三）症状与体征

轻度肥胖多无症状，中重度以上肥胖可引起气急、关节痛、肌肉酸痛、体力活动减少、焦虑、忧郁等。根据肥胖症患者病因和临床表现的不同，将其分为原发性肥胖和继发性肥胖。

1. 原发性肥胖

全身的脂肪分布比较均匀，没有明显的代谢紊乱，也没有代谢性疾病，往往和家族史有密切的关系。

（1）体质性肥胖：往往有肥胖家族史，自幼肥胖；呈全身分布，脂肪细胞呈增生性肥大；限制饮食和/或加强运动一般效果不明显。

（2）获得性肥胖：患者多由于营养过剩和/或运动量减少引起；以四肢肥胖为主，脂肪细胞单纯肥大而无增生；饮食控制和运动的疗效较好，占肥胖人群的90%以上。获得性肥胖为运动康复的主要人群。

2. 继发性肥胖

由于内分泌紊乱、代谢障碍以及药物等原因引起的一类肥胖症，往往是机体因为其他疾病或者药物的使用而后出现肥胖，肥胖只是其重要症状之一，多数患者还有其他的症状存在。对于这一类患者进行运动康复要谨慎，要对其做好充分评估。

（四）危险因素

肥胖症的危害

全球每年至少有260万人死于肥胖及其相关疾病。其中，最常见的是死于心血管疾病，其次是糖尿病，慢性肾病和癌症也是肥胖人群的常见死因。肥胖症患者往往由于胆固醇、甘油三酯及游离脂肪酸增高，导致高脂血症及高脂蛋白血症，成为动脉粥样硬化、冠心病、胆石症等疾病的基础。

## 二、运动康复评定

脂肪组织大量增加，血容量随之增加，将加重左心室负荷；内脏脂肪增加，造成膈肌上抬，导致呼吸困难，右心室负荷加重，心脏扩大，出现心悸、心律不齐等症状。进一步加重，可致心功能衰竭，出现肺泡-低换气综合征。严重的肥胖症患者会出现舌后坠，引起呼吸睡眠暂停综合征。所以，在制订运动康复方案之前一定要做好运动康复评定，预防运动风险的发生，同时为制订个体化的运动康复方案提供科学依据。

### （一）运动风险评估

首先评估肥胖症患者是否存在冠状动脉疾病，其次运动心肺功能评定也广泛用于肥胖患者的运动风险评估之中，尤其是重度肥胖（体脂率>40%，BMI≥40）、伴发高脂血症和/或糖尿病8年以上，伴发高血压和冠心病等心血管疾病的肥胖人群，均建议进行严格的心肺功能评估，以保证运动安全。

1. 临床资料评定

询问患者的年龄、性别、身高、体重、脉搏等基本情况，了解患者运动、饮食等生活习惯。

2. 病史评定

是否有高血压、冠心病等循环系统疾病；是否有糖尿病、血脂异常等内分泌系统疾病；是否有遗传疾病以及吸烟史、饮酒史等危险因素。

3. 心功能评定

可用纽约心脏病学会心脏功能分级进行初步评定。

NYHA 心功能分级

4. 肺功能评定

检测患者肺活量、潮气量、残气量、最大自主通气量以及通气储备量等指标。肺活量、最大吸气后，再做一次最大呼气的气量（正常值：男 3 470 mL 左右，女 2 440 mL 左右）。潮气量：平静呼吸时每次吸入或呼出的气量；残气量：最大呼气后仍残留在肺内不能再呼出的气量；最大自主通气量：单位时间内用最大力量进行深而快的呼吸所得到的通气量；通气储备量：最大自主通气量与静息每分通气量的差值。通过这些指标的测定，可以评估患者的肺功能；也可以使用呼吸功能量表（如《mMRC 量表》）进行辅助评定。

### （二）运动功能评定

肥胖导致患者运动能力严重下降，出现一定程度的退行性改变，需要测定患者的上下肢肌张力及肌力、背肌力、腹肌力，上肢关节、下肢关节和脊柱关节活动度，评定关节退行性改变、关节疼痛，腰腿痛等，以明确身体功能水平和运动能力，为制订合理的运动康复方案提供科学依据。运动心肺功能测试，是运动功能评定中的重要测试手段。

1. 6 分钟步行试验

使用 6 分钟步行试验作为心肺运动试验。该方法已得到我国《心血管病诊疗指南》的推荐（详见第二章第二节）。虽然步行是患者运动能力测试最常用的运动模式，但并不适用于所有肥胖患者。如 BMI≥40 肥胖患者进行负重运动时常出现步态异常和关节疼痛。这类患者可选用上身测力计、功率自行车或其他坐位的脚踏测力计进行运动能力测试。

**2. 功率自行车法**

适用于平衡能力欠佳或重度肥胖患者（详见第二章第二节）。操作时要注意对患者运动风险初步评估，在患者检查前要做好准备，推荐饭后 2~3 h 检查，急救设备要准备齐全，运动应从低负荷开始，使患者能充分适应，然后分阶段逐渐增大负荷量至患者的耐受极限。

**3. 肌力评定**

在临床上常采用徒手肌力检测、等速测试等评定肌肉功能，判断肌力状况。

**4. 关节活动度评定**

关节活动度测量是运动功能评定过程中常用的项目，主要检查关节活动时形成的弧度，分为关节的被动活动度和主动活动度。患者放松状态下，用量角器或者尺子测量关节活动的范围，在检查的过程中要坚持客观性、专业性，多次测量取平均值，得到一个准确的结果。

（三）其他功能评定

**1. 生理功能评定**

（1）体重指数（BMI）：BMI 是目前国际上衡量人体肥胖程度的一个重要指标。计算方法：BMI＝体重(kg)/身高$^2$(m$^2$)。BMI 值与肥胖评价标准见表 5-3-1。

表 5-3-1　BMI 值与肥胖评价标准表

| 中国标准 | | WHO 及 ACSM 标准 | |
|---|---|---|---|
| 组别 | BMI/（kg·m$^{-2}$） | 组别 | BMI/（kg·m$^{-2}$） |
| 超重 | 24.0≤BMI<28.0 | 超重 | 25.0≤BMI<30.0 |
| 肥胖 | BMI≥28.0 | 肥胖 I | 30.0≤BMI<35.0 |
| | | 肥胖 II | 35.0≤BMI<40.0 |
| | | 肥胖 III | BMI≥40.0 |

（2）腰臀比（waist-to-hip ratio，WHR）：腰围与臀围的比值是肥胖评定中经常用到的重要评估指标之一，男性 WHR>0.9，女性 WHR>0.8，可诊断为肥胖。对于腹型肥胖的患者在评定过程中，经常利用腰围来评估肥胖程度，男性：腰围≥90 cm，女性：腰围≥80 cm，为腹型肥胖。患腹型肥胖者患高血压的危险指数为正常人的 3.5 倍，患糖尿病的危险指数约为正常人的 2.5 倍（图 5-3-1）。

（3）身体成分仪评估法：采用多频生物电阻抗分析法，通过多点接触电极，多回路方法对人体多项身体成分指标综合分析，测出人体肌肉、脂肪的值，实现对肥胖症患者肥胖程度较为准确的评估，也是检测减肥效果的可靠手段之一（图 5-3-2）。

（4）影像学评估法：通过双能 X 线、CT 和 MRI 能够更加准确地了解人体的脂肪分布和脂肪总量，对肥胖的诊断更加准确，尤其是对腹型肥胖的诊断最可靠。

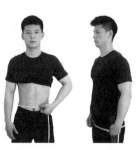

图 5-3-1　腰臀比评定

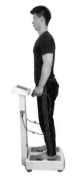

图 5-3-2　身体成分仪评估法

2. 日常生活活动能力评定

严重肥胖对患者的日常生活影响较大，对肥胖程度严重的患者日常生活活动能力评定主要侧重于日常生活及家务劳动等方面，采用《改良巴氏指数评定表》进行评定（表 5-3-2）。

表 5-3-2　《改良巴氏指数评定表》

| ADL 项目 | 自理 | 监督提示 | 稍依赖 | 尝试但不安全 | 不能完成 | 计分 |
|---|---|---|---|---|---|---|
| 进食 | 10 | 8 | 5 | 2 | 0 | |
| 洗澡 | 5 | 4 | 3 | 1 | 0 | |
| 修饰 | 5 | 4 | 3 | 1 | 0 | |
| 更衣 | 10 | 8 | 5 | 2 | 0 | |
| 控制大便 | 10 | 8 | 5 | 2 | 0 | |
| 控制小便 | 10 | 8 | 5 | 2 | 0 | |
| 如厕 | 10 | 8 | 5 | 2 | 0 | |
| 床-椅转移 | 15 | 12 | 8 | 3 | 0 | |
| 行走 | 15 | 12 | 8 | 3 | 0 | |
| 上下楼梯 | 10 | 8 | 5 | 2 | 0 | |

注：《改良巴氏指数评定表》分级标准：0~20 分＝极严重功能缺陷；21~45 分＝严重功能缺陷；46~70 分＝中度功能缺陷；71~99 分＝轻度功能缺陷；100 分＝ADL 完全自理。

3. 社会参与能力评定

肥胖症患者由于运动功能和心肺功能的限制，常常在职业、社会活动、休闲娱乐等方面会受到不同程度的影响。因此，需要对其社会参与能力进行相应的评定。

4. 心理评定

肥胖症患者可能因体型而引起自卑感、焦虑、抑郁等心理相关问题，可通过《汉密尔顿焦虑量表》和《汉密尔顿抑郁量表》进行评定。

## 三、运动康复治疗

运动康复对肥胖症的作用

肥胖症患者的康复治疗主要是通过饮食控制以减少能量摄入，通过运动锻炼增加能量消耗，使机体所需能量维持在负平衡状态，并长期维持，以使体内过剩的脂肪组织转换成能量释放，逐步达到减少脂肪，减轻体重，恢复健康的目的。

（一）康复目标

肥胖症的康复治疗是一个长期而又艰苦的过程，近期目标是改善肥胖症患者生活习惯，减轻体重，建立健康身心，使其能够生活自理，回归社会。远期目标是当体重减轻到理想体重后，保持能量摄入与消耗平衡，防止肥胖复发；避免和减少肥胖症产生的危险影响。肥胖症的治疗方法很多，但饮食控制和运动治疗都是治疗肥胖症最重要、最基本的两项措施，由此可见运动康复对于肥胖症患者是最有效的康复手段之一。

（二）康复原则

目前针对肥胖症的康复方法主要有：运动疗法、饮食疗法、药物疗法和手术疗法等，但在众多方法中，运动疗法是常用的，也是最有效的方法之一。在使用药物疗法的过程中和手术疗法的术后也需要配合运动疗法。在实践中，往往将饮食疗法与运动疗法结合使用，做到"管住嘴，多动腿"，以实现更好的减肥效果。采用运动疗法减肥时，应遵循以下原则：

1. 以中等强度的有氧运动为主

采用中等强度有氧运动，而非大强度运动，减肥效果更好。大强度运动主要是依靠糖来供能，对脂肪消耗较少，同时由于无氧代谢产物乳酸的积累，会导致机体产生疲劳。而中等强度有氧运动是以有氧代谢供能为主，主要是分解脂肪，能够取得更为明显的减肥效果。

2. 以 30~60 min 的运动时长为宜

运动的开始阶段，由于机体的生理机能尚未充分调动，酶的活性也处于较低水平，如果运动时间过短则达不到减肥效果。研究发现，氧化分解脂肪酶的活性，在运动开始后 20 min 才开始升高，运动 40 min 才能达到较高水平，因此参加运动减肥的时间必须超过 20 min 才能有效，因此运动减肥一般推荐运动时间为 30~60 min。

3. 辅以力量训练

对机体进行有针对性的力量训练是增肌的有效方法，而骨骼肌是消耗脂肪最重要的组织之一，可通过增加机体的肌量提升减肥效果。

4. 注意饮食调节

运动锻炼不可避免地会引起食欲的增加、消化功能的增强，如果不加以控制，就难以达到减肥的效果。应适当地控制饮食，从源头上减少总热量的摄入。在膳食结构上，应食用富含营养素的食物，如地中海饮食，既能保证营养，又能控制总热量的摄入。

（三）适应证与禁忌证

1. 适应证

运动康复对于经过运动功能评定，排除存在较大运动风险的超重和肥胖症患者均有较好的康复效果。

2. 禁忌证

对于 BMI≥40 的患者，以及伴有下肢关节疾病的患者，在运动康复过程中，要注意运动方式的选择，应以减重运动为主，避免二次损伤的发生；对于伴有心肺功能障碍、2 型糖尿病等并发症的患者，在康复过程中要注意对于这些疾病的兼顾，在运动中要加强医务监督，预防危险发生。

（四）运动康复技术

运动康复技术是根据肥胖症患者身体状况、肥胖指标和功能评定结果，结合患者学习、工作、生活环境和运动爱好等个体化特点制订的运动方法。

1. 有氧运动

（1）运动频率：一般隔天 1 次，每周 3~5 次，如果能够坚持每天锻炼，效果更好。

（2）运动强度：中等强度，起始负荷维持在 40% 储备心率以上，逐步提高到 60%~70% 的运动强度。在运动中，推荐将目标心率维持在最高心率（220-年龄）的 60%~80% 或最大摄氧量的 50%~70%；如果运动强度过大，最大摄氧量超过 80% 时，能量消耗会以糖为主，抑制脂肪组织中脂肪酸的释放，肌肉氧化脂肪的消耗较低，减肥效果不佳；如果强度过小，机体能量消耗不够，就无法达到能量负平衡，起不到减肥作用。

（3）运动方式：周期性的有氧运动都可以作为运动减肥的运动方式，可以根据减肥者的兴趣和爱好，选择慢跑、快走、游泳、骑自行车等方式。对于肥胖程度为Ⅱ级及其以上的患者或者有下肢关节疾病的患者，应以上肢运动或游泳等减重运动为主，避免对下肢关节造成损伤。

（4）运动时间：在运动中，可按照准备活动 5~10 min，运动训练 20~40 min，整理活动 5~10 min 的程序进行。对于 BMI 指数较高的肥胖者，开始时训练时间可以从 10 min 开始，逐渐增加，之后延长到 40~60 min。运动减肥要循序渐进，不能操之过急，以避免对身体造成损伤。需要根据个人的运动适应能力和疲劳恢复能力来设定运动时间，以第二天感觉基本无疲劳积累为宜。

2. 抗阻运动

（1）运动频率：每周安排 2~3 次抗阻运动，对减肥效果更加明显。

（2）运动强度：10~15RM（每组 10~15 次）；自觉疲劳程度：11~15（共 6~20）（表 2-3-2）。

（3）运动方式：主要是躯干和四肢大肌群的运动，可以利用自身的体重进行仰卧起坐、下蹲起立，也可利用哑铃、拉力器等运动器械进行锻炼。

（4）运动时间：每次抗阻运动时间以 30 min 为宜，注意在训练中尽量不要憋气。

3. 柔韧性训练

（1）运动频率：柔韧性训练可以改善关节活动度，增加动作幅度，改善患者步态。鼓励肥胖症患者在舒适范围内每天进行柔韧性训练。

（2）运动强度：每个拉伸动作，保持 10~30 s，每组进行 5~10 次，每组间隔 10 s。

（3）运动方式：减肥者可以根据自身情况，采用静力性、PNF 或被动拉伸运动进行训练。某些肥胖症患者由于平衡和协调能力较差，无法完成拉伸运动，可采用其他运动方式。

（4）运动时间：各主要关节每次拉伸维持 10~30 s，每组进行 5~10 次即可。

4. 运动康复注意事项

（1）不要急于追求体重下降，应遵循循序渐进的原则，做到持之以恒。过快地减轻体重，存在皮肤松弛、内分泌紊乱，甚至免疫力下降等风险。

（2）运动前要进行正确评估，了解患者的心肺功能和运动功能，排除心血管系统疾病，确定有效的运动强度，保证运动减肥在安全的范围内。

（3）运动减肥过程中，要保证每次运动时间充足，在运动前、后做好准备活动和整理活动，避免运动损伤。

（4）随着运动的持续，机体的运动能力和各项机能均会提高，每隔一段时间应重新进行评估，以确定适宜的运动强度。

（5）运动强度与持续时间，应以次日不感到疲劳为宜。

## 四、健康教育

为实现"健康中国 2030"战略目标，遏制肥胖及相关慢性病的发展，进一步规范和优化全生命周期体重管理及肥胖防治策略，国内相关领域多位权威专家共同制定了《中国居民肥胖防治专家共识》，以倡导支持健康生活方式，全社会参与肥胖防治行动，创建健康支持性环境，促进全民健康膳食；营造全民健身氛围，加强身体活动，优化健康体重管理，完善肥胖防控服务体系。

（1）让患者充分了解肥胖症的危害和对机体的损伤，减少脂肪和碳水化合物的摄入，增加膳食纤维的摄入，使摄入热量低于机体消耗的热量，达到低热量平衡饮食。通过调整饮食结构、限制热量摄入、改善饮食方式及控制食量等方法科学地改良饮食计划，达到降低体重、减少脂肪的目的。

（2）肥胖患者应长期坚持适量的体力活动和运动。运动包括有氧运动、柔韧性练习及增强肌力练习。通过适量运动能降低血压和血脂水平，提高胰岛素对血糖的调节作用，提高机体免疫力，从而降低肥胖对机体的危害程度。

（3）肥胖患者宜多到户外参加文体活动，如各种球类、舞蹈、太极拳、瑜伽等活动，在增加活动量的同时，也能够愉悦心情。

（4）肥胖症的运动康复是一项系统工程，减肥需一个长期过程；运动需要持之以恒，同时须注意生活规律和饮食控制。

# 第四节　血脂异常

随着人们生活水平的提升，物质得到了极大的丰富，饮食的结构也发生了很大的改变，人们的营养状况有了大幅提高，同时由于生活节奏的加快和电子产品的使用，人们的生活和工作方式发生了巨大变化，体力活动大大减少，加之主动运动习惯的缺乏，使人体内血脂代谢出现异常，进而诱发心脏病、高血压、糖尿病等一系列慢性病，对人们的身心造成危害，影响了人们的健康。

## 一、概述

### （一）定义

血脂异常（dyslipidemia）是指血浆中胆固醇和/或甘油三酯升高，也包括低密度脂蛋白胆固醇升高及高密度脂蛋白胆固醇降低在内的各种脂代谢异常。血脂是血清中的胆固醇、TG 和类脂（如磷脂、糖质、固醇、类固醇）的总称，与临床密切相关的主要是胆固醇和 TG。血脂异常是常见心血管疾病危险因素，容易导致动脉粥样硬化、冠心病和高血压等疾病发生，增加心脑血管疾病的发病率和死亡率。提升血脂异常的知晓率，有效防治血脂异常，对提高生活质量和延长寿命具有重要意义。

近 30 年来，中国人群的血脂水平明显升高，血脂异常患病率明显增加。《中国血脂管理指南（2023 年）》报道，与 2015 年的数据相比，2018 年高胆固醇血症患病率从 4.9% 增至 8.2%，增高近 1 倍。通过调查发现，中国 ≥35 岁成年人对血脂异常的知晓率仅为 16.1%，提高公众对血脂异常的知晓率、治疗率和控制率是做好血脂管理，提升身心健康的重要环节。同时，在调查中发现，儿童、青少年高胆固醇血症患病率也有明显升高，预示未来我国成年人血脂异常患病率及相关疾病负担将继续加重。

（二）病理生理

由于脂蛋白代谢过程非常复杂，不论何种原因，若引起脂质来源、脂蛋白合成、代谢过程关键酶异常或降解过程受体通路障碍等，均可能导致血脂异常。血脂异常从病因学的角度可分为原发性血脂异常和继发性血脂异常，大多数原发性血脂异常原因不明，发生机制不明确，目前普遍认为是由多个基因与环境因素相互作用的结果，有关的环境因素包括不良的饮食习惯、体力活动不足、肥胖、年龄增加、吸烟和酗酒等。而继发性血脂异常往往是由于全身性疾病和/或药物引起的，临床上血脂异常，常与肥胖症、高血压、糖耐量异常或糖尿病等疾病相伴发生，与胰岛素抵抗有关。

（三）症状与体征

男女均可出现血脂异常，亦见于各年龄段，患病率随年龄增长而增高，高胆固醇血症高峰为 50~69 岁，50 岁以前男性高于女性，但 50 岁以后女性高于男性。家族遗传性血脂异常可发生于婴幼儿。多数血脂异常者无任何症状和异常体征，多在常规血液生化检查时被发现。血脂异常的典型临床表现有：黄色瘤、早发性角膜环、脂血症眼底改变和动脉粥样硬化。严重的高甘油三酯血症（尤其超过 10 mmol/L）可引起急性胰腺炎。

（四）危险因素

脂蛋白（lipoprotein）是蛋白质与胆固醇、甘油三酯和磷脂等脂质所组成的球状巨分子复合体。脂蛋白分为 5 类，即乳糜微粒（chylomicron，CM）、极低密度脂蛋白（very-low-density lipoprotein，VLDL）、中间密度脂蛋白（intermediate-density lipoprotein，IDL）、低密度脂蛋白（low-density lipoprotein，LDL）和高密度脂蛋白（high-density lipoprotein，HDL）。这 5 类脂蛋白的密度依次增加，而颗粒依次变小。各类脂蛋白的组成成分不同，其理化特性、来源和功能各有差异。

1. 乳糜微粒（CM）升高的危害

乳糜微粒的颗粒最大，密度最小，富含甘油三酯，但载脂蛋白比例最小。主要功能是把外源性甘油三酯运送到体内肝外组织。由于 CM 颗粒大，不能进入动脉壁内，一般不会引起动脉粥样硬化，但易诱发急性胰腺炎；CM 残粒可被巨噬细胞表面受体识别而摄取，可能与动脉粥样硬化有关。

2. 极低密度脂蛋白（VLDL）升高的危害

极低密度脂蛋白的颗粒比 CM 小，密度约为 1，也富含甘油三酯，但所含胆固醇、磷脂和载脂蛋白比例增大。主要功能是把内源性甘油三酯运送到体内肝外组织，同时向外周组织间接或直接提供胆固醇。目前多认为 VLDL 水平升高是冠心病的危险因素。

3. 中间密度脂蛋白

中间密度脂蛋白是极低密度脂蛋白（VLDL）异化的中间代谢产物，所以也称为残余极低密度脂蛋白，可由肝直接分泌，但其量微小。

4. 低密度脂蛋白（LDL）升高的危害

低密度脂蛋白的颗粒比 VLDL 小，密度比 VIDL 高，胆固醇所占比例特别大。其主要功能是将胆固醇转运到肝外组织，为导致动脉粥样硬化的重要脂蛋白。经过氧化或其他化学修饰后的 LDL，具有更强的致动脉粥样硬化作用。LDL 分为 LDL2 和 LDL3，其中 LDL3 为小而致密的 LDL。由于小颗粒 LDL 容易进入动脉壁内，更易被氧化修饰，所以具有更强的致动脉粥样硬化作用。

5. 高密度脂蛋白（HDL）降低的危害

高密度脂蛋白的颗粒最小，密度最高，蛋白质和脂肪含量约各占一半，载脂蛋白以载脂蛋白 A I 和载脂蛋白 A II 为主。主要功能是将外周组织包括动脉壁在内的胆固醇转运到肝进行代谢，这一过程称为胆固醇的逆转运，可能是 HDL 抗动脉粥样硬化作用的主要机制。HDL-C 低水平是动脉粥样硬化和早发 CVD 风险的一个强烈、独立且成负相关的预测因子。

通过上述脂蛋白的代谢过程和对机体的影响，可以发现血脂异常是动脉粥样硬化、冠心病、心肌梗死、脑卒中和猝死的重要危险因素，也是导致高血压和糖尿病的重要原因之一。

## 二、运动康复评定

血脂异常较轻患者，往往临床症状不明显，多在体检或血液检查中发现；重症患者大多伴有肥胖、高血压、心脏病和糖尿病等慢性病，存在较大的运动风险，因此在制订运动康复方案前要对患者做好运动风险评估，密切结合其实验室血脂检查指标，制订科学有效的运动康复方案。

（一）运动风险评估

血脂异常的患者被认为具有冠状动脉粥样硬化性心脏病风险，因而运动康复方案实施前必须确保没有潜在疾病的症状，尤其是对有高脂血症家族史的中老年患者需要特别重视。

1. 临床资料评定

询问患者的年龄、性别、身高、体重、脉搏等基本情况，了解患者运动习惯和饮食状况等生活习惯。

2. 病史评定

是否有高血压、冠心病等循环系统疾病；是否有糖尿病等内分泌系统疾病；是否有遗传疾病及吸烟史、饮酒史等危险因素。

3. 心功能评定

可用纽约心脏病学会心功能分级进行初步评定。

4. 血压评定

在为患者制订运动康复方案之前，要测量患者的静息血压，以保障运动安全。

（二）运动功能评定

血脂异常致患者运动能力严重下降，需要测定患者的上下肢肌张力及肌力、背肌力、腹肌力，上肢关节、下肢关节和脊柱关节活动度，评定关节退行性改变、关节疼痛、腰腿疼痛等程度。如果已知患者患有循环系统疾病或其他疾病，在制订运动康复方案前应进行心肺运动负荷测试，做好运动功能评估，制订科学可行的运动康复方案。

1. 6分钟步行试验

使用6分钟步行试验作为心肺运动试验（详见第三章第三节）。

2. 功率自行车法

适用于平衡能力欠佳或重度肥胖患者，但在实际操作时要注意对患者进行运动风险初步评估（详见第三章第三节）。

3. 运动平板试验

对于身体状况较差的患者，开始时应降低运动的强度，使之适合于患者的心肺功能，避免出现危险（图5-4-1）。

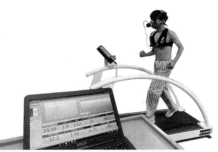

图5-4-1 运动平板试验

4. 肌力和关节活动度评定

肌力评定常采用徒手肌力检测、等速测试等；关节活动度测量是运动功能评定过程中的重要内容，在检查的过程中要坚持客观性和专业性。

（三）其他功能评定

1. 辅助检查

（1）实验室检查：

血脂异常是通过实验室检查而发现、诊断及分型的。测定空腹（禁食12 h）血浆或血清 TC、TG、LDL-C 和 HDL-C。抽血前的最后一餐应忌食高脂食物和禁酒。血脂四项指标正常范围见表5-4-1。

表5-4-1 血脂四项指标正常范围

| 指标 | 指标值／（mmol·L$^{-1}$） | | | |
| --- | --- | --- | --- | --- |
| | 合适范围 | 边缘升高 | 升高 | 降低 |
| TC | <5.20 | 5.20~6.20 | ≥6.20 | |
| LDL-C | <3.40 | 3.40~4.10 | ≥4.10 | |
| TG | <1.70 | 1.76~2.30 | ≥2.30 | |
| HDL-C | — | — | — | <1.0 |

注：TC，总胆固醇；LDL-C，低密度脂蛋白；TG，甘油三酯；HDL-C，高密度脂蛋白。

血脂异常的临床分类：血脂异常的分类方法有很多，如前面说到的病因分类法，还有常用的 1970 年 WHO 的分类方法，根据各种脂蛋白升高的程度将脂蛋白异常血症分为 5 型，其中 Ⅱ 型又分为 Ⅱa 和 Ⅱb 两个亚型，共计 6 型，但在运动康复治疗过程中最实用的分类方法是简易的临床分类法。血脂异常的临床分类见表 5-4-2。

血脂相关
指标实验
室检查解
读

表 5-4-2 血脂异常的临床分类

| 表型 | 分型 | | | |
| --- | --- | --- | --- | --- |
| | TC | TG | HDL-C | 相当于 WHO |
| 高胆固醇血症 | 增高 | | | Ⅱa |
| 高甘油三酯血症 | | 增高 | | Ⅳ、Ⅰ |
| 混合型高脂血症 | 增高 | 增高 | | Ⅱb、Ⅲ、Ⅳ、Ⅴ |
| 低高密度脂蛋白血症 | | | 降低 | |

（2）身体成分仪评估法：采用多频生物电阻抗分析法，通过多点接触电极，多回路方法对人体多项身体成分指标综合分析，能够测出人体肌肉、脂肪的值，实现对血脂异常者较为准确的评估，也是评定减脂效果的可靠手段之一。

（3）影像学评估法：通过双能 X 线、CT 和 MRI 能够更加准确地了解人体的脂肪分布和脂肪总量，对人体脂肪成分进行有效的评估。

2. 日常生活活动能力评定

由于血脂的增加，以及由此引起的心肺、运动功能障碍等将严重影响患者日常生活活动能力，因此应对此项进行评定。

3. 社会参与能力评定

由于血脂异常有一系列的并发症，对患者身心影响较大，患者容易产生焦虑、抑郁等心理问题，由此社会参与能力评定也是一项重要内容。

## 三、运动康复治疗

运动康复
对血脂异
常的作用

运动是改善血脂异常的有效康复治疗手段，有氧运动能够有效降低血脂，改善血脂异常的指标，降低心血管疾病的风险。

### （一）康复目标

血脂异常的康复治疗往往需要较长时间，而且需要运动、饮食和生活习惯等综合手段的干预，方能取得较好的疗效。近期康复目标是改善血脂异常患者生活习惯，降低血脂，避免并发症产生，并形成坚持运动的习惯。远期目标是血脂指标恢复正常后，保持良好生活方式，防止血脂异常复发，减少高脂血症的危险因素。

### （二）康复原则

在对血脂异常的患者进行康复评估的基础上，进行实验室指标检查，研判风险程度，结合患者体格检查情况和心功能、运动功能等评估情况，制订运动康复方案，具体原则如下：

1. 综合康复治疗为主

血脂异常的康复治疗最主要目的是防治心血管疾病，降低血脂异常诱发心血管疾病的风险，所以必须根据患者是否已有动脉硬化、高血压或冠心病等危症，以及是否存在其他动脉粥样硬化性心血管疾病等危险因素，进而制订药物控制、饮食和行为调节及运动康复相结合的综合康复治疗方案。

2. 坚持长期中、低强度的有氧运动

长期的有氧运动能够改善机体的 TG 和 HDL-C 水平，即使机体的 TG 水平下降和 HDL-C 水平提高，但短期的有氧运动对 TC、LDL-C 的浓度影响不大。长时间中、小强度的有氧运动能有效降低 LDL-C 水平。研究发现，对于血脂的改善，运动锻炼的持续时间比运动强度更为重要，能够对血脂状况形成有效的改善，但需进行一段时间运动锻炼后才能出现。长期体育锻炼促进体内脂质代谢，可有效降低肥胖者的体重和 BMI 水平，从而改善血脂水平。

3. 辅以抗阻运动

对患者进行个性化的抗阻运动，同样能改善血脂代谢，降低血脂异常的危险因素。

血脂异常
的其他康
复要点

（三）适应证与禁忌证

1. 适应证

高脂血症患者、低高密度脂蛋白胆固醇血症患者均可通过运动改善血脂，同时合并有轻度高血压、糖尿病和无症状性冠心病及肥胖的患者，也适用于运动康复，但要根据具体情况制订个体化的、有针对性的运动康复方案。

2. 禁忌证

高脂血症患者合并下列情况：高脂血症急性期；不稳定型心绞痛；充血性心力衰竭；严重的室性和室上性心律失常；重度高血压；严重糖尿病；肝、肾功能不全等情况，则应禁止运动，待病情好转稳定后，再重新进行评估，制订有效的运动康复方案。

（四）运动康复技术

运动康复技术是根据血脂异常者的实验室检测指标、功能评定结果，结合患者学习、工作、生活环境和运动爱好等个体化特点制订的运动方法。

1. 有氧运动

（1）运动频率：可隔天 1 次，推荐每周进行 5 天以上的运动，如果能够坚持每天锻炼，效果更好。

（2）运动强度：以 40%~70%$\dot{V}O_2$max 或 HRmax 为宜。血脂异常通过有氧运动锻炼能获得较好的调脂效果。必须采用合适的运动强度，运动强度过小，达不到锻炼效果；运动强度过大，可能会诱发心脏病，甚至出现意外事故。在进行有氧运动（如走、慢跑）时，以最大心率的 50%~60% 为宜。

（3）运动方式：持续性、有节奏的、动员大肌肉群的运动（如步行、骑自行车、游泳等）都可以作为减脂的运动方式。

（4）运动时间：在运动中，可按照准备活动 5~10 min，运动训练 20~40 min，整理活动 5~10 min 的程序，每次运动 40~60 min。每周进行 150~300 min。较为全面的血脂状况改善要在一定的锻炼周期后才能出现，因此锻炼要持之以恒。

2. 抗阻运动

（1）运动频率：每周安排 2~3 次抗阻运动，以增加能耗，减轻体重，达到减脂目的。

（2）运动强度：中等强度，重复至疲劳。

（3）运动方式：主要是选择器械、自由重量练习。

（4）运动时间：选择主要大肌群 8~10 个进行练习。肌肉力量：每组 8~12 次，重复 2~4 组；肌肉耐力：每组 12~20 次，重复≤2 组。

3. 柔韧性训练

（1）运动频率：柔韧性训练可以改善关节活动度，增加动作幅度，改善患者步态，应安排患者每周进行 2~3 次练习。

（2）运动强度：拉伸至感觉紧张或轻度不适，每个拉伸动作，保持 15~30 s，每组进行 5~10 次，每组间隔 10 s。

（3）运动方式：静态拉伸、动态拉伸或 PNF。

（4）运动时间：各主要关节每次拉伸维持 15~30 s，每组进行 5~10 次即可。

4. 运动康复注意事项

（1）体育锻炼应采取循序渐进的方式，不应操之过急，避免超出机体的适应能力，诱发心血管疾病风险。

（2）运动前要进行正确评估，了解患者的心肺功能和运动功能，排除心血管系统疾病，确定合理的运动强度，保证在安全的范围内运动。

（3）运动康复过程中，要保证每次运动时间充足。在运动前、后做好准备活动和整理活动，避免发生运动损伤。

（4）在进行抗阻运动时，避免屏气。


### 四、健康教育

我国高度重视对血脂异常的管理，优化心脑血管疾病卫生筹资与防控，并颁布了《中国血脂管理指南（2023 年）》以指导临床实践，全面提升我国血脂管理水平，推进血脂异常的防治。在对高血脂的防治中，推荐对生活方式的干预，强调从儿童到老年人全生命周期的血脂管理。同时在日常生活中，还应在以下几个方面做好对血脂异常患者的教育和指导。

（1）让患者充分了解血脂异常是导致动脉粥样硬化性心血管疾病的重要危险因素，应及时调整饮食结构，尽早戒烟、戒酒，控制体重。

（2）让患者规律生活，合理安排休息与活动，避免过劳，保持充足睡眠，促进机体脂代谢正常。

（3）鼓励患者多到户外参加文体活动，如各种球类、舞蹈、太极拳、瑜伽等活动，在增加活动量的同时，也能够愉悦心情。

（4）定期进行血脂、血压、体重等指标监测，降低心血管疾病风险情况。


# 第五节  高尿酸血症和痛风

随着生活水平的不断提高，不良的饮食和生活方式群体显著增加，高尿酸血症和痛风的发病率也随之明显升高。运动对于成年人高尿酸血症和痛风具有康复治疗效果，但由于高尿酸血症和痛风的特殊性，进行相关运动康复需严格按照要求规范进行。

## 一、概述

### （一）定义

高尿酸血症（hyperuricemia，HUA）和痛风（gout）属于两类疾病，高尿酸血症属于内分泌和代谢性疾病，而痛风属于风湿性疾病。但二者又有着紧密的联系，高尿酸血症是痛风的原因之一，部分高尿酸血症患者可以发展为痛风。

尿酸（uric acid）为嘌呤代谢的终产物，主要由细胞代谢分解的核酸和其他嘌呤类化合物，以及食物中的嘌呤经酶的作用分解而产生。体内 37 ℃时，尿酸的饱和浓度约为 420 μmol/L（7 mg/dL），超过此浓度，尿酸盐形成结晶沉积于多种组织，包括肾、关节滑膜，引起组织损伤。

高尿酸血症是一种常见的生化异常，是指由于人体尿酸生成过多或/和排泄减少，使血清尿酸水平男性高于 420 mmol/L、女性高于 360 mmol/L 的病理状态。临床上，将高尿酸血症分为原发性和继发性两大类，前者多由先天性嘌呤代谢异常所致，常与肥胖、糖脂代谢紊乱、高血压、动脉硬化和冠心病等聚集发生有关，后者则由其他疾病、药物、膳食产品或毒素引起的尿酸盐生成过量或肾清除减少所致。少数高尿酸血症患者可发展为痛风，表现为急性关节炎、痛风肾病和痛风石等临床症状与阳性体征。

受地域、民族、饮食习惯的影响，高尿酸血症在我国各地发病率差异较大。近 10 年的流行病学研究显示，我国不同地区高尿酸血症患病率存在较大差异，总体患病率为 5.46%~19.30%。其中，男性患病率为 9.2%~26.2%，女性患病率为 0.7%~10.5%。

痛风是嘌呤代谢障碍，血清尿酸过多，尿酸盐结晶沉积在关节和脏器引起的疾病。其临床特征为血清尿酸（uric acid）升高、反复发作性急性关节炎、痛风石及关节畸形、尿酸性肾结石、肾小球、肾小管、肾间质及血管性肾病变等。分为原发性、继发性和特发性三类，原发性痛风占绝大多数。痛风发病见于世界各地，由于受地域、民族、饮食习惯的影响，痛风患病率差异较大，并随年龄及血清尿酸浓度升高和持续时间而增加。我国痛风的患病率为 1%~3%。

### （二）病理生理

根据尿酸形成的病理生理机制，将高尿酸血症分为尿酸生成增多和尿酸排泄减少两大类，有时二者并存。

1. 尿酸生成增多

食物引起的尿酸生成与食物中的嘌呤含量相关。富含嘌呤的食物主要包括动物肝、肾和凤尾鱼等。机体内源性嘌呤的产生同样会引起尿酸的升高。高尿酸血症还可因来自骨骼肌 ATP 大量分解而产生，见于剧烈运动后、严重的癫痫持续状态发作后，Ⅱ型、Ⅴ型和Ⅶ型糖原储积症。另外，心肌梗死、急性呼吸衰竭均可引起 ATP 分解加速产生大量嘌呤，引起高尿酸血症。

2. 尿酸排泄减少

尿酸 2/3 通过肾排泄，其余 1/3 通过肠道、胆道等肾外途径排泄。约 90% 持续高尿酸血症的患者存在肾处理尿酸的缺陷而表现为尿酸排泄减少。与非痛风患者相比，痛风患者尿酸排泄降低 40%，而且痛风患者尿酸排泄的血尿酸阈值高于非痛风患者。肾小球滤过率降低是慢性肾功能不全时引起高尿酸血症的原因，但不是大多数高尿酸血症的原因。某些药物或物质可以引起尿酸经肾小管重吸收增加。摄入富含果糖和葡萄糖饮料会增加高尿酸血症发生并诱发痛风。酒精既可以增加尿酸的产生，又可降低尿酸的排泄。

过量饮酒可以通过增加肝的 ATP 分解，促进尿酸形成并阻断尿酸从肾小管的分泌，因此，大量饮酒可以引起高尿酸血症。某些酒精饮料中嘌呤含量增高（如啤酒）也是引起高尿酸的因素之一。进食肉类食品、果糖均可增加痛风的风险。

痛风的病因和发病机制尚不十分清楚。原发性痛风是先天性的，由遗传因素和环境因素共同致病，绝大多数为尿酸排泄障碍，具有一定的家族易感性。继发性痛风主要由于肾病、药物、肿瘤化疗或放疗等所致。特发性痛风是原因未知的痛风。临床上 5%~15% 高尿酸血症患者会发展为痛风。

（三）症状与体征

1. 高尿酸血症患者的症状与体征

大多数原发性高尿酸血症患者没有临床症状，常有代谢综合征的临床表现。

（1）无症状期：仅有波动性或持续性高尿酸血症，从血尿酸增高至症状出现的时间可长达数年至数十年，有些可终身不出现症状，但随着年龄增长痛风的患病率增加，并与高尿酸血症的水平和持续时间有关。

（2）痛风性关节炎：中青年男性多见。常常首发于第一跖趾关节或踝、膝等关节。起病急骤，24 h 内发展至高峰。初次发病常累及单个关节，持续数天至数周可完全自然缓解，反复发作使受累关节逐渐增多，症状持续时间延长，关节炎发作间歇期缩短。

（3）痛风石：首发症状出现未经治疗的患者，多年后约 70% 可出现痛风石，常出现于第一跖趾关节、耳郭、前臂掌侧、指关节、肘关节等部位。痛风石可小如芝麻，大如鸡蛋或更大，受挤压后可破溃或形成瘘管，有白色豆腐渣样排出物。

（4）肾病变：主要表现在两方面。

① 痛风性肾病：起病隐匿，早期仅有间歇性蛋白尿，随着病情的发展而呈持续性，伴有肾浓缩功能受损时，夜尿增多，晚期可发生肾功能不全，表现为水肿、高血压、血尿素氮和肌酐升高。少数患者表现为急性肾衰竭，出现少尿或无尿，最初 24 h 尿酸排出增加。

② 尿酸性肾石病：10%~25% 的痛风患者肾有尿酸结石，呈泥沙样，常无症状，结石较大者可发生肾绞痛、血尿。当结石引起梗阻时，导致肾积水、肾盂肾炎、肾积脓或肾周围炎，严重者可致急性肾衰竭。感染可加速结石的增长和肾实质的损害。

（5）眼部病变：肥胖痛风患者常反复发生睑缘炎，在眼睑皮下组织中发生痛风石。有的逐渐长大、破溃形成溃疡而使白色尿酸盐向外排出。部分患者可出现反复发作性结膜炎、角膜炎与巩膜炎。在急性关节炎发作时，常伴发虹膜睫状体炎。眼底视盘往往轻度充血，视网膜可发生渗出、水肿或渗出性视网膜脱离。

2. 痛风患者的症状与体征

痛风患者主要会出现以下症状和体征：

临床多见于 40 岁以上男性，女性多在更年期后发病，近年发病有年轻化趋势。痛风患者常有家族遗传史，表现为高尿酸血症、反复发作的急性关节炎、痛风石及慢性关节炎、尿酸性肾结石、痛风性肾病、急性肾功能衰竭。常伴有肥胖、高脂血症、高血压、糖耐量异常或 2 型糖尿病、动脉硬化和冠心病等。按照痛风自然病程的三个阶段可见症状和体征如下：

（1）无症状期：仅有波动性或持续性高尿酸血症，从血尿酸增高至症状出现的时间可达数年，有些可终身不出现症状。

（2）急性关节炎期及间歇期：间歇期是指两次痛风发作之间的无症状期，常有以下特点：① 多在午夜或清晨突然起病，关节剧痛；数小时内受累关节出现红、肿、热、痛和功能障碍；② 单侧第一跖趾关节最常见；③ 发作呈自限性，多于 2 周自行缓解；④ 可伴高尿酸血症，但部分急性发作时血尿酸水平正常；⑤ 关节液或痛风石中发现尿酸盐结晶；⑥ 秋水仙碱可迅速缓解症状；⑦ 可伴有发热等。

（3）痛风石及慢性关节炎期：痛风石是痛风的特征性临床表现，典型部位在耳郭，也常见于关节周围，以及鹰嘴、跟腱、髌骨滑囊等处。外观为大小不一的、隆起的黄白色赘生物，表面菲薄，破溃后排出白色粉状或糊状物。慢性关节炎多见于未规范治疗的患者，受累关节呈非对称性不规则肿胀、疼痛，关节内大量沉积的痛风石可破坏关节骨质。

### （四）危险因素

高尿酸血症与痛风的患病危险因素主要包括遗传与肥胖、疾病、药物诱发、创伤与手术、饮食习惯。具体来说，家族遗传史及肥胖、高血压、糖尿病、动脉硬化、高血脂、冠心病等疾病，维生素 $B_{12}$、胰岛素、青霉素、噻嗪类利尿剂、抗结核药、环孢菌素 A 等药物的使用，外伤、烧伤、外科手术、饮食无度、酗酒、高嘌呤饮食、吸烟等都会增加高尿酸血症与痛风的发生率。

高尿酸血症与痛风是一种终身性疾病，无肾功能损害及关节畸形者，经有效治疗可维持正常的生活和工作。急性关节炎和关节畸形会严重影响患者生活质量，若有肾功能损害则预后不良。

## 二、运动康复评定

基于高尿酸血症与痛风的特殊联系，开展运动康复前应依据患者的临床表现，首先进行有针对性的生化指标检查和辅助检查，以明确临床诊断，然后再做相应的功能评定。对于有典型症状与体征的痛风患者，在进行运动康复前尤其要进行相关评定。

### （一）功能评定

高尿酸血症与痛风涉及的生理功能评定包括疼痛、运动功能、心肺功能、平衡协调功能及心理功能评定。这些评定以通用的康复功能评定学相关方法手段为准。

### （二）结构评定

高尿酸血症与痛风患者进行运动康复前需进行 X 射线检查，确定患者关节软骨缘破坏程度，关节面规则程度，关节间隙变化情况，以及痛风石情况，以便确定患者是否能够进行运动。CT、MRI 检查也可用于痛风患者运动康复前的结构评定。

（三）日常生活活动能力评定

高尿酸血症如无特殊症状则无须进行活动评定，而痛风会给患者的日常生活活动和生活质量带来严重的影响，一般按下列分级来进行日常生活活动能力评价：

Ⅰ级：能照常进行日常活动和各项工作。

Ⅱ级：可进行一般的日常活动和某些轻便工作。

Ⅲ级：仅能进行一般的日常活动，对参与某些职业或其他活动均受限。

Ⅳ级：日常生活的自理和工作均受限，需长期卧床或依靠轮椅。

（四）社会参与能力评定

由于高尿酸血症与痛风的影响，最终导致生活质量下降。对患者社会参与能力评定，可应用康复功能评定学相关方法手段。

## 三、运动康复治疗

（一）康复目标

痛风及高尿酸血症的康复治疗以病因治疗、临床对症治疗和康复治疗相结合为原则，以反痛、防止关节炎复发、改善关节功能为目标。

（二）康复原则

对于高尿酸血症及痛风的非药物治疗，目前公认的康复原则：① 限酒；② 减少高嘌呤食物摄入；③ 防止剧烈运动或突然受凉；④ 减少富含果糖饮料摄入；⑤ 大量饮水（每日 2 000 mL 以上）；⑥ 控制体重；⑦ 增加新鲜蔬菜摄入；⑧ 规律饮食和作息；⑨ 规律运动；⑩ 戒烟。

（三）适应证与禁忌证

1. 适应证

运动康复适用于高尿酸血症及缓解期痛风患者。

2. 禁忌证

高尿酸血症及痛风患者进行运动康复的明确禁忌证主要包括：由于酶缺陷等疾病造成内源性血尿酸生成增多应及时进行相应治疗者，以及严重的痛风患者，尤其是出现严重的关节疼痛和出现畸形等痛风病症发展期者。

（四）运动康复技术

1. 制订运动康复方案的指导思想

（1）有针对性地根据患者体质状况制订运动康复方案。

（2）运动以舒缓、中等强度、可持续的有氧运动为宜。运动量由低强度开始，逐步过渡到中等强度。运动后关节痛超过 1~2 h，应暂时停止此项活动。

（3）保证患者进行运动康复的安全，防止发生运动损伤，特别是关节损伤。

2. 运动康复方案

（1）适应人群：单纯高血尿酸或伴有高血脂、高血压和高血糖的人群；需要预防或纠正血尿酸偏高的人群。痛风急性期患者应卧床休息，抬高患肢，避免负重，关节疼痛缓解72 h后恢复活动。

（2）运动类型：高尿酸血症及痛风患者的运动康复主要应用有氧运动和抗阻运动。不宜参加剧烈和长时间的体育活动，防止大汗淋漓。还可辅以柔韧性及体能提升运动和民族传统体育项目。其中，有氧运动可选用游泳、骑自行车、慢跑等。抗阻运动可选择组合器械或哑铃、杠铃等。柔韧性及体能提升运动可选择核心功能训练，如瑜伽、普拉提、软组织牵伸等。民族传统体育项目可选用五禽戏、八段锦、太极拳等。

（3）运动强度：运动强度以中、低强度为主。运动强度是把握运动康复中血尿酸升高稳定的关键措施。适合的运动强度有助于改善体质和加速肾排泄功能。

有氧运动训练的目标心率为最大心率的50%~65%。抗阻运动可选择4~6 RM的运动负荷，女性、老年人等可调整为20~25 RM运动负荷加有氧运动。运动次数以每组8~12个为佳。组间休息要求在1 min以上。

（4）运动频率：采用中等或低频率的训练方法有助于血尿酸的彻底排泄，避免大强度密集型运动造成的血尿酸蓄积升高。应严格控制运动频率，尤其对于较高的血尿酸水平患者。隔天训练或者每周3次为宜。

（5）运动时间：有氧运动时间应控制在45~60 min（其中包括10~15 min的热身活动时间，不少于20 min的达到靶心率的运动时间，5~10 min的整理运动时间）。抗阻运动应控制在30 min左右，但每次运动都应包括有氧运动项目。

在运动过程中，应定期监测血尿酸变化，并根据变化的具体情况增加或者减少运动强度、频率和时间等。

（6）注意事项：

痛风及高尿酸血症患者的运动康复应特别注意以下几个方面：

① 避免剧烈运动和长时间运动：患者会由于剧烈运动出汗增加，血容量、肾血流量减少，尿酸排泄减少，出现一过性高尿酸血症。并且，剧烈运动后体内乳酸增加，会抑制肾小管排泄尿酸，可暂时升高血尿酸，这种情况不利于患者痛风病情改善，还可能诱发痛风发作。

② 坚持合理运动：可以选择一些简单的耗氧量适中的有氧运动，并辅以适当抗阻运动。患者在运动过程中，要做到从小运动量开始，循序渐进，关键在于坚持不懈。

③ 对于高尿酸血症和痛风患者特别要注意及时补水，以加速肾的排尿。尤其是在大量出汗以及环境温度较高的情况下。运动过度后流汗增多，会使尿量减少，尿酸堆积，容易引起急性痛风。同时，对高尿酸血症患者实施多学科联合饮食与运动管理干预可改善患者认知，促进患者养成良好的饮食及运动习惯，提高血清尿酸水平控制效果。

④ 运动不当会产生一过性的高血尿酸，如果长期忽视，则可能导致血尿酸不能及时清除而在体内蓄积，留下痛风的隐患；而对于原来就有高血尿酸的人群，则可能因为不当的运动而使血尿酸更高，与运动降尿酸的初衷严重违背。运动导致血尿酸升高主要有三个方面的因素：代谢提升、运动排汗增加，以及乳酸的堆积。

表5-5-1为高尿酸血症隔天训练运动康复方案实例。

表 5-5-1　高尿酸血症运动康复方案实例（隔天训练）

| 运动次数 | 目标 | 项目内容 | 注意事项 |
|---|---|---|---|
| 周第一次运动 | 提升机体代谢，促进血尿酸排泄，改善体质和心肺功能 | 热身：5 min 快走+身体活动；抗阻运动 30 min，（胸部+肩部）各选 2~3 个动作，每个动作 3~4 组；慢跑+快走 45 min（慢跑 5 min+快走 5 min+慢跑 10 min+快走 10 min+慢跑 5 min+快走 10 min）；拉伸 10 min | 能量消耗 300~400 kcal；抗阻运动强度为 4~6 RM；组间休息 1~2 min；抗阻运动组间休息和有氧运动的快走时间及时补水，每次 20~50 mL |
| 周第二次运动 | 改善血脂，预防痛风并发症，加速血尿酸排泄 | 热身：5 min 快走+身体活动；平衡训练或核心功能训练 30 min；慢跑+快走 45 min（慢跑 5 min+快走 5 min+慢跑 10 min+快走 10 min+慢跑 5 min+快走 10 min）；拉伸 10 min | 能量消耗 300~400 kcal；有氧运动的快走时间及时补水，每次 20~50 mL |
| 周第三次运动 | 提升机体代谢，促进血尿酸排泄；改善体质和心肺功能 | 热身：5 min 快走+身体活动；抗阻运动 30 min，（胸部+肩部）各选 2~3 个动作，每个动作 3~4 组；慢跑+快走 45 min（慢跑 5 min+快走 5 min+慢跑 10 min+快走 10 min+慢跑 5 min+快走 10 min）；拉伸 10 min | 能量消耗 300~400 kcal；抗阻运动强度为 4~6 RM；组间休息 1~2 min；抗阻运动组间休息和有氧运动的快走时间及时补水，每次 20~50 mL |
| 周第四次运动 | 提升机体代谢，促进血尿酸排泄，改善体质和心肺功能 | 热身：5 min 快走+身体活动；抗阻运动 30 min，（腿部）各选 2~3 个动作，每个动作 3~4 组；慢跑+快走 45 min（慢跑 5 min+快走 5 min+慢跑 10 min+快走 10 min+慢跑 5 min+快走 10 min）；拉伸 10 min | 能量消耗 300~400 kcal；抗阻运动强度为 4~6 RM；组间休息 1~2 min；抗阻运动组间休息和有氧运动的快走时间及时补水，每次 20~50 mL |

注：一周内，隔一日进行一次运动，下一周重复上周内容进行运动。

## 四、健康教育

### （一）科学膳食

应采用低热量膳食，避免食用高嘌呤食物，保持理想体重。含嘌呤较多的食物主要包括动物内脏、沙丁鱼、蛤、蚝等及浓肉汤，其次为鱼虾类、肉类、豌豆等，而各种谷类制品、水果、蔬菜、牛奶、奶制品、鸡蛋等含嘌呤较少。保持每日尿量在 2 000 mL 以上，以利于尿酸排出。

### （二）合理运动

避免关节运动疼痛，每日起床后和晚睡前，坚持按摩身体的各个关节，早、晚各 30 min 左右，同时每晚睡觉前用热水泡脚 20 min。

## （三）主动防治

养成良好的生活方式，避免过度劳累、紧张、饮酒、受冷、受湿及关节损伤等诱发因素的发生。同时加以积极的运动锻炼，在稳定患者病情的同时，还可极大提高患者生活质量，是最主动的防治措施。

### ? 思考题

1. 糖尿病有哪些并发症？在运动中应如何应对？
2. 请用思维导图描述与糖尿病患者进行运动康复相关的血糖问题及其处理方法。
3. 痛风患者进行运动康复的注意事项有哪些？
4. 肥胖症运动康复的基本原则是什么？
5. 甲状腺功能亢进症患者临床治疗和康复治疗首先要面对的问题是什么？如何针对此问题开展运动康复？

### 实践训练

患者查某某，男，40 岁，因"口干、多饮、乏力 1 周余"于 2023 年 4 月 23 日入院。

现病史：患者 1 周前无明显诱因出现口干、多饮及多尿，体重无明显增减。患者 5 d 前出现乏力、食欲缺乏，昨日下午两点感到乏力加重，伴有头晕，头晕持续 2 h 后缓解，无呕吐、眼前黑蒙等现象。于家中自测末梢血糖>20 mmol/L，至我院 XX 院区急诊内科就诊，查随机血糖为 34.79 mmol/L；尿常规：葡萄糖 4+，尿蛋白 2+，尿隐血 1+，尿酮体+。急诊诊断为：糖尿病，予以普通胰岛素静滴等治疗。现患者乏力症状好转，为进一步诊疗收住入院。病程中，患者精神一般，食纳，睡眠差，大便如常，小便及体重如上述。

既往史：患者前年诊断"痛风"，口服"碳酸氢钠"和"双氯酚酸钠"，现已停药。

家族史：患者父亲有糖尿病病史。

查体：体温为 36.6 ℃，脉搏为 85 次/min，呼吸为 16 次/min，血压为 120/80 mmHg，身高为 168 cm，体重为 97 kg，BMI 为 34.37 kg/cm²。神志清楚，心肺未见明显异常，双下肢无水肿。

辅助检查：入院末梢随机血糖为 13 mmol/L。

急诊生化：丙氨酸氨基转移酶为 94 U/L，葡萄糖为 34.79 mmol/L，尿酸为 681 μmol/L。

入院诊断：1. 糖尿病；2. 糖尿病性酮症；3. 痛风；4. 单纯性肥胖。

请根据以上案例分析该患者的运动康复评定内容和康复目标，并制订相应的运动康复方案。

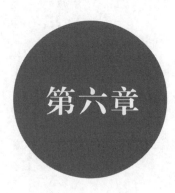

# 第六章　运动系统常见慢性病运动康复

⚲ **章前导言** ················································

　　一般认为，运动系统疾病需要多休息制动，才能得到缓解。其实不然，运动系统疾病恰恰需要进行科学的运动才能达到改善身体功能、恢复日常生活活动能力、提高生存质量的目的。本章就运动系统各常见慢性病的基本知识、运动康复评定、运动康复治疗方法和健康教育进行介绍。

🎯 **学习目标** ················································

1. 了解常见运动系统疾病的定义。
2. 熟悉运动系统常见慢性病的症状与体征，以及运动康复评定内容和方法。
3. 掌握运动系统常见慢性病的康复原则和康复目标。
4. 通过强调运动对骨骼、肌肉和关节健康的重要性，培养学生科学运动的意识和方法。

# 第一节　骨性关节炎

骨性关节炎是我国常见的运动系统疾病，总患病率约为15%，不同地区的患病率存在着明显差异。从沿海地区、平原地区、山区三个不同地域对骨性关节炎的患病情况进行分析，40岁以上平均患病率为10%～17%，60岁以上平均患病率达50%，而在75岁以上平均患病率则高达80%。

## 一、概述

### （一）定义

骨性关节炎（osteoarthritis，OA）是由于劳损、肥胖、创伤、过度运动、关节先天性异常、关节畸形、遗传等多种因素引起的以关节软骨退行性变为主，同时伴有软骨下骨硬化增生的慢性骨关节病，主要临床表现为缓慢进展的关节疼痛、肿胀、僵硬、活动受限及关节畸形。骨性关节炎常分为两大类：原发性骨性关节炎和继发性骨性关节炎。

骨性关节炎的分类

### （二）病理生理

骨性关节炎的病理学特征是关节软骨退变、软骨下骨改建和骨赘形成，这三者构成了骨性关节炎的主要病理变化。除此之外，滑膜、关节液、韧带、关节囊、肌肉都会发生各种病理变化，特别是滑膜及由其产生的关节液成分改变，在骨性关节炎病理发展过程中起着非常重要的作用。

1. 关节软骨退变

关节软骨表面正常为浅蓝色，半透明，软骨退变后，色泽转为白色、暗白色、黄色或褐色，不透明，无光泽。镜下可见软骨表面原纤维暴露，形成原纤维化，随着病情的发展，病变向中层侵蚀，形成局灶性溃疡、裂纹、裂隙，之后裂纹、裂隙扩大，溃疡面积增大、深度加深，软骨完全剥脱，软骨下骨暴露。超微结构和生化分析显示，在软骨发生原纤维性变同时或以前，软骨基质的分子网络出现松弛现象，蛋白聚糖的浓度和聚集性下降，软骨内水分增加，基质渗透性提高，软骨刚度下降，软骨细胞在初期表现为增生、增殖，而后期则表现为明显的变性、坏死。

2. 软骨下骨改建

骨性关节炎另一重要病理变化是软骨下骨改建、硬化。软骨下骨随关节受力的变化而进行的改建，是关节产生畸形的最主要原因。骨的改建和软骨的变化几乎同时出现，有人发现，骨改建甚至早于软骨的变化，但大多数学者认为，在软骨发生原纤维化的早期，骨能精确感受骨所传递力的变化，而且骨比软骨对应力改变更为敏感，一旦软骨发生变化，骨不得不承受更大的力，通过骨代偿性改建，增加软骨下骨的密度，以承受较大的力。后期由于长期的磨损，增厚变硬的骨板也可能变薄甚至出现疏松。

发生骨性关节炎时，软骨下骨还会出现囊性变，囊肿样骨腔内含有黏液样、纤维样或软骨样组织，囊腔边缘骨硬化增厚。

3. 骨赘形成

骨赘是骨性关节炎的重要病理特征，这些纤维状、软骨性或骨性突起常形成于关节周围，沿软骨-骨交界处生长的为边缘骨赘，沿关节囊附着处生长的是关节囊骨赘，从退变的关节软骨表面向关节腔内突出的是中央骨赘。多数骨赘骨表面有软骨或纤维软骨覆盖，内为骨性基底，骨赘似乎是关节软骨内的延伸，通常认为是机体试图扩大关节受力面积的代偿性行为所引起的。每个关节有各自特征性的骨赘形成方式，如髋关节，典型的骨赘沿髋臼盂唇形成；而在盂肱关节，骨赘常沿肱骨头表面的内缘形成。

骨性关节炎的病因

骨性关节炎的病理变化还包括滑膜、韧带、关节囊及关节周围肌肉的病理改变等。骨性关节炎早期，滑膜增生、包裹、吞噬脱落的软骨碎屑，导致滑膜炎性反应，产生白细胞介素-1（Interleukin-1，IL-1）、白细胞介素-4（Interleukin-4，IL-4）、肿瘤坏死因子（tumor necrosis factor，TNF）、前列腺素 E（Prostaglandin E，PGE）等物质，这些物质进入关节液，并可能通过关节液进入软骨，加速软骨的破坏。骨性关节炎后期，滑膜可出现广泛纤维化，增厚成结节样。韧带、关节囊均会发生挛缩、退变肌肉萎缩、纤维化。

（三）症状与体征

骨性关节炎的临床症状主要表现为疼痛、关节僵硬、功能受限和关节畸形。

1. 疼痛

疼痛是最主要的症状，透明软骨内没有神经纤维，因此，软骨退变本身不直接引起疼痛，引起疼痛的机制可能为：

（1）滑膜增生引起滑液增多，导致关节内高压，关节内高压刺激关节囊内痛觉纤维和感受器引起疼痛。

（2）骨性关节炎造成软骨下骨内压增高，刺激骨膜产生疼痛。

（3）骨性关节炎造成软骨下骨微骨折，引起疼痛。

（4）关节畸形、结构改变，肌肉萎缩等原因使肌腱和滑囊的结构和功能发生变化，引起肌腱炎和滑囊炎。

不同机制引起的疼痛特点不同。例如，由机械性原因导致的疼痛和肌腱炎引起的疼痛均主要发生在关节活动时，炎症机制引起的疼痛发生于休息时，骨内压增高引起的疼痛以夜间疼痛为主，这种疼痛表明损害严重，预后不良。

2. 关节僵硬

僵硬是另一主诉症状，常发生在长时间固定体位后的初始活动时。骨性关节炎患者也可发生晨僵，特别是有焦磷酸盐代谢异常的患者，但一般持续时间短，很少超过 30 min，程度也不严重。

3. 功能受限

骨性关节炎患者功能障碍的原因有两个：一是由于疼痛，二是由于活动范围减少。与疼痛有关的活动障碍在不同的关节往往具有特征性，如髋关节内旋、膝关节过伸、颈椎后伸、腰椎前屈等均易引起疼痛，因而也最早发生活动障碍。后期随关节畸形、关节周围组织挛缩和肌肉萎缩，关节活动范围越来越小，最严重时可僵直于某一姿势。

4. 关节畸形

关节表面不平整引起的关节咔嗒音、研磨感，异常骨改建引起的骨端增大、关节畸形、关节不稳定均是骨性关节炎常见体征。不同程度的滑膜炎症可造成关节肿胀、表皮温度升高，以及关节间隙周围普遍压痛的症状。

### （四）危险因素

骨性关节炎并非简单的随增龄发生的退变。目前认为有两种情况可导致骨性关节炎发病。一种是软骨发生异常改变，所受应力正常，软骨不能耐受正常的应力，发生退变，导致的骨性关节炎。另一种是软骨本身正常，但承受的应力异常，软骨不能承受过度异常的应力，发生退变，产生的骨性关节炎。这两种情况的共同结果是软骨的极限强度，特别是其疲劳强度不足以承担其所承受的应力，软骨中胶原纤维网架的化学成分和物理性能连续发生松弛，胶原纤维超微结构遭到破坏，胶原纤维发生疲劳性断裂。

胶原纤维网架的松弛断裂，可造成软骨内蛋白聚糖成分漏出，加剧软骨基质进行性破坏。软骨基质是软骨细胞赖以生存的微环境，软骨基质破坏可引起软骨细胞一系列的生物学反应从而发生退变或坏死。在软骨被破坏的同时，骨性关节炎的发病过程中始终伴随软骨的修复反应，基质降解引起转化生长因子-β（transforming growth factor-β，TGFβ）、胰岛素样生长因子 1（insulin-like growth factors-1，IGF-1）、成纤维细胞生长因子（fibroblast growth factor，FGF）等生长因子释放，这些生长因子可促使软骨细胞增生增殖，促进各种基质大分子合成，特别是促使软骨中、深层内聚合素和修饰素浓度增高。这些软骨的修复反应部分抵消了金属蛋白酶（metalloprotease，MMPs）的分解效应。但是软骨细胞的破坏性反应总是超过或等于修复性反应，当破坏性反应超过修复反应时，软骨进行性破坏，当两者相等时，软骨维持原状。目前认为，骨性关节炎自然发展进程中，修复反应不可能超过破坏性反应，如此，软骨发生渐进性破坏，导致骨性关节炎也进行性发展。

骨性关节炎的检测指标

骨性关节炎的临床诊断标准

## 二、运动康复评定

骨性关节炎的运动康复评定主要是对骨性关节炎的生物力学及其功能障碍对邻近关节的影响和对患者的独立性与生活质量的影响程度进行评估。

### （一）运动风险评估

骨性关节炎的发生前期，关节在活动后稍有不适，活动增加后伴有关节的疼痛及肿胀。骨性关节炎改变的早期，活动后多有明显的疼痛，休息后减轻。骨性关节炎的进展期，骨软骨进一步损害，造成关节畸形，功能部分丧失。骨性关节炎的晚期，出现骨的增生、软骨的剥脱，以及功能完全丧失，关节畸形明显。

### （二）运动功能评定

**1. 肢体围度和关节周径的测量**

测量肢体围度和关节周径是为检测患肢和患病关节周围的肌肉有无萎缩，患病关节有无肿胀或膨大（图6-1-1）。

**2. 肌力评定**

肌力评定可采用传统的手法测试、等长测试、等张测试及等速测试进行，可有效判断肌力减退的程度和康复治疗的效果。传统的

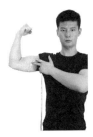

图6-1-1　肢体围度测量

手法测试可参考 MRC（medical research council）肌力分级。通常利用 MRC 肌力分级及各级肌力占正常肌力的百分比值来评定肌力（图6-1-2）。

3. 关节活动度测量

关节活动度测量，是指对关节活动时可达到的最大弧度测量。关节活动度检查是肢体运动功能检查中最常用的项目之一。其具体检查方法及评定标准有多种，常用的方法有通用量角器法和方盘量角器法（图6-1-3）。

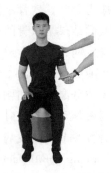 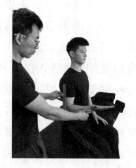

图6-1-2　肌力评定　　　　　　图6-1-3　关节活动度测量

（三）其他功能评定

1. 疼痛评定

骨关节炎的疼痛评定主要采用视觉模拟评分法。

2. 手功能评定

手功能评定是康复治疗师对手的功能状况和潜在能力进行判断，同时对手功能各方面的情况进行资料收集、量化、分析并与正常标准进行比较的过程。主要包括 Jebsen 手功能测试（Jebsen hand function test，JHFT）、Purdue 钉拴板测验（Purdue pegboard test，PGT）、明尼苏达协调性动作测试（Minnesota manual dexterity test，MMDT）三种评定方法。

3. 日常生活活动能力评定

日常生活活动能力评定常用的评定量表有：Barthel 指数、Katz 指数（Katz index）、修订的 Kenny 自理评定（the Kenny self-care evaluation）、PULSES 评定（Pain、Urgency、Lethargy、Sleeplessness、Eating、Severity）、《功能活动问卷》（the functional activities questionary，FAQ）、《快速残疾评定量表》（rapid disability rating scale，RDRS）等。

## 三、运动康复治疗

（一）康复目标

（1）消炎退肿，缓解疼痛。

（2）减轻关节负荷，保持关节和肢体活动功能。

（3）增强患肢肌肉力量，预防与治疗肌无力和肌萎缩。

（4）增加关节稳定性，防止关节畸形和疼痛复发。

（二）康复原则

骨性关节炎的康复原则包括：

（1）早期诊断、早期治疗和早期康复。

（2）积极做好自我防护，最大限度延缓病情的发展。

（3）最大限度保留关节功能。

（4）确定治疗目标后，根据患者的具体情况拟定合适的运动康复方案。

（三）适应证与禁忌证

1. 适应证

骨性关节炎症状较轻或症状间断发生。

2. 禁忌证

服用消炎镇痛类药物后疼痛仍然缓解不满意；或者药物虽有效，但一旦停药就疼痛明显，严重影响生活质量。

（四）运动康复技术

骨性关节炎是一种退行性变疾病，关节软骨组织随着年龄的增长而老化。控制饮食、体重，适当进行体育活动，防止下肢各承重关节超负荷，避免关节损伤可以延缓其进程和减轻退行性变的程度。关节内骨折或关节邻近骨折应准确复位，对儿童的各种畸形均应及时进行矫正，以免发生继发性骨性关节炎。

1. 物理治疗

可根据患者不同情况采取不同的物理因子治疗方法。

（1）热疗：包括热水浴、热敷、温泉浴等，有利于骨性关节炎患者缓解疼痛。

（2）冷疗：是用低温介质进行局部降温，降低皮肤和肌肉温度，以达到缓解疼痛和消肿目的的疗法。常用于骨关节炎的急性期和骨关节术后肿痛。常见的介质有冰袋、低温喷雾和冷疗仪等。

（3）经皮电刺激神经疗法（Transcutaneous Electrical Nerve Stimulation，TENS）：可用于关节炎的止痛，但通常在冷疗或牵张运动中应用，并可增进关节活动范围。

（4）矫形器：夹板和矫形器常用于不负重关节和不稳定的关节，从而减少关节活动或使关节保持最佳功能位，也可用动力性夹板来增进关节活动。

（5）生活辅助器械：如帮助行走的拐杖或手杖，既可保持平衡，又可减轻关节负荷。

（6）关节保护技术：本病症的共性问题为进行性关节功能和结构损害，为此，在特定活动时减少关节负荷是康复治疗的核心之一。

2. 运动疗法

通过徒手锻炼或各种康复器械进行关节功能训练。患骨性关节炎时，由于关节的活动减少，肌肉萎缩，全身无力、疼痛，关节肿胀、不稳，改变关节负重反应等容易造成动力学的失衡。进行适宜运动可增加关节活动度，增强肌力，增进静力性和动力性的运动耐力，减少关节肿胀，使关节在较好的生物力学条件下进行活动，提高骨密度，改善全身状况和提高生活质量。

被动关节活动度练习

主动关节活动度练习

（1）关节活动度练习：

骨性关节炎急性期，关节肿胀、疼痛时可以采用关节松动Ⅰ、Ⅱ级手法治疗；慢性期伴有关节僵硬和关节周围组织粘连、挛缩，可采用关节松动Ⅲ、Ⅳ级手法治疗。

① 被动关节活动度训练：康复治疗师可辅助患者在不同体位下屈伸膝、髋、腕和踝关节，增加关节的活动度。

② 主动关节活动度训练：患者可自主进行膝、髋、腕和踝关节的屈伸锻炼，仰卧位下、俯卧位下的伸直、屈曲训练。由于骨性关节炎大部分是以屈曲受限为主，所以更为重要的是屈曲训练。若患者有屈曲畸形，则应先进行被动牵拉后，再进行主动拉伸训练。

（2）肌力练习：患肢及患病关节周围肌群的肌力练习，可给关节以一定的应力刺激，预防并治疗肌肉无力和肌肉萎缩。通过肌力的加强，可增加关节的稳定性，保护关节。

方法：关节不负重或少负重的等长练习；在等速肌力训练仪上做多角度等长肌力练习；渐进抗阻肌力练习。

骨性关节炎的其他康复治疗技术

（3）有氧运动：全身大肌肉群参加的有氧运动有利于促进患者体内脂肪的消耗，配合饮食调节可促使患者的体重减轻，减少关节负荷。例如，关节体操，其作用是通过适宜的关节运动与应力，促进关节内滑液的循环，减轻滑膜炎症。适当的应力能促使关节滑液进入关节软骨，改善软骨营养。同时，保持关节活动能力，可有效防止关节僵硬。有氧运动包括游泳、散步等。还可进行其他运动，如太极拳、气功、园艺以及轻松的舞蹈等都能提高机体有氧代谢能力，改善日常生活活动能力，消除抑郁和焦虑，提高生活质量。

## 四、健康教育

1. 指导患者日常生活活动

骨性关节炎是一种长期的慢性病，患者平时生活、工作中对关节的使用与疾病的发生发展密切相关，因此，对患者进行日常活动指导是治疗的重要组成部分。单纯告诉患者骨性关节炎是不可避免的、进行性的、老年性关节磨损性疾病，容易导致患者对疾病产生消极态度。例如，因为害怕磨损而减少一切活动，或为了增加活动度而进行过量的体育锻炼等。

过度和不平衡的负重对骨性关节炎的发生发展都有明显的不利影响，肥胖、过度体育锻炼、生活和工作中长时期固定体位的压迫都会加大关节的负担。减肥、使用手杖都可以有效地减轻负荷。避免过度的体育锻炼，特别是避免高负荷情况下的活动，如上、下楼梯，下蹲或负重下蹲等。避免长时间固定体位，重复无变化的、机械的活动。对于不平衡的负重，如下肢不等长，可应用矫形鞋、增高鞋跟来解决。

适当的关节活动不仅不会增加磨损，而且还可通过关节活动，改善关节软骨的营养，舒展挛缩的关节周围软组织。肌肉的等长收缩锻炼可以增强肌力，改善肌肉对关节的控制能力，又不会增加关节的磨损。

2. 指导患者适当休息

对炎性关节宜局部休息，以有利于缓解疼痛、炎症和预防挛缩，休息2周左右为宜。如为多个关节受累，对应用抗炎药物未能控制症状者，宜卧床休息4周，以减轻疼痛，减慢血沉，减轻僵硬感。对采用能量节省技术练习的患者，即每活动或工作30 min左右应有短暂的休息，并记录有无关节不适、疲劳等。如在活动中出现关节疼痛或疲劳时，宜教给患者如何调整其活动以减轻症状。采用能量节省技术练习与完全休息相比，患者症状改善更明显，活动能力更好。

# 第二节  类风湿性关节炎

类风湿性关节炎是一种发病率高、致残率高、死亡率低的疾病，其发病急、症状复杂、病程长，一旦罹患终身延续，可反复出现一时性缓解或加重，逐渐转为慢性。每个患者的病情进展和预后不同。类风湿性关节炎在发达国家的发生率为 0.5%~1%，我国流行病学调查为 0.29%，其中以东北、华北地区为多。

## 一、概述

### （一）定义

类风湿性关节炎（rheumatoid arthritis，RA）是以慢性、对称性、多关节炎为主的一种全身性的结缔组织疾病。病因目前尚不清楚，可能是一种自身免疫性疾病。主要累及手、足等小关节，也可累及任何有滑膜的关节、韧带、肌腱、骨骼、心、肺及血管。

类风湿性
关节炎的
分类

### （二）病理生理

#### 1. 关节滑膜炎

关节滑膜炎（synovitis）是类风湿性关节炎最早期的病理变化。正常滑膜色泽光亮、半透明，其表面可见微血管，镜下可见很薄的滑膜衬里层（通常为 1~2 层，常包含脂肪或轻度肥大的滑膜细胞）。而类风湿性关节炎患者的滑膜浑浊，并可见表面颗粒。早期可见滑膜衬里细胞的增厚，镜下见滑膜下间质层大量炎性细胞浸润，主要为 T 淋巴细胞集中于血管周围，形成淋巴小结；B 淋巴细胞较少，集中于淋巴滤泡中央，周围分布大量浆细胞和散在的巨噬细胞。关节滑膜炎分为急性期和慢性期两种。

类风湿性
关节炎的
病因

（1）急性期：渗出性和血管浸润性，滑膜下有小血管扩张，内皮细胞肿胀，细胞间隙增大，间质有水肿和中性粒细胞浸润。

（2）慢性期：滑膜增生肥厚形成绒毛状突起，类似肿瘤的浸润性增长，造成关节破坏、畸形及功能障碍。

#### 2. 血管炎

血管炎也是常见的类风湿性关节炎关节外表现之一，主要累及各动脉。病理特征为血管壁的纤维素样坏死，可伴有血栓形成，引起相应组织的梗死。病变累及心脏时，心肌和心内膜可有类风湿肉芽肿形成，炎性细胞浸润导致心肌纤维化，纤维素性心外膜炎导致心外膜增厚甚至心包粘连。肺部亦可见类风湿肉芽肿、肺间质纤维化、纤维素性胸膜炎及胸膜粘连等改变。

### 3. 类风湿结节

类风湿结节是类风湿性关节炎最常见的关节外表现，患者中有 20%～25% 有皮下结节，多见于关节周围。结节大小由数毫米到 3～4 cm，呈灰白色，其中心为黄色的坏死灶，外面包围着"栅栏样"的单核细胞，呈典型的类风湿肉芽肿改变。

### （三）症状与体征

#### 1. 关节症状

手指小关节的晨僵常出现在关节疼痛之前而成为类风湿性关节炎最早的症状，持续时间常超过 1 h，可能与睡眠期间滑膜充血水肿有关，活动后可通过淋巴管和小静脉的回流吸收而缓解。部分骨性关节炎患者虽也有晨僵现象，但持续时间较短，通常不超过 30 min。晨僵是判断全身炎症程度的一个很好的指标，类风湿性关节炎病情缓解，晨僵持续时间短，反之则长。晨僵和关节疼痛也可进一步发生在其他关节，但与风湿热不同，不会因其他关节的活动而使原发关节的症状消失。邻近关节的肌肉萎缩也是早期变化之一，主要是因疼痛而引起的失用性改变。关节内滑膜肥厚、肿胀、关节腔积液增多，引起关节梭形肿胀，并出现关节局部皮温增高。随着病变的进一步发展，持续的滑膜肥厚和关节腔积液导致关节囊和关节韧带机械性扩张，造成松弛与薄弱，软骨破坏致使部分关节间隙狭窄，从而进一步加剧关节囊或韧带松弛。病变侵蚀到肌腱、韧带时，引起肌腱粘连、断裂、滑脱，致使关节周围力量不平衡，加上晚期关节囊的纤维化和瘢痕形成，最终导致关节脱位、挛缩和畸形。这一过程因病程的长短、治疗程度及康复锻炼的情况而异。

（1）手关节和腕关节：类风湿性关节炎早期累及近节指间关节（proximal interphalangeal joints，PIP）、掌指关节（metacarpophalangeal joint，MCP）和腕关节，末节指间关节（distal interphalangeal point，DIP）很少受损。表现为近节指间关节梭形改变，掌指关节肿胀、疼痛，晚期可出现掌指关节半脱位而使掌骨头突出。当病变侵及伸肌腱，可使其松弛，出现"锤状指"。尺侧腕伸肌萎缩导致手指代偿性的尺偏，有一半的患者拇指受累出现掌指关节屈曲，指间关节过伸，表现为"Z"字形畸形；病变累及骨间肌时，出现近节指间关节过伸，远端指间关节屈曲的"鹅颈"畸形；伸肌腱中央部撕裂，致伸肌腱向掌侧移位，使近端指间关节固定于屈曲位，远端指间关节固定于过伸位，表现为"纽扣指"畸形。

腕关节及手的伸肌腱受累时，导致下尺桡关节向背侧脱位，严重者出现"琴键征"。随着下尺桡关节掌、背侧韧带和关节盘的破坏，腕关节稳定性遭到破坏，出现尺骨远端背侧脱位，腕关节桡偏畸形，与手指关节尺偏畸形一起，形成手腕部"之"形畸形。

腕部的滑膜肿胀，腕横韧带增生使腕管容积相应变小，正中神经受压而产生"腕管综合征"，出现相应症状。

（2）肘关节：肘关节位置表浅，出现关节腔积液、滑膜肿胀时较易发现，但由于肩关节和腕关节的代偿作用患者不易察觉肘关节的屈曲挛缩。滑膜肿胀及炎性反应也可造成尺神经在肘部受卡压，因症状主要表现在手部而为患者所忽视。严重病例可产生肘关节半脱位。

（3）肩关节：与肘关节相反，肩关节被诸多肌肉包绕。因此，肩关节受累的早期不易被发现。但因日常生活对肩关节活动范围要求不高，出现肩部活动受限时又易与肩周炎混淆；因此早期极易漏检。随着病变发展，可出现肩关节囊韧带撕裂，引起肱骨半脱位，肩关节外展受限，病变累及肩锁关节时，还可能出现肩关节的不稳定。

（4）足和踝：足和踝属于负重关节，是类风湿性关节炎最早侵犯的关节之一。这类关节病变引起的临床症状较上肢非负重关节更为严重。足踝部类风湿性关节炎好发于跖趾关节（metatarsophalangeal，MTP）、距舟关节和踝关节。跖趾关节炎造成近节趾骨基底部向跖骨背侧脱位或半脱位。距舟关节类风湿性关节炎不仅会造成关节破坏，同时会引起周围肌肉痉挛，出现特征性的足外翻、旋前畸形。类风湿性关节炎早期常不累及踝关节，但踝关节受累后可引起严重的症状，如可发生距骨塌陷，导致踝关节活动严重受限。局部滑膜炎症可压迫胫后神经引起跗管综合征，出现足底麻木、烧灼痛和感觉异常，站立、行走时加重。

（5）膝关节：由于膝关节是人体最复杂的关节，滑膜占全身滑膜的一半，又是负重关节，因此是最常受累致残的关节之一。大约10%患者以膝关节为首发部位，有1/3患者疾病早期即有膝关节受累症状，90%以上患者最终将累及膝关节。由于滑膜肥厚，关节积液使得病变关节明显肿胀，关节内压力增加，部分病例可因关节液进入腘窝间隙而继发腘窝囊肿。症状主要为关节僵硬、肿胀、疼痛、行走和坐起困难。早期少见骨侵蚀性病变，晚期可发生关节严重破坏，关节间隙狭窄，侧副韧带相对松弛，产生关节不稳定。当一侧的软骨面和软骨下骨质遭到严重破坏时，可发生内、外翻畸形，一般以膝外翻畸形较为多见。股四头肌可在病变数周后发生萎缩，影响伸膝功能，加之患者为减轻疼痛多使膝关节于屈膝位，这更加速了固定性膝屈曲挛缩畸形的发生，严重的患者固定性膝屈曲挛缩可超过90%。类风湿性关节炎不仅会导致膝关节外翻、屈曲，而且多有外旋畸形，其周围软组织也呈不同程度的挛缩状态。

（6）髋关节：由于髋关节解剖位置较深，早期关节肿胀、压痛等症状不易发现。患者主诉为髋关节活动受限及活动或负重时疼痛。晚期患肢出现屈曲、外旋、外展畸形，此时托马斯征阳性。严重者由于骨盆严重骨质疏松、髋臼变薄，可有股骨头中心型脱位（Utto骨盆）。

（7）颈椎：由于在脊柱诸多关节中，滑膜衬里仅见于颈椎，因此，受累亦主要限于颈椎。在早期类风湿性关节炎患者中约25%可发现颈椎病变，晚期则可高达60%~70%。颈部疼痛、僵硬、颈椎生理前凸消失是该病早期最主要临床症状，病变进一步发展可产生基底动脉供血不足，脊髓压迫等症状。当寰枢椎受累时，病变侵蚀寰枢椎横韧带，使寰枢椎的稳定性受到影响，引起寰枢关节半脱位。类风湿性关节炎患者如需手术治疗而行全麻时，需对气管插管可能加重的寰枢椎脱位给予足够重视。

2. 关节外表现

类风湿性关节炎关节病变可能致残，而关节外病变及其并发症则可致死。据统计，类风湿性关节炎的死亡原因分别是感染，心血管和肾、肺疾病。伴有关节外病变的患者多存在类风湿因子（rheumatoid factor，RF）阳性、人类白细胞抗原（human leukocyte antigen，HLA）阳性和C-反应蛋白（C-reactive protein，CRP）阳性。

（1）类风湿结节：20%~35%的患者会在关节着力点皮下出现无痛性结节，常见于血清高滴度RF阳性及HLA阳性的患者，多见于老年男性。好发于伸肌表面，如鹰嘴部、尺骨近端，偶见于脊柱、头部、足跟部。它可以是形状不规则、质软、可移动的团块，也可以是坚硬地附着在骨膜上。临床可被误诊为痛风石、皮脂腺囊肿或黄色瘤。另有一种深部类风湿结节发生于多种内脏组织中，引起不同症状，可在尸检中发现。

（2）血管炎：血管炎的发病率约占类风湿性关节炎患者的25%，是类风湿性关节炎的基本病变之一。90%具有血管炎表现的患者类风湿因子为阳性，是病变严重的表现。主要累及病变组织的动脉，病理改变为坏死性血管炎。可能是与循环免疫复合物形成及补体激活有关。因侵犯不同组织的动脉而表现出相应的症状。如侵犯心脏，会出现动脉粥样硬化性心血管病；侵犯肝脾，可引起Felty综合征；侵犯肾时，可导致肾功能改变；侵犯肢体末端动脉，可出现末梢坏疽或溃疡。

（3）心脏表现：类风湿性关节炎侵犯心包时，引起心包积液，心包肥厚严重者可有心脏压塞和心包缩窄，可导致死亡。类风湿性关节炎还可侵犯心脏瓣膜，引起心瓣膜病。而心肌炎的发生较少见，可能与血管炎有关。

（4）肺部表现：类风湿性关节炎累及胸膜、肺血管和肺间质时，出观肺部症状。表现为胸膜炎、胸腔积液、肺内类风湿结节、肺动脉高压，最终导致肺间质性纤维化。患者常有进行性呼吸困难，肺功能活动受限，肺功能检查提示肺组织顺应性降低和通气受限。

（5）肾表现：类风湿性关节炎累及肾小球和肾小管，引起相应病变，也可能由药物的毒副作用出现肾功能损害。严重的类风湿性关节炎患者常发生淀粉样变，预后较差，是类风湿性关节炎患者的死亡原因之一。

（6）神经系统表现：类风湿性关节炎侵犯周围神经的滋养血管，免疫复合物沉积导致多发性周围神经系统疾病，出现相应的感觉、运动障碍。也可由周围神经直接受嵌压引起，如腕管综合征等。另外，类风湿性关节炎病变还可侵及颈椎滑膜，引起颈椎脱位压迫脊髓，出现中枢神经症状。

（7）眼部表现：最常见为角膜和结膜病变，常表现为少泪、干燥、眼内"磨砂"感、发红，但视力正常。当累及巩膜时，可出现黄色类风湿结节，严重时可出现"穿透性巩膜软化"。

（8）血液表现：患者常出现贫血，一般属于慢性病性贫血，也可由铁代谢异常引起，常为轻、中度贫血。少数患者可合并自身免疫性溶血性贫血。费尔蒂综合征（Felty syndrome）见于慢性类风湿性关节炎患者，95%为HLA-DR4阳性，表现为脾肿大、淋巴结肿大、贫血、血小板减少及选择性中性粒细胞减少，关节病变严重。

（四）危险因素

RA的病因迄今尚不清楚，可能是遗传因素和环境因素相互作用的结果。

1. 遗传因素

家族研究表明，单卵双胞胎发生RA的概率为12%~15%，高于双卵双胞胎（3%）；RA患者第一代亲属的发病率比一般人群高4倍。50%的基因易感性源于HLA基因表型，其中HLA-DR4分子与RA的发生及其严重程度有关。

2. 感染因素

在过去的100多年，科研工作者一直致力于寻找导致RNA的致病因子，许多病毒和细菌都被怀疑与RA的发病有关，但迄今没有发现直接的证据。

3. 其他危险因素

如女性，尤其产后和哺乳期女性的RA发病率增高；吸烟也是RA的危险因素之一。

类风湿性关节炎的检测指标

类风湿性关节炎的临床诊断与辨别诊断

## 二、运动康复评定

### (一) 运动风险评估

康复治疗师依据 RA 患者疾病活动度评估患者目前病情处于什么阶段，并根据疾病活动度的变化判断之前的康复治疗是否有效。通常会根据患者关节肿痛的程度、血沉及 CRP 水平、影像学资料、患者关节功能状态等评估患者的疾病活动度。常用的 RA 疾病活动度评价指标包括：总体评价指标（VAS、PGA、MDGA 和 HA）、量化评价指标（DAS、SDAI、ACR）和影像学评价指标。

### (二) 运动功能评定

1. 肌肉萎缩的评定
肌肉萎缩的程度用肢体周径的变化来表示。

2. 肌力评定
患有单神经炎、多发性神经炎时，肌力测定要用徒手肌力法评定。作为主要受累的手，肌力评定时常用握力计。由于手指畸形，一般握力计难以准确评定。目前普遍采用血压计评定：将袖带卷充气至 4 kPa，保持此压力，让患者左、右手分别紧握充气袖带，前臂不能依靠在桌面，读数减去 4 kPa，即为所得握力。应测两次取平均值。

3. 关节活动度测定
同第六章第一节。

### (三) 其他功能评定

1. 炎症活动性评定
（1）Lansbury 全身指数法：为炎症活动性评定的常用方法，其方法主要按表中项目的相应指数相加，以计算全身指数。项目包括晨僵持续时间、疲劳感（出现时间）、疼痛程度（按阿司匹林需要量计算，先给以每日服药 6~12 片规定量，之后调节剂量以达到缓解疼痛所需的片数来计算）、肌力低下程度和血沉（1 h 值）。

（2）临床指标：① 晨僵持续 1 h 以上；② 6 个关节以上有压痛或活动时有疼痛；③ 3 个以上关节有肿胀；④ 发热 1 周以上，体温高于 37.5 ℃；⑤ 握力：男<25 kPa，女<19 kPa。

（3）检验室指标：① 血沉>27 mm/h；② 类风湿因子测定：1：40 以上（免疫乳胶法）。

上述临床指标中有 3 项及检验室检查有 1 项为阳性可确定为活动期。

（4）关节 X 射线平片或 CT（分 4 期）：Ⅰ期，软组织肿胀，骨质疏松；Ⅱ期，软骨下骨轻度侵蚀，关节间隙稍狭窄；Ⅲ期，软骨下骨明显侵蚀、破坏、囊性变，关节间隙明显狭窄；Ⅳ期，关节半脱位，关节间隙纤维性、骨性融合。

2. 活动度分级评定
美国风湿病学会临床协作委员会制订的类风湿性关节炎活动性标准评估见表 6-2-1。

表 6-2-1　类风湿性关节炎活动性标准

| 检查项目 | 轻度活动 | 中度活动 | 明显活动 |
|---|---|---|---|
| 晨僵时间/h | 0 | 1.5 | >5 |
| 关节疼痛数 | <2 | 12 | >34 |
| 关节肿胀数 | 0 | 7 | >23 |
| 握力 | | | |
| 男/(kPa·mmHg⁻¹) | >33,33（250） | 18.66（140） | <7.3（55） |
| 女/(kPa·mmHg⁻¹) | >23,99（180） | 13.33（100） | <5.99（45） |
| 行 16.5 m（50 尺）所需时间/s | <9 | 13 | >27 |
| 血沉率（魏氏法）/(mm·h⁻¹) | <11 | 41 | >92 |

3. 残疾评定

（1）AQ 残疾指数（standard health assessment questionnaire disability index，HAQ-DI）：其内容包括日常生活活动中穿着和修饰、起身、进餐、行走、卫生、伸手取物、握力和活动等 8 项。每项根据完成的情况分为没有任何困难（0）、轻度困难（1 分）、很困难（2 分）、无法完成（3 分）。

（2）整体功能评定（steinbrocker function index，SFI）：是观察者的临床判定。常用于对类风湿性关节炎患者残疾的评定。

4. 整体功能分级

主要依据生活自理（吃饭、穿衣、如厕、洗漱、整理），职业活动（工作、学习、家务），非职业活动（娱乐、休闲、社交）的能力分为 4 级：

Ⅰ级：生活自理、职业活动与非职业活动均可正常进行。

Ⅱ级：生活自理与职业活动均可正常进行，非职业活动受限。

Ⅲ级：生活能部分自理，职业活动与非职业活动受限。

Ⅳ级：生活自理、职业活动与非职业活动能力均丧失。

## 三、运动康复治疗

### （一）康复目标

类风湿性关节炎康复治疗的主要目的是缓解疼痛，消炎退肿，保持肌力及关节功能，预防及纠正畸形以改善患者生活自理能力。

### （二）康复原则

为了最大限度恢复患者功能，达到功能的康复，在类风湿性关节炎康复治疗前要全面了解患者的病情，治疗措施与治疗程序应多种多样，并有完整的治疗计划。不同病期采用不同治疗方式及康复措施；并对患者及家属进行有关宣教，以提高其治疗信心，取得他们的合作，获得最大康复治疗效果。

（三）适应证与禁忌证

1. 适应证

关节炎症亚急性期和慢性期。

2. 禁忌证

年迈体弱、低血压、低血糖、急性心血管疾病、传染病、化脓及严重渗出性皮肤病、妇女经期、炎症活动期。

（四）运动康复技术

1. 采取正确的休息措施

（1）全身性休息：急性期绝对安静休息，卧床时注意取良好的体位，如枕头不宜过高，尽量避免用软床垫，以防髋、膝关节屈曲畸形；足部放置支架，被服下压双足，以避免双足下垂等。仰卧位、侧卧位交替，炎症控制后应立即开展运动康复。

（2）局部休息：急性炎症渗出的关节可采用低温热塑板材等制作的夹板制动，以消肿止痛。制动时，应将关节置于最佳功能位置（各关节最佳功能位置：髋关节 5~10°屈曲位固定，旋转取中位；膝关节 5~10°屈曲位固定；肘关节 70~80°屈曲位固定；前臂 10~15°旋后位固定；腕关节 5~10°背屈位固定；掌指关节 30°屈曲位固定；拇指外展位固定）。制动时间不宜过长，一般连续夹板固定 2~3 周不会引起关节活动受限，过长将产生关节挛缩和骨质疏松。

（3）注意保持良好的关节位置和功能：目的是防止肢体挛缩。可在各种体位下保持恰当姿势及关节功能位置。

① 站立位时，头部应保持中位，下颌微收，双肩处于自然位（不下垂、不耸肩），下腹微收，髋、膝、踝均取自然位。

② 坐位时，采用硬垫直角靠椅，椅高为使双足可平置地面，双膝呈 90°屈曲。

③ 维持各关节在一定范围活动。髋关节伸屈范围在 0~10°；肩关节屈曲保持在 0~45°，外展 0~90°，外旋 0~20°；肘关节伸屈范围在 0~90°，可使手接近嘴以利进食、洗漱；手指近端指间关节屈曲范围在 0~50°，拇指保持关节稳定，腕掌关节内旋 30°以上，可完成正常对掌动作。

（4）病变关节的保护：

① 多关节受累时，尽可能使用大关节的活动，避免加重手部等受累小关节的炎症反应，即多利用身体近侧部的关节。

② 各关节活动时，要求该关节处在最稳定位和功能位。在卧、坐、站时均保持良好姿势。

③ 手指关节受累时，改变某些生活用具结构，如采用增粗、增长把柄的用具和外加橡胶软套；应用轻便设备代替笨重的装置；必须物件放在固定手的位置。

④ 尽可能避免长期保持同一体位不变。

⑤ 携带重物时，尽可能以辅助方式（如滑轮车、他人帮助）完成，同时减少对关节有牵拉的活动。

⑥ 避免手的尺侧偏运动，尤其在拧瓶盖、拧毛巾时，可采用固定瓶盖或压干毛巾的方法替代。

⑦ 避免牵拉，如弯腰工作和长时间步行等。

⑧ 尽可能采取平卧位休息，避免长时间持续性休息，以免引起关节僵硬。

⑨ 控制体重，避免超重。

2. 以恢复和保持运动功能为主的运动疗法

（1）运动疗法的选择顺序：依次为关节活动度训练和牵张训练、等长收缩训练、动力性运动训练、有氧运动和娱乐性活动。

（2）恢复和保持关节活动范围的训练：

① 主动关节活动度训练：在受累关节可耐受范围内进行，宜 3~4 次/d，每次活动不同的关节。训练前可对相应关节进行湿热敷等治疗（注意不可过热，以免加重症状）。训练时，尽可能进行全范围活动，包括各可动轴位的活动。

② 被动关节活动度训练：在受累关节无法达到充分活动时进行，在被动关节活动度训练前可先做热疗。训练时，活动范围和运动量以患者仅感到稍有疼痛和稍有引起或加重关节肿胀为限。训练后，疼痛不应持续 3~4 h，否则应减量或暂停活动。此外，应注意避免加重畸形可能的情况，如手腕病变者应防止采用过于强力的抓握或提捏动作。

保持和增强肌肉力量的练习方法

③ 牵张训练：在患者有肌腱、关节囊等挛缩时考虑进行牵张训练。根据患者情况选择被动牵张，包括持续机械被动牵张和重复机械牵张。训练前为减少疼痛，可应用温热疗法、超声波疗法或系列夹板。注意，在急性炎症期，不做被动牵张；中等量至大量积液、关节不稳定、生物力学紊乱的关节避免牵张；晚期患者过度牵张可引起关节囊破坏。

（3）保持和增强肌力的训练：

① 等长收缩训练：类风湿性关节炎患者肌力减退和功能受限十分多见，卧床休息后更易发生。因此，必须通过等长收缩训练保持或加强肌力。一般采用短暂等长收缩训练，每次收缩持续 5~10 s，两次收缩间歇时间为 20 s，重复 1~6 次。

类风湿性关节炎的其他康复治疗

② 动力性抗阻训练：对于类风湿性关节炎患者可进行轻柔的，在不引起疼痛的关节活动范围内进行的动力性伸屈、外展、内收、内旋、外旋的抗阻训练，并和休息交替进行。注意：阻力应从小强度开始，缓慢增量，训练不应引起患者疲劳，若出现疲劳则需要较长时间的休息。

（4）有氧运动：常用项目为行走、骑自行车、游泳、划船等低冲击性有氧活动。应用时根据关节炎症情况和心肺功能确定强度，当关节炎症稳定时，通常以最大心率的 60%~85% 为靶心率，并从低水平（最大心率的 60%）开始。

（5）水中运动疗法：水中运动疗法利用水的压力、浮力及流体学物理特性，使患者利用在不负重状态下进行步行训练。利用水的阻力可锻炼患者肌力，在水中变换运动方向及速度可改变运动方式，水中运动一般无不良反应及关节损伤发生。

（6）娱乐性活动：娱乐性活动内容应根据患者的兴趣、爱好、能力及其病情而定。水中运动是首选项目，骑自行车和中等强度的步行也是较好的选择。具有跑、跳动作的运动不适合下肢负重关节有炎症渗出者，球类运动只适合于关节炎症已控制者。

## 四、健康教育

1. 日常生活指导

有关休息、体位、病变关节保护等。营养方面应多进食富含蛋白质和维生素类的食物。

2. 就业指导

可根据患者具体情况和工作技能选择职业。类风湿性关节炎患者一般可选择脑力劳动，如办公室工作或缝纫、刺绣、编织、书写等工作。

3. 针对患者可能存在的心理问题进行评定和治疗

类风湿性关节炎病程长、致残率高，因此患者有不同程度的焦虑、忧虑、情绪低落。医护人员应给予患者心理支持，深入耐心地解释病情，帮助患者自我调整以达到治疗目的。

# 第三节　肩周炎

肩周炎病程较长，少则迁延反复数月，长则多达 2 年左右。有时可在不同阶段停止，疼痛症状消失，肩部功能活动逐渐恢复。肩周炎发病率占总人口的 2%，累计发病每年每 1 000 人中有 2.4 例。肩周炎在 40 岁之前非常少见，发病高峰期在 40~60 岁，70 岁以上及体力劳动者中也很少见，女性发病率略高于男性。

## 一、概述

### （一）定义

肩周炎又称肩关节周围炎，俗称"五十肩""肩凝症""冻结肩"，是指肩关节囊和关节周围软组织（韧带、肌腱、滑囊等）损伤、退变而引起的一种慢性无菌性炎症，以肩关节局部疼痛、运动功能障碍和肌肉萎缩为主要临床表现的疾病。根据不同的病理病变过程和特点、临床表现，可将肩周炎分为急性期（粘连前期）、粘连期（冻结期）和缓解期（恢复期）三个阶段。肩周炎常见分型为：冻结肩型、喙突炎型、肱二头肌长头肌腱炎及腱鞘炎型、冈上肌腱炎及肩峰下滑囊炎型、钙化性冈上肌腱炎及肩峰下滑囊钙盐沉积型、肩撞击综合征型和肩锁关节病变型。

肩周炎的
分型

### （二）病理生理

肩周炎是肩关节周围病变的总称，主要是由于肩关节及其周围的肌腱、韧带等软组织退行性、无菌性炎症病变而引起。通常起病较缓，病程较长，可诱发肩部持续性或阵发性疼痛，部分还可出现前臂或颈部放射性疼痛，严重影响睡眠、工作等日常生活。

1. 急性期

急性期也称粘连前期。为肩周炎发生的初期，病期为 1 个月左右，有时可延续 2~3 个月。主要临床表现为肩周围疼痛，包括钝痛、刺痛、冷痛、酸痛，夜间加重，甚至影响睡眠，肩关节功能活动正常或轻度受限。本期由肩关节滑膜水肿，炎性细胞浸润，关节周围血管增生，组织液渗出，引起肩周软组织的紧张、痉挛所致。本期的病理特点是急性无菌性炎症发作，症状特点是疼痛重、粘连轻。

## 2. 粘连期

粘连期也称冻结期。本期病程 2~3 个月。肩痛较前期减轻，但仍疼痛酸重不适，肩关节功能活动受限严重，各方向的活动范围明显缩小，以外展、外旋、前屈、后伸等运动障碍最为显著，甚至会影响日常生活，如穿衣、梳头、吃饭、掏衣兜、系腰带等，外展可小于 45°，后伸小于 30°，内、外旋都小于 20°，三角肌可出现失用性萎缩。此期由关节囊滑膜及周围软组织纤维性粘连增厚、缺乏弹性、肌肉萎缩、韧带挛缩硬化等所致。本期病理特点是无菌性炎症减轻，粘连较重，症状以活动受限最为明显。

## 3. 缓解期

肩周炎的
发病原因

缓解期也称恢复期，本期病程为 6~18 个月。肩痛明显减轻，甚至只出现酸楚不适感，肩关节活动度逐渐增加，患者可出现自愈倾向。本期多通过治疗或日常生活、劳动等使肩周血液代谢得以流畅重建、软组织微细结构不断恢复，肩周的挛缩、粘连等逐渐消除。本期病理特点是无菌性炎症基本消失，肩周粘连逐渐松解，疼痛粘连逐渐减轻，病情好转。

### （三）症状与体征

#### 1. 关节僵硬

肩周炎的
检测指标

肩关节活动受限是肩周炎早期症状之一，一般出现在疼痛症状明显后 3~4 周。开始因为疼痛、肌肉痉挛等不敢动，而后因关节囊、韧带等软组织粘连、挛缩，导致肩关节明显僵硬。

#### 2. 疼痛

肩周炎的
临床诊断
和鉴别诊
断

肩部多为慢性、阵发性疼痛，之后疼痛会逐渐加重，且为持续性。当气候变化或劳累时，患者的疼痛加重，并放射至颈项及上肢，当肩部偶然受到碰撞或牵拉时，则可引起撕裂样剧痛。而且多数患者在肩关节周围都有明显的压痛点。

### （四）危险因素

引发肩周炎的危险因素比较复杂，如软组织退行性病变、长期过度活动或姿势不良引发的肩部慢性损伤、肩部急性挫伤等均是导致肩周炎的危险因素。肩周炎的危险因素可分为肩部和肩外因素。

#### 1. 肩部因素

（1）中老年人由于年龄的增长，肩内部的软组织发生退行性病变，对各种外力的承受能力逐步减弱。

（2）在日常生活中，肩部长期过度活动或姿势不良引发慢性损伤。

（3）上肢发生外伤后，肩部长期固定，导致肩周组织出现继发性萎缩、粘连。

（4）肩部急性挫伤、牵拉伤后治疗不当。

#### 2. 肩外因素

颈椎病以及心、肺、胆道疾病引发肩部牵涉痛，因原发病长期不愈导致肩部肌肉持续性痉挛、缺血而形成炎性病灶，转变为肩周炎。

## 二、运动康复评定

### （一）运动风险评估

肩周炎急性期患者肩部疼痛范围广泛，肩部活动因疼痛而受限，特别是外展和外旋受限最为显著；粘连期疼痛减轻，但由于软组织变性、挛缩发生纤维性、粘连性"冻肩"无论主动活动或是被动活动都难以达到正常的肩关节活动范围；缓解期肩关节逐渐松弛，外旋活动首先恢复，随后外展和内旋活动恢复。可通过阻肩外旋测试、抗阻肩内旋测试、空杯测试、背后抬离测试、主动加压测试、复位测试等对患者肩关节肌群功能障碍、关节稳定性和关节活动度进行评估，进而有计划地制订运动康复方案。

### （二）运动功能评定

1. 肌力评定

肩周炎通常会影响到患肩甚至患侧肩胛带肌的肌力，需要在进行康复治疗前、治疗后1个月、3个月、6个月根据《徒手肌力检查（manual muscle testing，MMT）评定表》分别对三角肌、斜方肌、肩胛提肌、冈上肌、肱二头肌、肱三头肌等进行评定，同时还需对肘、腕关节的相关肌群进行评定。

2. 肩关节活动范围检查

肩周炎患者，临床以疼痛和功能受限为主，故肩关节活动范围的检查为诊断肩周炎的主要内容，它不仅能帮助诊断肩周炎，而且还可知病变位置、病情轻重和推测病程。

（1）搭肩试验：

正常人手摸对侧肩部时，肘关节可以紧靠胸壁，而肩周炎患者，搭肩试验多为阳性，即手不能搭对侧肩部，或搭对侧肩部而肘关节不能紧贴胸壁（图6-3-1）。

（2）外展试验：

① 外展开始时不痛，到一定程度后疼痛，且活动度越大越痛，可能为肩关节粘连；

② 外展过程中疼痛，上举时反而不痛，可能为三角肌下滑囊炎；

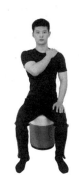

图6-3-1　搭肩试验

③ 外展上举60~120°范围时疼痛，超过此范围反而不痛，可能为冈上肌腱炎。肩锁关节病变疼痛弧在肩关节外展50~180°（图6-3-2）。

（3）肱二头肌长腱试验：

① 内旋试验：让患者主动做肩过度内旋活动，在屈肘位，前臂置于背后，引起疼痛为阳性，说明为肱二头肌长头腱鞘炎。肩周炎患者为阳性（图6-3-3）。

② 抗阻试验：患者肘关节用力屈曲，康复治疗师手握患者腕部，使患者肘关节伸直，患者用力对抗康复治疗师的用力，若疼痛加剧，为抗阻力试验阳性，说明为肱二头肌长头腱鞘炎（图6-3-4）。

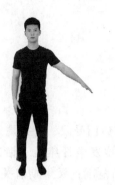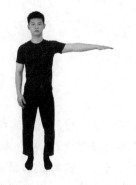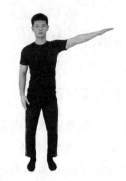

图 6-3-2　外展上举试验

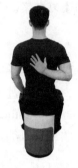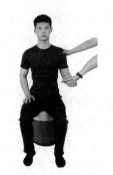

图 6-3-3　内旋试验　　　　　　　　图 6-3-4　抗阻试验

（4）摸嘴试验：

患者患侧手指经颈后摸对侧口角，正常人可触及口角，患冈上肌腱炎时，此活动可明显受限。肩周炎患者也受限（图 6-3-5）。

（5）摸背试验：

患者患肢后伸，手指尖向对侧肩胛骨触摸，正常时能触及肩胛骨下角以上，肱二头肌长头腱鞘炎时，此活动受限。肩周炎患者也受限（图 6-3-6）。

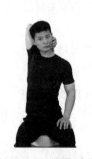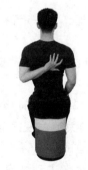

图 6-3-5　摸嘴试验　　　　　　　　图 6-3-6　摸背试验

（三）其他功能评定

1. 百分五级评定法

该法主要是对疼痛、关节活动范围和日常生活活动能力三方面的综合评定，总分 100 分，其中疼痛 30 分、关节活动范围 30 分、日常生活活动能力 40 分。其中，日常生活活动能力评定项目包括：穿脱套头衣服，穿脱开口衣服，翻衣服领，刷牙，梳头，用手触对侧腋窝，系裤带，便后使用卫生纸8项。评分标准为：Ⅰ级：100分；Ⅱ级：≥80分，<100分；Ⅲ级：≥60分，<80分；Ⅳ级：≥40分，<60分；Ⅴ级：<40分。

2. 肩周炎常用评定量表

目前使用的评价系统主要有两类：一类是由患者填写评价问卷的形式，另一类是由医生评价的症状与患者体征混合评价的形式。前一类的优点是评价结果稳定，避免了医生的主观性偏差，节省时间。后一类的优点是便于医生进行技术性总结。医生评价的医疗结果和患者评价的结果往往有差异，目前逐渐趋向使用患者评价的形式。

（1）《肩关节评定简表》（simple shoulder test，SST）：

《肩关节评定简表》是一个适合于患者自测的肩关节评价系统，尤其适合于门诊工作时使用。它是由华盛顿大学肩关节外科制订的，主要由12个问题以及"是"和"不是"组成。该量表在文献中被引用较多，多数使用者认为该表可重复性好，简便易行，适合对各种肩关节疾病的评价，对于肩关节功能改变可以作出量化性的评价。

（2）UCLA肩关节评分系统：

UCLA（the University of Califomia-Los Angeles）肩关节评分系统由Elman 1986年设计并得到广泛应用，总分为35分。优：34～35分，良：29～33分，差：<29分。这个问卷的权重设计很独特，例如，如果患者不能内旋肩关节，使手指能够到第6～8胸椎棘突，其会丢掉6分，最多能达到良。

（3）《肩关节评分量表》（Constant-Murley）：

这是一个常用于评价肩关节手术治疗效果的外科评价工具，如钙化性肩袖肌腱炎、肱骨近端骨折、移位肩盂骨折等疾病的疗效评价。近年来，有人将此方法引入到了肩周炎的疗效评价体系中。《肩关节评分量表》总分为100分，共包括4个部分，即疼痛（P）：15分；日常生活活动（ADL）：20分；关节活动度（ROM）：40分；MMT：25分。

## 三、运动康复治疗

### （一）康复目标

减轻疼痛，恢复运动，恢复肩部功能。

### （二）康复原则

急性期患者疼痛较为明显，功能障碍常由疼痛造成的肌肉痉挛所致，因此康复治疗主要以解除疼痛，预防关节功能障碍为主，并使肩关节充分休息；粘连期患者关节功能障碍较为明显，因此康复治疗以恢复关节运动功能为主，以解除粘连，扩大肩关节运动范围，恢复正常关节活动功能；缓解期应以消除残余症状为主，继续加强功能锻炼，增强肌肉力量，恢复前期已发生失用性萎缩的肩胛带、三角肌等肌肉的正常弹性和收缩功能，以达到全面康复和预防复发的目的。

（三）适应证与禁忌证

1. 适应证

肩周炎伴疼痛及粘连者。

2. 禁忌证

肩袖损伤、手臂骨折、脑卒中、术后康复。

（四）运动康复技术

1. 运动频率

每周≥2 d。

2. 运动强度

拉伸至感觉到拉紧或稍有不适即可。

3. 运动时间

主要部位每次拉伸 10~30 s，累计拉伸 30~60 s。

4. 运动类型

（1）锥摆运动：

弯腰 90°，患肢自然下垂，做旋转运动，范围由小到大，方向相互交替（图 6-3-7）。

（2）爬墙运动：

站立，患侧靠墙，手指逐渐向上爬行，直至疼痛而不能向上，或背靠墙壁站立，患肢屈肘 90°，患侧手臂逐渐向墙壁靠拢，直至前臂背侧接近或贴住墙壁（图 6-3-8）。

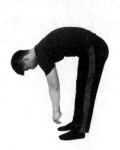
图 6-3-7　锥摆运动

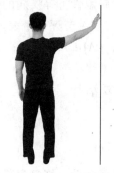
图 6-3-8　爬墙运动

（3）肩臂旋转法：

肩臂旋转法又称车轮环转势。两腿分开比肩稍宽站立，一手叉腰，另一手握拳做肩部环转运动，先向前环转数次，再向后环转数次。

（4）双臂云旋法：

双臂云旋法又称云手。取半蹲位，两上肢及手做旋转云手动作，旋转范围由小到大，至最大限度为止，旋转时两膝随着前臂的旋转做左右摇摆和由屈变伸或由伸变屈活动（图 6-3-9）。

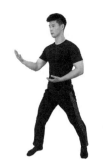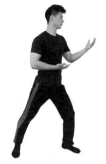

图 6-3-9 双臂云旋法

（5）双臂旋转法：

站立位，双手握拳，肘关节屈曲，前臂旋后，由腋下向前伸出，然后外展、外旋，再将前臂置旋前位，从背后放回到腋下，即做前臂画圈活动的同时使上臂、肩关节做内旋和外旋的活动，两侧交替进行（图 6-3-10）。

（6）双肩外展法：

双肩外展法又称大鹏展翅势。站立位，两手各指交叉，放于枕后，使两肩尽量内收，然后再尽量外展（图 6-3-11）。

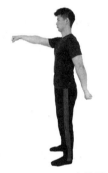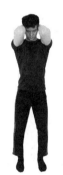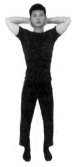

图 6-3-10 双臂旋转法　　　　　　　图 6-3-11 双肩外展法

## 四、健康教育

肩周炎的预后通常良好。通过恰当积极的治疗，患者能在数月内得以康复，少数患者病期虽达 1~2 年，但最终也能恢复正常。病程长短的关键在于是否进行功能锻炼。肩周炎虽然预后良好，但肩周炎的剧烈疼痛和较长时间的功能障碍也会严重影响中老年人的正常生活和身心健康，因此，积极采取预防措施非常重要，预防措施主要有以下几点：

1. 注意保暖

日常生活中，应注意对肩关节局部保暖，随气候变化随时增减衣服，避免受风寒及久居潮湿之地。

2. 减轻负荷

避免过度劳累，减轻肩部的负担。

3. 加强锻炼

加强身体各关节的活动和户外锻炼。

4. 注意饮食

均衡饮食，适度加强营养，补充钙质。

5. 保持心情愉快

放松心情，保持愉悦心态。

# 第四节　腰椎间盘突出症

腰椎间盘突出症是日常生活中腰腿痛常见的原因之一。腰椎间盘突出症主要和椎间盘退变、损伤、遗传、发育异常等因素有关，可通过手术治疗和非手术治疗来达到治疗目的，多数患者可以治愈。该病多发于 20~50 岁青壮年人群，男性多于女性。大部分的腰椎间盘突出好发在 $L_4$~$L_5$，其次为 $L_5$~$S_1$。

## 一、概述

### （一）定义

腰椎间盘
突出的分
型

腰椎间盘突出症是在腰椎间盘各部分（髓核、纤维环及软骨盘）发生不同程度退行性病变后，又在外界因素作用下，纤维环破裂，髓核突出刺激或压迫邻近的神经根或脊髓而引起的一系列症状和体征，是临床上常见的一种脊柱退行性疾病。临床上将腰椎间盘突出分为：椎体型和椎管型。

### （二）病理生理

腰椎间盘
突出的发
病原因

椎间盘由髓核、纤维环和软骨终板构成，由于椎间盘承受躯干及上肢的重量，在日常生活及劳动中易发生劳损。椎间盘仅有少量血液供应，营养主要靠软骨终板渗透，较为有限，因而极易发生退变。椎间盘的生化成分为胶原、蛋白多糖弹性蛋白和水。在椎间盘退变时，Ⅰ型胶原增加，而Ⅱ型胶原减少，髓核中出现Ⅰ型胶原。同时椎间盘中蛋白多糖含量下降，弹性蛋白含量明显减少，弹性纤维密度降低，出现裂隙和不规则空洞等。人体髓核中的水分由出生时的 90% 下降到 30 岁的 70%，至老年保持较稳定的状态。

腰椎间盘发生退行性改变以后，在外力作用下，纤维环部分或全部破裂，单独或者连同髓核、软骨终板向外突出，刺激或压迫窦椎神经和神经根。腰椎间盘在脊柱的日常负荷与运动中承受着强大的应力，腰椎间盘退变是腰椎间盘突出的基本诱发因素。

### （三）症状与体征

1. 临床症状

（1）腰腿痛：腰腿痛是腰椎间盘突出症的主要症状。为慢性钝痛，也可是急性剧痛、刺痛，感觉部位较深，重者卧床不起，翻身困难，甚至体位变换剧痛。

（2）坐骨神经痛：腰椎间盘突出多发生在 $L_4$~$L_5$、$L_5$~$S_1$ 间隙，多呈沿坐骨神经根分布区的放射痛，即由臀部、大腿后外侧延伸至小腿后外侧、外踝、足背、足跟或足底。早期常表现为痛觉过敏，病情较重者会出现感觉迟钝或麻木。一般多为单侧坐骨神经痛，少数患者可有双侧坐骨神经痛或双侧交替性坐骨神经痛。引起坐骨神经痛的主要原因包括破裂的椎间盘组织产生化学物质的刺激及自身免疫反应使神经根发生炎症；突出的髓核压迫或牵张已有炎症的神经根使其静脉回流受阻，进一步增加水肿，从而导致对疼痛的敏感性增高。

（3）下腹部或大腿前内侧痛：高位神经根受累可出现相应神经分布区腹股沟或大腿前内侧痛。低位的 $L_4 \sim L_5$、$L_5 \sim S_1$ 椎间盘突出亦可引起腹股沟区、会阴部的牵涉痛。

（4）间歇性跛行：患者行走一定距离后感觉腰部和腿部痛、麻木加重，被迫停止行进。主要原因是在髓核突出的情况下，可出现继发性椎管狭窄，对于伴有先天性发育性椎管狭小者，突出的髓核更加加重了椎管狭窄的程度，以致诱发此症状。

（5）患肢麻木或发凉：病程长者可出现小腿、足背或足底外侧麻木感。因突出的椎间盘组织压迫或刺激本体感觉和触觉神经纤维而引起受累神经根分布区域的麻木（表6-4-1）。突出的椎间盘组织刺激椎旁的交感神经纤维或窦椎神经的交感神经纤维，反射性引起下肢血管的收缩，患者自感患肢发凉，这种现象也称为冷性坐骨神经痛。

（6）马尾神经症状：主要见于后中央型及中央旁型的髓核（脱）突出症者，因此临床上少见。其主要表现为会阴部麻木、刺痛、排便及排尿障碍、阳痿及双下肢坐骨神经受累症状。严重者可出现大、小便失禁及双下肢不全性瘫痪等症状。

表 6-4-1　腰椎间盘突出症定位诊断

| 病变节段 | 受压神经根 | 疼痛部位 | 麻木 | 肌力 | 反射 |
|---|---|---|---|---|---|
| $L_{3 \sim 4}$ | $L_4$ | 骶臀区，大腿前外侧，小腿前内侧 | 小腿前内侧 | 伸膝无力 | 膝腱反射减弱或消失 |
| $L_{4 \sim 5}$ | $L_5$ | 骶臀区，大腿和小腿后外侧 | 小腿外侧上部，踇基底部 | 踇背伸无力 | 无改变 |
| $L_5 \sim S_1$ | $S_1$ | 骶髂部，髋部，大腿和小腿后侧，足跟及足外侧 | 小腿后外侧和足外侧，包括外侧三足趾 | 足跖屈和背屈无力 | 踝反射减弱或消失 |

2. 一般体征

（1）强迫体位和异常步态：症状较轻的患者，在步态上可以和正常人没有明显区别；症状明显者则行走时姿态拘谨；症状严重者可表现为身体前倾而臀部凸向一侧的姿态向下跛行，又称为减痛步态。其特点为尽量缩短患肢支撑期，重心迅速从患侧下肢移向健侧下肢，并且患侧腿常以足尖着地，避免足跟着地振动疼痛，坐骨神经被拉紧。

（2）腰椎曲度变化：由于椎间盘组织突出，刺激神经根引起疼痛，为了使突出组织向后凸的张力减小，以减轻对神经根的刺激，椎间隙的后方相应增宽。此外，腰椎扁平、骨盆向后旋转可松弛坐骨神经，故可出现腰椎生理性前凸变浅。另外，某些患者还会出现腰椎侧弯，是由于在侧弯的情况下，可减轻疼痛。腰椎侧弯的方向可以凸向患侧，也可凸向健侧，这与突出物和神经根的相邻关系有关。

（3）腰部活动度：腰部在正常情况下活动度前屈可达90°，后伸及左右侧弯均可达30°。在患有腰椎间盘突出时，各个方向的活动度都会受到不同程度的影响。轻者可近似正常人。急性发作期腰部活动可完全受限，甚至拒绝测试腰部活动度。一般病例主要是腰脊柱前屈、旋转及侧向弯曲受限，合并腰椎椎管狭窄症者，后伸亦受影响。

（4）压痛：腰椎间盘突出症的压痛点多在病变间隙的棘突旁 2 cm，突出间隙、棘上韧带及棘间韧带亦可出现压痛，压痛点也可出现在受累神经分支或神经干上，如臀部、坐骨切迹、腘窝正中及小腿后侧等。

（5）下肢肌肉萎缩及肌力减弱：由于坐骨神经痛使患者在行走或站立时多以健肢负重，患肢肌肉逐渐产生失用性萎缩，而且由于神经根受压，肌肉逐渐失去神经的营养功能。

（6）感觉异常：视受累脊神经根的部位不同而出现该神经支配区感觉异常。早期多为皮肤过敏，渐而出现麻木、刺痛及感觉减退的症状。感觉完全消失者并不多见，因受累神经根以单节单侧为多，故感觉障碍范围较小，但如果马尾神经受累，则感觉障碍范围比较广泛。

（7）反射改变：患侧的膝反射及跟腱反射可以减弱或消失。深反射减弱或消失与神经功能障碍的程度相关。膝反射的减弱或消失是由于 $L_4$ 神经根受侵犯，多为 $L_3/L_4$ 椎间盘突出所致；跟腱反射的减弱或消失是由于 $S_1$ 神经根损害所致，多为 $L_5/S_1$ 椎间盘突出所致。

3. 特殊体征

（1）直腿抬高试验及直腿抬高加强试验：患者取仰卧位，伸膝，被动抬高患肢。正常人神经根有 4 mm 滑动度，下肢抬高到 60~70°开始感觉腘窝不适。腰椎间盘突出症患者神经根受压或粘连使滑动度减少或消失，抬高在 60°以内即可出现坐骨神经痛，为直腿抬高试验阳性。在阳性患者中，缓慢降低其患肢高度，待放射痛消失，这时再被动屈曲患侧踝关节，再次诱发放射痛为加强试验阳性。有时因髓核较大，抬高健侧下肢也可牵拉硬脊膜诱发患侧坐骨神经产生放射性疼痛（图 6-4-1）。

（2）跟臀试验：患者取俯卧位，两下肢伸直，尽量被动屈曲膝关节，足跟贴近臀部，正常人可稍感大腿前方紧张、无明显疼痛，若该动作引起腰部或坐骨神经分布区疼痛，或骨盆离床即为阳性。部分腰椎间盘突出症患者可出现此试验阳性，其机制是在足跟被压至臀部情况下，股四头肌及缝匠肌等股前肌群明显受牵拉，骨盆前倾，腰骶角及腰椎体凸度随之增加，腰骶神经根受到牵拉而移动（图 6-4-2）。

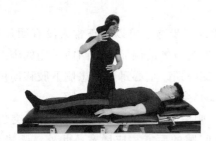 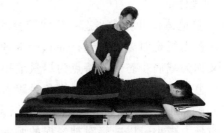

图 6-4-1　直腿抬高试验　　　　　　　　图 6-4-2　跟臀试验

（3）股神经牵拉试验：患者取俯卧位，患侧膝关节伸直 180°，检查者将患肢小腿上提，使髋关节处于过伸位，出现大腿前方痛即为阳性。另一种检查方法为：患者取俯卧屈膝位，正常人屈膝达 120°，仅感股四头肌处不适，当神经根受压时，屈膝 90°即感大腿前侧疼痛，再略加屈膝范围或同时伸髋，则可引起明显疼痛。在 $L_2/L_3$ 和 $L_3/L_4$ 椎间盘突出症时，股神经牵拉试验为阳性。其机制是：做上述动作时，股神经紧张性增高，从而刺激了被压迫的神经根（图 6-4-3）。

（4）屈颈试验：患者处于站立位、仰卧位或端坐位，检查者将手置于患者头顶，并使患者颈部前屈，如患侧下肢出现放射痛，则为阳性。其机制主要是由于屈颈的同时，硬脊膜随之向上位移，以致与突出物相接触的脊神经根遭受牵拉而导致疼痛。椎管型腰椎间盘突出症阳性率可达95%以上（图6-4-4）。

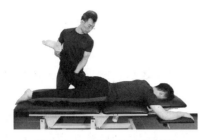

图6-4-3　股神经牵拉试验

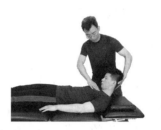

图6-4-4　屈颈试验

腰椎间盘突出的检测指标

腰椎间盘突出的临床诊断和鉴别诊断

4. 神经系统表现

（1）感觉障碍：腰椎间盘突出症患者出现感觉障碍阳性率达80%以上。早期多表现为皮肤感觉过敏，渐而出现麻木、刺痛及感觉减退。因受累神经根以单节单侧为多，故感觉障碍范围较小。

（2）肌力下降：70%~75%患者出现肌力下降，$L_5$ 神经根受累时，踝及趾背伸力下降；$S_1$ 神经根受累时，趾及足跖屈力下降。

（3）反射改变：本病易发生的典型体征之一。$L_4$ 神经根受累时，可出现膝跳反射障碍，早期表现为活跃，之后迅速变为反射减退；$L_5$ 神经根受损时，对反射多无影响；$S_1$ 神经受累时，出现跟腱反射障碍。

（四）危险因素

腰椎间盘突出症的危险因素主要包括肢体麻木、疼痛、脊柱侧弯、腰椎僵硬、活动受限等，有些患者会出现肌肉萎缩、肌无力等相关症状。此外，中央型腰椎间盘突出症如果压迫到脊髓，可能出现马尾症状，如大小便功能障碍、会阴部麻木、性功能障碍等。

二、运动康复评定

（一）运动风险评估

1. 疼痛评估

疼痛是腰椎间盘突出的主要症状之一，通常使用视觉模拟评分法对患者疼痛进行评估。

2. 神经功能评估

腰椎间盘突出会对患者神经系统造成一定影响，康复治疗师需通过神经功能评估以判断患者的神经系统是否受损。神经功能评估包括感觉评估（针刺、触觉）、反射评估（膝反射、跟腱反射）、肌张力评估等。

3. 肌力评估

腰椎间盘突出会导致患者肌无力，因此康复治疗师需通过肌力评估判断患者肌肉功能状况，常用评估包括直腿抬高试验、足背屈曲试验、脚趾屈曲试验等。

**4. 柔韧性评估**

腰椎间盘突出会导致患者柔韧性下降，因此在进行康复治疗之前，需判断患者柔韧性是否正常，常用评估包括前屈试验、侧曲试验和背伸试验等。

**（二）运动功能评定**

**1. 腰椎活动度评定**

腰椎活动度评定（距离法评定）

腰椎可沿冠状轴做屈、伸运动，沿矢状轴做侧屈运动，沿垂直轴做侧旋运动。腰椎的活动范围除与腰椎的结构相关外，还与年龄、性别、体重等因素有关。在正常情况下，腰椎活动度前屈为90°、后伸为30°，左右侧屈各为30°，左右侧旋各为30°。腰痛患者绝大多数伴有腰椎活动度的下降，且其病情严重程度和腰椎活动度密切相关。因此，腰椎活动度的测量可以作为反映疾病进程和治疗效果较好的检验指标。可用专门的背部活动范围测量仪或电子量角器来测量脊柱的屈、伸活动范围，也可以通过测量直立位弯腰时，两手指尖能按触到下肢的最低部位来做简易评估。具体方法为：患者并腿直立位尽量前屈，以手指最远能触及的下肢位置进行评分，共分为7级。大腿下段为-1，髌骨为0，小腿上1/3为1，小腿中1/3为2，小腿下1/3为3，足背为4，地面为5。

**2. 肌力评定**

腰痛的患者常伴有腰肌及髂肌肌力减弱，当神经根或马尾神经受压迫时，尚可出现下肢肌力减弱。准确的肌力测定需应用专门的仪器，这有助于了解患者的功能状况并对疗效进行评定。具体方法见本章第一节内容。

**3. 生理曲度检查**

腰痛的患者常因腰椎旁肌的急慢性病变、腰椎结构破坏或退行性改变等因素引起腰椎生理曲度改变，常见的改变有腰椎生理弯曲减小或后凸畸形、腰椎前凸增加、腰椎侧弯等。可通过侧面观察腰椎生理曲度是否正常，或从后面观察腰椎棘突连线是否位于正中线进行检查。

**4. 脊柱稳定性评定**

腰椎不稳定是腰痛的最常见原因之一，评价腰椎不稳定的标准有多种。对退行性脊柱不稳定来说，目前临床多使用过屈过伸动态 X 射线片检查，与邻近的椎体 Cobb 角超过15°或移位超过 3 mm，就能诊断脊柱不稳定。

**（三）其他功能评定**

**1. 疼痛的评定**

疼痛的评定包括对疼痛的程度和性质的评定。疼痛的程度可用视觉模拟评分法、《简化麦吉尔（the McGill pain questionnaire，McGill）疼痛问卷》等评定，且应动态观察其变化，以随时反映治疗情况。对于持续存在的经治疗无法缓解且有加重倾向的严重疼痛，应排除其他疾病的可能。

**2. 电生理评定**

近年来，随着表面肌电信号（surface electromyography，sEMG）的普及，临床多采用腰部竖脊肌表面肌电屈曲-伸直比值（Flexion-extensionratio，FER）的指标来评估非特异性慢性腰背痛。其具有敏感度、特异度、准确性高及可靠性强的特点，可作为慢性腰背痛诊断与评估的客观指标。

3. 日常生活活动能力和生活质量评定

通常采用《日常生活活动能力（barthel index，BI）指数量表》《健康状况调查问卷》（36-item Short-Form，SF-36）等进行生活活动能力和生活质量评定。《BI量表》评定简单、可信度高、灵敏度好，是目前临床应用最广、研究最多的一种日常生活活动能力评定方法。当然，BI指数也有其使用上的缺陷，如"天花板效应"，即《BI量表》的最高分值可以存在于许多残疾患者中。因此，《BI量表》不能对更高功能性水平的患者进行残疾的评定。

4. 常用功能评估量表

（1）《Oswestry功能障碍指数问卷》（oswestry disability index，ODI）：该问卷是由Fairtbank等专家于1976年设计的。问卷简单易懂，受试者通常在5 min内完成，1 min就能计算出分数。它由10个问题组成，包括疼痛的强度、生活自理能力、提物、步行、坐位、站立、干扰睡眠、性生活、社会生活、旅游的情况，每个问题6个选项，每个问题最高得分5分。如果10个问题都做了回答，计分方法是：实际得分/50（最高可能得分）×100%，以此类推，得分越高表明功能障碍越严重。

（2）日本骨科协会评估治疗分数（Japanese orthopaedic association scores，JOA）：该评分是日本矫形外科学会于1984年制订的。可根据治疗前、后评分计算改善指数和改善率。主要用于腰椎间盘突出症、腰椎滑脱等腰椎疾患的疗效评价，正常总分为29分。此标准简洁明了，临床上应用比较广泛。其包括3个主观症状（9分）、3个临床症状（6分）、7个日常活动状况（14分）。改善指数=（治疗后评分-治疗前评分）÷治疗后评分，改善率=（治疗后评分-治疗前评分）÷（正常评分-治疗前评分）×100%。

## 三、运动康复治疗

腰椎间盘突出症患者常存在腰背肌与腹肌肌力的减弱，影响到腰椎的稳定性，成为腰痛迁延难愈的原因之一。只有腹肌与腰背肌保持适当的平衡，才能维持良好的姿势及腰椎稳定。因此，当患者症状初步缓解后，宜尽早开始卧位的腰背肌与腹肌锻炼。腰椎间盘突出症患者如能长期坚持腰背肌与腹肌锻炼，对预防腰痛的复发有积极作用。

通过运动疗法，可以有如下几点好处：改善全身及腰椎局部血液循环，保证腰部肌肉与骨骼获得更多的营养与氧气；增强腹肌及腰背肌肌力，改善协调性，纠正不良姿势，加强脊柱稳定性，矫正腰椎生理曲度，维持正常腰椎活动范围；消除疼痛，缓解肌肉紧张与痉挛；提高心肺功能，预防心肺、内分泌系统疾病；提高日常生活活动能力与工作能力，增强信心，提高生活质量。

急性期应完全卧床休息，症状缓解后应积极进行增强腰背肌的功能锻炼。根据临床分型选用适当练习方法。屈曲型患者应练习仰卧起坐和屈膝屈髋；伸展型患者应练习五点支撑法和背伸法（又称为拱桥式和飞燕式），经常后伸，旋转腰部，以增强腰背部肌力及腰椎平衡稳定性。同时，功能锻炼指导也要因人而异，对于20~40岁多发人群，身体条件允许，可指导其从五点式逐步过渡到四点式、点式、拱桥或飞燕式。功能锻炼时，以腰肌不劳累为度，以免拉伤肌肉。对于年老体弱者，不作强制要求，指导患者做适当直腿抬高或腰部后伸，旋转腰部的活动即可。久坐久站时，佩戴护腰保护腰部。

（一）常用的腰背肌锻炼方法

1. 臀桥

患者取仰卧位，双腿屈曲，抬起臀部，同时挺胸挺腰，犹如"半桥"。以后随着腰背肌力量的增强可增加难度：患者取仰卧位，用头、双肘及双足跟接触床面，做挺胸动作，最后过渡到用头、足跟接触床面，做抬臀挺胸动作。每个动作保持 10~15 s，每次做 10~15 min，1~2 次/d（图 6-4-5）。

2. 燕式

患者取俯卧位，两手与上臂后伸，躯干与下肢同时用力后伸上抬，两膝伸直，仅以腹部着床，使之成为反弓状，整个人体形似"燕子"。每个动作保持 5~15 s，重复 6~20 次，开始次数宜少，以后酌情渐增（图 6-4-6）。

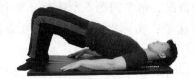 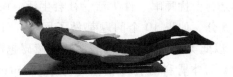

图 6-4-5　臀桥　　　　　　　　　　图 6-4-6　燕式

（二）常用的腹肌锻炼方法

1. 仰卧起坐

患者取仰卧位，双上肢平伸，上身与头部尽量抬起。由于弯腰动作可诱发或加重腰椎间盘突出，因此应小幅度完成该动作，头与上身稍抬离床面即可。每个动作保持 5~10 s，每组做 10~20 个动作，2~5 组/d。随着腹肌力量的逐渐加强，可以加大难度，如在前胸放置沙袋等重物。

2. 下肢抬起

患者取仰卧位，下肢并拢、伸直、上抬，至与床面成 30° 后保持 4~10 s，重复 4~10 次；或患者取仰卧位，下肢并拢，屈膝同时上抬，使双膝靠近腹部，然后膝关节伸直双腿并拢放回床面，重复 10 次。随着腹肌力量增强，可在脚踝处捆绑沙袋以增大难度（图 6-4-7）。

3. 仰卧压手

患者取仰卧位，双下肢屈曲蜷起，两脚支于床面，将双手分别放在双侧骶髂关节（臀部与腰部交界处），用身体下压双手。每个动作维持 3~10 s，重复 10~20 次（图 6-4-8）。

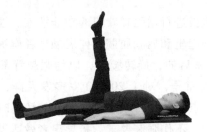 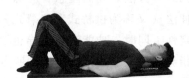

图 6-4-7　下肢抬起　　　　　　　　图 6-4-8　仰卧压手

## 4. 躯干旋转

患者取端坐位，双臂前伸与身体呈 90°，并分别向左右两侧缓慢旋转，角度不限，重复 20~30 次；或患者仍取端坐位，后背紧贴于靠背椅上，椅背要垂直于地面，然后做向左转身的动作，使左侧后背压紧椅背，维持 10~20 s，重复 10~20 次；右侧同理（图 6-4-9）。

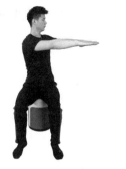
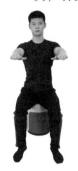

图 6-4-9　躯干旋转

### （三）核心肌群训练方法

Bobath 球

（1）患者取仰卧位，双足置于球上，将臀部抬起，身体保持平直。球越小，难度越大。

（2）患者取俯卧位，双足置于球上，双手支撑床面，使双臂伸直。球越小，难度越大；或右膝跪于床上，左足置于球上，左手及右膝支撑身体，右臂前伸，左腿后伸，与身体呈一条直线，平行于床面；反之亦然。

### （四）有氧运动

有氧运动包括慢跑、气功、太极拳、健身操、游泳等，既可增强腰椎的稳定性，又可改善心肺功能，增强体质，预防疾病。可在以上几种运动中选择一项，长期坚持。游泳对腰椎疾患的康复效果尤为明显。运动强度应控制在有效心率范围内：（220-年龄）×（65%~75%），心率为每分钟 130~150 次。对于年纪轻、体力好的患者，强度可适当加大，对于年纪大、体力差的老年患者，强度要适当减小。如能长期坚持，有氧运动具有临床治疗无法取代的、持久的功效。

Bobath 球
视频 1

Bobath 球
视频 2

腰椎间盘
突出的其
他康复治
疗

## 四、健康教育

### （一）保持正确姿势

保持正确的坐立姿势是避免腰椎间盘突出症的重要方式。尽量不要长时间处于同一姿势，如避免长时间处于跷二郎腿、侧躺等不稳定姿势，减少腰部的扭曲，保持清晰的脊柱曲线。

### （二）注意加强锻炼

适量地加强锻炼会对预防和治疗腰椎间盘突出症产生积极的作用。常见的锻炼包括游泳、普拉提等。这些运动能够在不产生过多压力的情况下，有效地增强身体的柔韧性，并有利于体重控制。

### （三）注意控制体重

控制体重不仅是预防腰椎间盘突出症的关键，还是治疗腰椎间盘突出症的重要措施之一。过重的身体将增加腰部的负担，从而加重病情。

### （四）坚持科学用药

腰椎间盘突出症患者应该在医生指导下科学用药。应用药物必须注意用量、时间和持续期限，以免引起其他伤害。

### （五）注意充分休息

腰椎间盘突出症患者须充分休息，避免长时间坐立不动，避免长时间站立。在办公室工作的人员，可以尝试在工作中进行适当的休息，改善身体状态，避免病情加重。

# 第五节　颈椎病

颈椎病是一种常见病和多发病，发病率为 3.8% ~ 17.6%，高发年龄为 30 ~ 50 岁，因累及不同组织结构，往往会出现多种症状。

## 一、概述

### （一）定义

颈椎病是由于颈椎间盘退行性病变及其继发性椎间关节退变导致脊髓、神经根、椎动脉、交感神经受累而引起的相应的症状及体征。根据受累部位及临床表现的不同，可分为软组织型、神经根型、脊髓型、交感神经型、椎动脉型及混合型 6 种类型。

### （二）病理生理

（1）颈椎间盘是无血供的组织，由于软骨终板营养代谢的改变，致使髓核、纤维环发生退行性病变。一方面退行性病变的髓核后突，穿过破裂的纤维环直接压迫脊髓；另一方面髓核脱水使椎间隙高度降低，椎体间松动，刺激椎体后缘骨赘形成，而且椎节的松动还会使钩椎关节、后方小关节突以及黄韧带增生。

（2）脊髓的病理变化取决于压力的强度和持续时间。急性压迫可造成血流障碍，组织充血、水肿，久压后血管痉挛、纤维改变、管壁增厚甚至血栓形成。脊髓灰质和白质均萎缩，以脊髓灰质更为明显，出现性变、软化和纤维化，脊髓囊性变、空腔形成。

（3）对脊神经根的压迫主要来源于钩椎关节及椎体侧后缘的骨赘。关节不稳及椎间盘侧后方突出也可造成对神经根刺激的压迫。早期神经根袖处可发生水肿及渗出等反应性炎症，继续压迫可引起蛛网膜粘连，蛛网膜粘连使神经根易于受到牵拉伤，发生退行性病变。

### （三）症状与体征

颈椎病的病变主要累及颈椎椎间盘和周围的纤维结构，伴有明显的颈神经根和脊髓变性。本病的主要临床症状有头、颈、臂、手及前胸等部位的疼痛，并可有进行性肢体感觉及运动障碍，重者可致肢体软弱无力，甚至大小便失禁、瘫痪，累及椎动脉及交感神经则可出现头晕、心慌等相应的临床表现。

### （四）危险因素

**1. 颈椎退行性病变**

颈椎退行性病变是导致颈椎病的主要原因，随年龄增长以及颈椎长期超负荷使用，修复能力降低，患者可出现颈椎各结构的衰变及机能的衰退。

**2. 慢性劳损**

慢性劳损是指超过正常生理活动范围最大限度或局部所能耐受时的各种超限活动所引起的损伤。常见影响因素有以下几个方面：睡眠姿势不良、日常生活习惯不良、工作姿势不良等。

**3. 创伤**

主要为头颈部的外伤，头颈部的外伤与颈椎病的发生和发展有明显的关系，根据损伤的部位、程度可在各个不同阶段产生不同的影响。

**4. 其他因素**

颈部炎症、发育性椎管狭窄、先天性畸形颈椎等均可引起颈椎病。

## 二、运动康复评定

### （一）运动风险评估

**1. 颈椎病类型的确定**

脊髓型、椎动脉型及交感神经型颈椎病不适合进行较大范围的颈部活动，以避免使症状加重。

**2. 疼痛程度评定**

颈椎病疼痛较为严重的，需要缓解疼痛后再进行运动康复。虽然不同类型的颈椎病有不同的康复评定指标，但疼痛是最常见的症状，疼痛的部位与病变的类型和部位有关，一般有颈后部和肩部的疼痛，神经根受到压迫或刺激时，疼痛可放射到患侧上肢及手部。若头半棘肌痉挛，可刺激枕大神经，引起偏头痛，常用的疼痛评定方法有：

（1）视觉模拟评分法，详见第三章第二节。

（2）数字疼痛评分法，详见第三章第二节。

（3）《麦吉尔（McGill）疼痛调查表》。

（二）运动功能评定

1. 颈椎活动度评定

颈椎旋转、伸展、屈曲的活动度，寰枕关节占 50%。因此，上颈椎的病变最易引起颈椎活动受限。当神经根水肿或受压时，颈部出现强迫性姿势，影响颈椎的活动范围。

（1）旋转：嘱患者在尽可能舒服的情况下向一侧转头，然后再向另一侧转头。旋转的范围约为 70°。肌紧张提示肌肉张力增高，疼痛弥散提示软组织受刺激或存在炎症，局限性剧痛提示关节突综合征或关节囊受刺激。

（2）伸展：嘱患者在尽可能舒服的情况下向上看。在颈椎主动伸直过程中，患者应能在感觉很舒服的情况下看到天花板。伸展使关节突关节间隙及椎间孔截面积减小，如果存在关节突、关节固定或关节囊刺激，则会引发局限性疼痛。伸展时，枕骨下肌群紧张，会引起枕骨下区疼痛；如果颈前肌群已受损，则会引起颈前区疼痛。手臂或手相应皮节的牵涉剧痛提示存在神经根疾患（图 6-5-1）。

（3）屈曲：嘱患者在尽可能的情况下屈头至前胸部。在颈椎主动屈曲时，下颌与前胸间有两个手指尖宽的距离属于正常范围。屈曲时，椎骨关节突关节张开，使关节疾患得到缓解。需要注意的是，屈曲会拉伸包括颈椎伸肌与斜方肌在内的颈背部与肩部的肌肉，引起牵拉感和疼痛（图 6-5-2）。

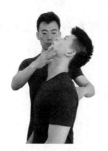 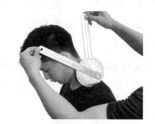

图 6-5-1　颈椎活动度评定（伸展）　　　图 6-5-2　颈椎活动度评定（屈曲）

（4）侧屈：嘱患者将耳朵尽可能地向肩部靠近。正常侧屈范围约为 45°。侧屈时，同侧疼痛通常提示为关节疾患，对侧疼痛或紧张通常提示为肌肉损伤或肌张力增加。侧屈使同侧关节突关节间隙和椎间孔截面积减小，可引发肩头的弥散性牵涉痛。如果有关节刺激，则疼痛可牵涉至肩胛区。若有神经根刺激，侧屈可引发手臂或手相应皮节的剧痛、麻木或麻刺感。颈部侧屈受限则提示为关节囊纤维化或退变性关节病（图 6-5-3）。

2. 肌力评定

（1）徒手肌力评定法：对易受累及的肌肉进行肌力评定，并与健侧对照。常评定的肌肉有（图 6-5-4）：

冈上肌（肩胛上神经 $C_5$、$C_6$）：作用为外展、外旋肩关节。

三角肌（腋神经 $C_5$、$C_6$）：作用为屈曲、外展、后伸、外旋、内旋肩关节。

胸大肌（胸内、外神经 $C_5 \sim T_1$）：作用为肩关节屈曲、内收、内旋。

肱二头肌（肌皮神经 $C_5$、$C_6$）：作用为肘关节屈曲、前臂旋后。

肱三头肌（桡神经 $C_5$、$C_6$）：作用为肘关节伸展。

伸腕肌（桡神经 $C_6$、$C_7$）：作用为腕关节伸展。

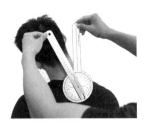
图 6-5-3 颈椎活动
度评定（侧屈）

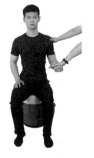
图 6-5-4 徒手
肌力评定

骨间肌（尺神经 $C_8 \sim T_1$）：作用为手指内收、外展。

（2）握力测定：使用握力计进行测定，测试姿势为上肢在体侧自然下垂，用力握 2~3 次，取最大值。反映屈指肌肌力，正常值为体重的 50%。

（三）其他功能评定

颈椎病类型较多、症状复杂，国外广泛应用的评定方法有颈椎功能障碍指数（the neck disability index，NDI）和《颈部疼痛与残疾量表》（the neck pain and disability scale，NPDS）。国内学者制订的有《颈椎病临床评价量表》（clinical assessment scale for cervical spondylosis，CASCS）和《椎动脉型颈椎病功能评定量表》（functional scale for cervical spondylosis of vertebraI artery type，FS-CSA）。

1.《颈椎功能障碍指数（NDI）调查问卷》

《NDI 调查问卷》由 Vernon H 于 1991 年首先报道，是根据 Oswestry 下腰痛功能障碍指数（Oswestry low back pain index）修改编制的。评定内容包括颈痛和相关症状，以及对日常生活活动能力的影响情况，即主要从颈椎病的常见症状和功能情况来评定。国外研究表明，该量表具有良好的效度和信度，适用于多种类型的颈椎病（表 6-5-1）。《NDI 调查问卷》共 10 个项目，包括颈痛及相关的症状（疼痛的强度、头痛、集中注意力和睡眠）和日常生活活动能力（个人护理、提起重物、阅读、工作、驾驶和娱乐）两部分，由受试者根据自己的情况填写，每个项目最低得分为 0 分，最高得分为 5 分，分数越高表示功能障碍程度越重；按以下公式计算受试者颈椎功能受损的程度：

颈椎功能受损指数(%)=（每个项目得分的总和)/(受试者完成的项目数×5)×100%

结果判断：

0%~20%，表示轻度功能障碍；

>20%~40%，表示中度功能障碍；

>40%~60%，表示重度功能障碍；

>60%~80%，表示极重度功能障碍；

>80%~100%，表示完全功能障碍或应详细检查受试者有无夸大症状。

**表 6-5-1 《颈椎功能障碍指数调查问卷》**

请仔细阅读说明。

本问卷调查将有助于医生了解颈痛对你日常生活的影响。请阅读每个部分的项目，然后在最符情况的项目方框上打钩。

---

问题 1：疼痛强度

  □ 此刻没有疼痛

  □ 此刻疼痛非常轻微

  □ 此刻有中等程度的疼痛

  □ 此刻疼痛相当严重

  □ 此刻疼痛非常严重

  □ 此刻疼痛难以想象

---

问题 2：个人护理（洗漱、穿衣等）

  □ 我可以正常照顾自己，而不会引起额外的疼痛

  □ 我可以正常照顾自己，但会引起额外的疼痛

  □ 在照顾自己的时候会出现疼痛，我得慢慢地、小心地进行

  □ 我的多数日常生活活动需要一些帮助

  □ 我的大多数日常生活活动每天都需要照顾

  □ 我不能穿衣，洗漱也很困难，不得不卧床

---

问题 3：提起重物

  □ 我可以提起重物，且不引起任何额外的疼痛

  □ 我可以提起重物，但会引起额外的疼痛

  □ 疼痛会妨碍我从地板上提起重物，但如果重物放在桌子上合适的位置，我可以设法提起它

  □ 疼痛会妨碍我提起重物，但可以提起中等重量的物体

  □ 我可以提起轻的物体

  □ 我不能提起或搬动任何物体

---

问题 4：阅读

  □ 我可以随意阅读，而不会引起颈痛

  □ 我可以随意阅读，但会引起轻度颈痛

  □ 我可以随意阅读，但会引起中度颈痛

  □ 因中度的颈痛，使得我不能随意阅读

  □ 因严重的颈痛，使得我阅读困难

  □ 我完全不能阅读

---

问题 5：头痛

  □ 我完全没有头痛

  □ 我有轻微的头痛，但不经常发生

  □ 我有中度的头痛，但不经常发生

  □ 我有中度的头痛，且经常发生

  □ 我有严重的头痛，且经常发生

  □ 我几乎一直都有头痛

---

问题 6：集中注意力

    □我可以完全集中注意力，并且没有任何困难

    □我可以完全集中注意力，但有轻微的困难

    □当我想完全集中注意力时，有一定程度的困难

    □当我想完全集中注意力时，有较多的困难

    □当我想完全集中注意力时，有很大的困难

    □我完全不能集中注意力

问题 7：工作

    □我可以做很多我想做的工作

    □我可以做多数日常的工作，但不能太多

    □我只能做一部分日常的工作

    □我不能做我的日常工作

    □我几乎不能工作

    □我任何工作都无法做

问题 8：睡觉

    □我的睡眠没有问题

    □我的睡眠稍受影响（失眠，少于 1 h）

    □我的睡眠轻度受影响（失眠，1~2 h）

    □我的睡眠中度受影响（失眠，2~3 h）

    □我的睡眠重度受影响（失眠，3~5 h）

    □我的睡眠完全受影响（失眠，5~7 h）

问题 9：驾驶

    □我能驾驶而没有任何颈痛

    □我想驾驶就可以驾驶，但有轻微颈痛

    □我想驾驶就可以驾驶，但有中度颈痛

    □我想驾驶，但不能驾驶，因有中度颈痛

    □因严重的颈痛，我几乎不能驾驶

    □因颈痛，我一点都不能驾驶

问题 10：娱乐

    □我能从事所有的娱乐活动，没有颈痛

    □我能从事所有的娱乐活动，但有一些颈痛

    □因为颈痛，我只能从事大部分的娱乐活动

    □因为颈痛，我只能从事少量的娱乐活动

    □因为颈痛，我几乎不能参与任何娱乐活动

    □我不能参与任何娱乐活动

2. 脊髓型颈椎病的评价

通常，多采用 Nurick 评分和 JOA 评分对脊髓型颈椎病进行评价。Nurick 评分主要用于对脊髓型颈椎病的能力障碍进行评定；JOA 评分是日本骨科学会 1975 年制订的日本骨

科学会治疗成绩判定标准，又称 17 分法。

## 三、运动康复治疗

### （一）康复目标

短期目标：改善疼痛症状和颈部关节活动度。

长期目标：恢复正常日常生活活动能力，重返社会。

### （二）康复原则

目前，国内外治疗颈椎病的方法很多，可分为非手术疗法和手术疗法两大类。我国多采用中西医综合疗法治疗颈椎病，大多数患者通过非手术疗法可获得较好的疗效。只有极少数病例，如神经、血管、脊髓受压症状进行性加重或反复发作，严重影响工作和生活的患者才需手术治疗。

由于颈椎病的病因复杂，症状、体征各异，而且康复方式多种多样，因此在康复治疗时，应根据不同类型颈椎病的不同病理阶段，选择相应的康复方案。

1. 软组织型颈椎病的康复原则

以非手术治疗为主。牵引、按摩、理疗、针灸均可选用。理疗常用高频电疗法、中频或低频电刺激、直流电离子导入疗法、蜡疗等。

2. 神经根型颈椎病的康复原则

仍以非手术治疗为主。牵引疗法有明显的疗效，药物治疗的疗效也较明显。手法治疗切忌操作粗暴，以免引起意外损伤。

3. 脊髓型颈椎病的康复原则

先试行非手术疗法，如无明显疗效则应尽早手术治疗。该类型较重者禁用牵引疗法，特别是大重量牵引，手法治疗多视为禁忌证。

4. 椎动脉型和交感型颈椎病的康复原则

以非手术治疗为主。90%的病例可获得满意疗效。具有以下情况者可考虑手术：有明显的颈源性眩晕或猝倒发作者，经非手术治疗无效者，经动脉造影证实者。

5. 混合型颈椎病的康复原则

混合型颈椎病临床表现复杂，但常以某种类型为主要表现，除比较严重的脊髓受压的情况外，其他表现应以非手术治疗为主。

### （三）适应证与禁忌证

1. 适应证

各类型的颈椎病患者一旦进入慢性期便可进行运动康复。

2. 禁忌证

急性发作期不宜进行；椎动脉型患者做颈部旋转运动时应遵守轻、缓、小的原则，以免猝倒；有明显及进行性脊髓受压症状时，禁止做运动康复。

## （四）运动康复技术

颈椎病保守治疗的运动康复方案如下：

### 1. 急性期

为维持颈部周围肌肉力量，应进行颈部抗阻等长肌力练习。在前额处、脑后处、头侧方分别施加一定的阻力，在最用力处保持 10 s 为 1 次，10 次/组，2~3 组/d。最好对照镜子练习，确保练习时颈部肌肉用力，但头部不偏向任何方向，保持在中立位。

### 2. 恢复期

急性期后应继续加强肌力练习，进一步提高颈部的稳定性，以及确保在逐渐恢复日常生活活动时颈部的安全，尽量避免复发。

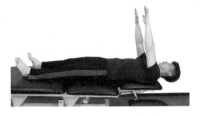

图 6-5-5　床边抬头颈部肌力练习

（1）床边抬头颈部肌力练习：患者取仰卧位、俯卧位或者侧卧位，胸部在床边，头和颈部在床外，保持头颈与身体呈一条直线。可双手抱头或双臂伸直上举以增加难度，在最用力处保持 10 s 或保持此姿势至力竭为 1 次，10 次/组，2~3 组/d（图 6-5-5）。

（2）颈部活动度训练：颈部医疗体操，进行颈部侧屈、旋转、环转等活动，在颈部有牵拉感或微痛处保持 10~15 s，5 次/组，1~2 组连续练习，2 次/d。练习前必须由专业医生指导，了解哪些方向的活动可做，哪些则应尽量避免。

颈部操

医疗体育保健操无任何症状者，可以每日早、晚进行数次颈椎保健操。颈椎保健操具体动作如下：

① 颈部先向左侧屈，然后向右侧屈。

② 颈部先向右侧旋转，然后向左侧旋转。

③ 先将下颌内收，然后头用力向上顶，停留片刻，再放松还原。

④ 颈部向左、前、右绕环至还原，避免后仰，然后向相反方向绕环。

⑤ 头向左旋，左手经体前伸向右肩上方，还原，然后向相反方向进行锻炼。

⑥ 颈部向左侧曲，左手经头顶上方触右耳，还原，然后向反方向进行锻炼。

⑦ 低头含胸，双臂在身前交叉，尽量伸向对侧，左臂在上。

⑧ 挺胸，两臂尽量外旋，肘屈曲，手与头的位置持平，头左旋，眼看左手，反方向再做一次。

⑨ 两手抱于头后，手指交叉，稍低头，两肘向两侧张开，用力抬头，两手向前用力，与头对抗，不要使头部后仰。

⑩ 低头含胸，两手在背后，手指交叉，肘半屈，手心朝上，挺胸，用力伸肘，同时翻掌向下，后顶部向上伸，还原至准备姿势。

⑪ 两臂半屈，在体前下交叉，上举到头上，抬头目视双手。两臂分开，经体侧下降回落到准备姿势。

## 四、健康教育

颈椎病患者应注意在日常工作、生活中维持正常体位。颈椎承受的压力与颈部屈伸体位关系密切，正常的颈椎姿势是颈部保持中立位，若颈部前屈后伸会使颈椎的压力随之逐步加大。长时间低头或仰头可造成颈椎周围的肌肉、韧带、关节囊松弛和劳损，影响颈椎稳定。所以工作、生活时，颈部都要保持正确的姿势，避免诱发疾病的体位及动作，电脑、电视置于略低于平视位置。枕头的硬度也要适中，睡眠时枕头的高度应以保持颈部的生理曲度为宜，避免因过高或过低而造成颈椎过伸或过屈。

1. 戒烟

颈椎病患者戒烟或减少吸烟对其缓解症状，逐步康复意义重大。

2. 良好姿势

如从事银行与财会工作、办公室伏案工作、电脑操作工作等，要避免长时间低头或固定一个方向工作，这种体位会使颈部肌肉、韧带长时间受到牵拉而劳损，促使颈椎椎间盘发生退变。应在工作 1 h 左右后改变一下体位。同时，还应改变不良的工作和生活习惯，如卧床阅读、看电视、无意识的甩头动作等。

3. 避免颈部外伤

乘车外出应系好安全带并避免在车上睡觉，以免急刹车时因颈部肌肉松弛而损伤颈椎。不要互做拧头搂颈等动作，以免拧伤颈椎。出现颈肩臂痛时，在明确诊断并排除颈椎管狭窄后，可行轻柔按摩，避免过重的旋转手法，以免损伤椎间盘。

4. 避免颈椎处于寒冷、潮湿环境

夏天要注意避免风扇，特别是空调直接吹向颈部。出汗后不要直接吹冷风，或用冷水冲洗头颈部，或在凉枕上睡觉。注意对颈部的保暖。

5. 选择合适的枕头

正常情况下，颈椎的生理曲度是维持椎管内外平衡的基本条件，若枕头过低，仰卧位入眠时，颈部处于过伸位，致使前凸曲度加大，椎体前部的肌肉和前纵韧带牵拉易疲劳；若枕头过高，仰卧入眠时颈部过度前屈，后方的肌肉和韧带紧张，容易致使硬膜囊后壁受到牵张，颈髓前移。此时，若伴有椎管狭窄，容易出现脊髓受压。所以，枕头过高或过低对颈椎都会产生不利影响。那么枕头多高才算合适呢？因个体差异，不好用统一的数值来确定，但一般来说，枕头的合适高度是自己拳头的 1.5 倍高。枕芯填充物不要太软，最好用荞麦皮、稻壳、绿豆壳等透气性好、经济实惠的物质作枕芯。

6. 重视青少年颈椎健康

随着青少年学业竞争压力的加剧，长时间看书学习容易对广大青少年的颈椎健康造成极大的伤害，从而出现颈椎病发病低龄化的趋势。应在青少年中宣传有关颈椎的保健知识，教育学生们树立颈椎的保健意识，重视颈椎健康，树立科学学习、健康学习的理念，从源头上防止颈椎病的发生。

# 第六节　非特异性下腰痛

流行病研究发现，60%~80%的人曾有腰痛经历，多为非特异性下腰痛。非特异性下腰痛是引起功能障碍、残疾和影响人类生存质量的重要原因，是仅次于上呼吸道疾患就诊的第二位常见的临床症状，是 45 岁以下人群最常见的致残原因之一。

## 一、概述

### （一）定义

非特异性下腰痛（nonspecific low back pain，NLBP）是指病因不明，除感染、肿瘤、骨质疏松等导致的脊柱不稳和神经根性疼痛外，其他原因引起的以腰背部疼痛不适为主要表现的一类疾病，可同时伴有腰部无力、活动受限和协调能力下降等症状，严重者可发生睡眠障碍。这种类型的腰痛约占初级保健机构所见腰痛的85%。

### （二）病理生理

1. 关节突源性

腰椎的反复运动引起的负荷可使关节退变，造成腰椎小关节的骨性关节炎，进而可能引起疼痛。

2. 椎间盘源性

由一个或多个椎间盘内部结构和代谢功能出现异常，如退变、终板损伤或释放出某些炎性因子，刺激椎间盘疼痛感受器所引起的疼痛。

3. 神经根及背根神经节性

腰椎间盘突出后，直接或间接压迫神经根，使其产生缺血水肿，代谢异常症状，从而造成神经根的实质性损伤，引起腰部疼痛。

### （三）症状与体征

非特异性下腰痛主要表现为腰背部、腰骶部、臀部酸胀疼痛，有时伴大腿外侧、后方疼痛，腰部无力，卧床休息后减轻，弯腰、久坐、久立后疼痛加重；常有背部僵硬感、腰部活动受限。疼痛严重者，会出现翻身、起床等活动困难，病程长者可伴有睡眠障碍。其主要体征为腰椎周围肌肉压痛，疼痛范围较广泛，可出现局部肌张力增高或局限性压痛点（扳机点）；在慢性疼痛出现肌肉萎缩时，亦可无明显压痛。

### （四）危险因素

1. 肌肉因素

核心肌群分成稳定肌群和运动肌群，当脊柱旋转时，稳定肌群会对脊柱节段运动进行控制，其中最主要的肌群就是多裂肌和棘突间肌。由于疼痛产生的肌肉反射性抑制，以及长时间腰椎活动受限导致肌肉静力性负荷不足，引起肌肉不同程度的失用性萎缩，以及肌肉失衡。几乎所有的下腰痛患者都存在程度不一的核心肌肉失衡，患者整体协调性和柔韧性变差使得患者腰背部生物力学特点发生改变，腰椎的稳定性下降，继而加剧患者腰部不良症状。另外，膈肌处于核心肌的一部分，如果膈肌处于过度静力曲张和易疲劳状态，胸、腹腔内压得不到正常的维持，也将对脊柱的稳定性产生负面影响。

2. 韧带因素

人体脊柱从后向前分别为棘上韧带、棘间韧带、黄韧带、关节囊韧带、横突间韧带、后纵韧带及前纵韧带。韧带有助于防止椎体间异常的屈曲、旋转或前方移位。椎体后方小关节则在防止后伸、旋转及前方移位中起重要作用。随着人体年龄的变化，脊柱韧带也在不断地退变、纤维化，甚至钙化。韧带的生物功能减退使得脊柱缺少保护，以及脊柱的稳定性下降。

3. 椎间盘因素

椎间盘具有多种功能，其承受大量来自各个方向的压力和运动，它与小关节一起承担躯体的全部压力载荷。当一个人解剖位站立时，椎间盘所承受的压力远远大于上部分身体的重量。腰椎间盘退行性病变被认为是腰背疼痛的主要原因。当椎间盘退变、终板损伤或释放出某些因子刺激椎间盘内疼痛感受器所引起的腰痛，不伴节段间过度活动的放射学表现。

4. 小关节因素

腰椎小关节（即关节突关节）是腰椎椎骨间连接中唯一的滑膜关节，由相邻椎骨的上、下关节突的关节面构成。1911年，小关节退变作为引起下腰痛的一个重要因素被首次提出。腰椎小关节病变引起的非特异性下腰痛病理机制主要有以下几个方面因素：小关节退变、脱位，小关节滑膜炎症因子介导，小关节形态学异常及不对称的运动模式。

5. 病毒因素

当人体免疫系统防御机能下降时，病毒入侵也可以导致腰痛的产生。目前已知的能够引起腰痛症状的病毒主要包括：人巨细胞病毒（human cytomegalovirus，HCMV）和人类疱疹病毒（human herpes virus，HHV），水痘-带状疱疹病毒（varicela-zoster Virus，VZV）是 HHV 的一种，当人体机体免疫力下降时，之前潜伏在神经根中的 VZV 激活产生带状疱疹，引发神经根炎症产生腰部疼痛。

6. 骨盆因素

正常脊柱依靠小关节的咬合，椎间盘、交锁的小关节、韧带系统和肌肉等结构组成的抗剪力结构系统使腰椎能稳定地排列在倾斜的骶骨上，形成相对稳定的力学结构。当骨盆倾斜度和腰椎前凸度发生变化，必然引起腰骶椎内在力学关系的变化，有可能成为下腰痛的病因之一。如果骨盆前倾将会产生一系列连带反应，包括腰椎过度前凸，腹部突出松弛，臀部翘起，或伴骶髂关节松弛，髋外展、外旋、膝过伸，扁平足。骨盆前倾，腰曲增大，椎间盘及后方关节突关节所受压应力和剪力相对增大，导致其退变加剧，脊柱生物力学发生改变，并最终导致腰痛。

7. 其他因素

腰痛的危险因素中，虽然生物因素占主导地位，但是社会心理因素也不能忽视。有研究表明，腰痛患者呈现出"疑病—抑郁—瘤症"神经三联征，并形成 NLPB—心理障碍—NLPB 加重—心理障碍加重恶性循环。


二、运动康复评定


（一）运动风险评估

疼痛是下背痛患者的主要症状，对疼痛程度进行评定是一项基本的工作。然而，由于疼痛是主观感觉，是由躯体、精神、环境、认知和行为等多因素造成及影响，所以对疼痛的评定比较复杂，有必要从多方面进行评估和测量，包括疼痛的严重程度、疼痛的治疗效果、患者的精神痛苦、对疼痛的感受程度等。常用的疼痛评定方法有：① 视觉模拟评分法；② 数字疼痛评分法；③ 口述分级评分法；④《麦吉尔（McGill）疼痛调查表》。

（二）运动功能评定

1. 腰椎活动度评定

下背痛患者往往伴有腰部僵直或活动受限，因此在对下背痛症状进行评定时，有必要对腰椎关节活动度进行评定，以明确下背痛的严重程度。同时，了解腰椎的活动范围对选择手法、牵引等治疗方法也非常重要。腰椎的运动范围较大，运动形式多样，表现为屈曲、伸展、侧弯、旋转等多方向的运动形式，其中以腰椎前屈活动度的测量最为重要。

（1）量角器法：

① 屈伸、侧屈测量法：患者取站立位，以第5腰椎棘突为轴心，与地面垂直线为固定臂，第7颈椎与第5腰椎棘突的连线为移动臂，用量角器测量腰椎屈曲、伸展、左右侧屈4个方向的关节活动度。腰椎屈曲正常活动范围为0~90°，伸展为0~30°，左右侧屈各为0~30°。

② 腰椎旋转测量法：患者取站立位，以非旋转侧的肩峰为轴心，起始位双肩峰连线为固定臂，终点位双肩峰连线为移动臂，用量角器测量腰椎左右旋转两个方向的关节活动度。左右旋转的正常活动范围各为0~30°。详见第六章第四节。

（2）腰椎前屈活动度的其他评定方法：

① 简易评分法：详见本章第四节。

② 改良的Schober法：该方法是通过测量腰椎皮表标记的变化，计算腰椎活动范围。患者取直立位，在患者两侧髂后上棘连线的中点及其正上方15 cm处皮肤上分别做标志，让患者尽量前屈，在最大屈曲位时测量与原标记两点之间的距离。用所测数据减去15 cm，差值作为腰椎屈曲活动度的指标，正常值大于4 cm。

③ 距离测定法：患者并腿直立位，尽量向前屈曲，测量最大屈曲位时中指指尖与地面之间的距离。

2. 肌肉力量和肌肉耐力评定

下背痛症状严重者常伴有局部肌肉力量和肌肉耐力的减弱，因此有必要对患者进行肌肉力量和肌肉耐力评定。

（1）躯干肌肉力量评定：

① 躯干屈肌力量评定：患者取仰卧位，屈髋屈膝位，双手抱头能坐起为5级肌力；双手平伸于体侧，能坐起为4级肌力；仅能抬起头和肩胛为3级肌力；仅能抬起头为2级肌力；仅能扪及腹部肌肉收缩为1级肌力（图6-6-1）。

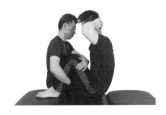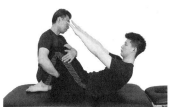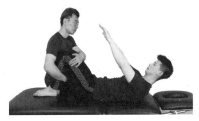

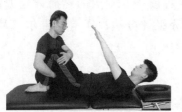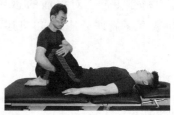

图 6-6-1　躯干屈肌力量 1~5 级

②躯干伸肌力量评定：患者取俯卧位，胸以上在床沿以外，固定下肢，能对抗较大的阻力抬起上身为 5 级肌力；对抗中等阻力抬起上身为 4 级肌力；仅能抬起上身不能对抗阻力为 3 级肌力；仅能抬起头为 2 级肌力；仅能扪及腰背部肌肉收缩为 1 级肌力（图 6-6-2）。

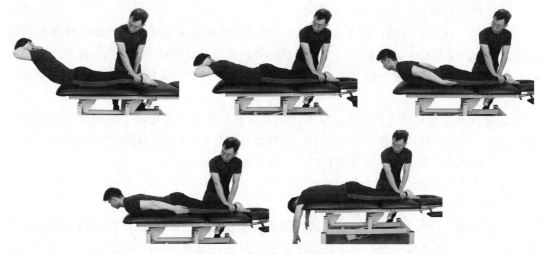

图 6-6-2　躯干伸肌力量 1~5 级

（2）躯干肌肉耐力评定：

①躯干屈肌耐力评定：患者取仰卧位，双下肢伸直，并拢抬高 45°，测量能维持该体位的时间，正常值为 60 s（图 6-6-3）。

②躯干伸肌耐力评定：

患者取俯卧位，双手抱头，脐以上在床沿以外，固定下肢，测量能保持躯干水平位的时间，正常值为 2 min（图 6-6-4）。

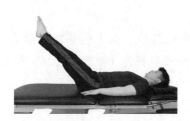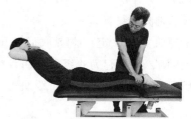

图 6-6-3　躯干屈肌耐力评定　　　　　图 6-6-4　躯干伸肌耐力评定

（三）其他功能评定

下背痛作为一种症状综合征，病因复杂，患者的临床表现不一。因此，在进行下背痛的临床治疗前，对患者进行系统的康复评定是十分必要的。

1. JOA 腰背痛评定

日本矫形外科学会（Japanese orthopaedic association，JOA）于 1984 年制订了腰椎疾患疗效判断标准，该标准主要包括自觉症状、临床检查和日常生活活动三个部分，总评分为 29 分。此外，对于有膀胱功能障碍者还专设膀胱功能一项评分，并设自我满意程度和精神状态两项内容作为参考。

根据治疗前、后评分可分别计算出改善指数和改善率：

$$改善指数 = \frac{治疗后评分-治疗前评分}{治疗后评分}$$

$$改善率 = \frac{治疗后评分-治疗前评分}{正常评分-治疗前评分} \times 100\%$$

通过改善指数可评估患者治疗前、后腰椎功能的改善情况，改善率可反映临床疗效。改善率也可对应疗效评定标准：改善率 100% 为治愈，大于 60% 为显效，25%~60% 为有效，小于 25% 为无效。

2. Quebec 下背痛分类评定

Quebec 分类法简单易行，是下背痛患者进行分类的常用方法。该方法是按照患者症状的部位、放射痛症状、神经检查的阳性体征、神经根受压、椎管狭窄、手术等情况将下背痛分为 11 个级别，已经被证实有良好的信度和效度。

3. 生存质量评定

生存质量（quality of life，QOL）是个人对自身幸福度或满意度的判定，是一个非常主观化的评测结果。根据 WHO 的定义，生存质量是指相对于自身的目标、期望、标准和关注的问题，个体在一定的文化体系和价值体系中对其所处地位的体验。影响生存质量的因素有很多，包括身体状况、物质财富、个人发展的实现程度、与他人的关系、娱乐、社区或社会活动等各个方面。

下背痛是常见的症状综合征，其中 20% 的患者日常生活活动明显受限，5% 的患者日常生活活动严重受限。除了应该对疼痛、脊柱的活动度进行量化评定，还应该把生存质量的评定作为治疗结局的标准。

4. 心理评定

慢性下背痛的发生、发展以及对各种治疗的反应与患者心理状态密切相关，对这类患者进行科学心理评定是很必要的。WHO 建议对慢性下背痛的患者采用《Zung 抑郁自评量表》（self-rating depression scale，SDS）进行评定。

## 三、运动康复治疗

（一）康复目标

短期目标：改善疼痛症状和颈部关节活动度。
长期目标：恢复正常日常生活活动能力，重返社会。

（二）康复原则

（1）运动前做好热身运动，运动后做好放松活动，以使肌肉适应，缓解肌肉紧张。

（2）运动时动作力求柔和缓慢，每项动作重复 5~10 次。

（3）持之以恒。

（4）穿着宜宽松舒适。

（三）适应证与禁忌证

1. 适应证

非特异性下腰痛亚急性期辅以适量运动为宜，不建议单纯制动休息；慢性期应重视运动康复。

2. 禁忌证

非特异下腰痛的急性发作期，应减轻疼痛，避免加重下腰痛的因素，以自身舒适的姿势休息。

（四）运动康复技术

运动康复对缩短病程，降低慢性下背痛的发病率，改善机体功能有重要作用。一般来说，下背痛的急性期疼痛较重时，患者不进行特异性的腰背活动，只是尽可能保持日常活动，尽可能坚持工作。疼痛减轻后，慢性下背痛的患者除了进行有氧运动，还应该着重于腰腹肌的训练和腰及下肢的柔韧性训练。

1. 放松运动

患者取仰卧位，闭上双眼，做深而慢的呼吸，让全身放松。

2. 骨盆斜抬运动

患者取仰卧位，双膝屈曲，然后臀部用力夹紧，收缩腹部，压迫下背部紧贴在地板上，再抬高臀部，可加强臀肌及腹肌的力量，使腰椎前屈减小（图 6-6-5）。

3. 单侧抱膝运动

患者取仰卧位，双膝屈曲，然后臀部用力夹紧，收缩腹部，再双手抱单膝靠近胸部，然后回到原来位置，重复 5 次，换另一侧膝。此运动可牵拉下背部及膝后方肌肉及对侧髋部肌群（图 6-6-6）。

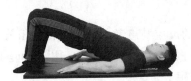
图 6-6-5　骨盆斜抬运动

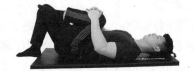
图 6-6-6　单侧抱膝运动

4. 双侧抱膝运动

患者平躺屈膝，抱双膝触胸，慢慢抱紧，直到感觉背部被伸展为止，重复 5 次。此运动可牵拉下背部及膝后方肌肉，加强腹肌及屈髋肌力量（图 6-6-7）。

5. 单侧直腿抬高运动

患者取仰卧位，单膝弯曲，另一侧伸直平放，夹紧双臀，收缩腹部，将伸直的一侧下肢抬高，然后慢慢放下，重复 5 次，换另一侧肢体。可牵拉下背部及膝后方肌肉，加强腹肌及屈髋肌力量（图 6-6-8）。

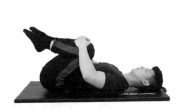
图 6-6-7 双侧抱膝运动

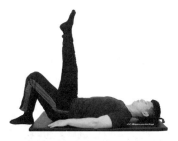
图 6-6-8 单侧直腿抬高运动

6. 先坐后仰运动

患者先取坐位，屈曲双膝，两脚平放于地板上，双臂向前伸直，保持骨盆略斜姿势，使上半身慢慢后仰躺下，再慢慢坐起，重复 5 次，可加强腹肌及屈髋肌力量（图 6-6-9）。

7. 坐位前屈运动

患者坐在凳子上，双脚平放于地板上，双手自然下垂于体侧或抱于膝后。夹紧双臀，收缩腹部，然后向前弯腰，双手抱于大腿下，再回复至原来姿势，重复 5 次。可强化背肌，牵拉下背及膝后肌群（图 6-6-10）。前屈疼痛患者禁止做此动作。

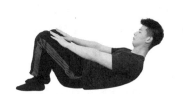
图 6-6-9 先坐后仰运动

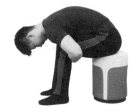
图 6-6-10 坐位前屈运动

8. 双膝下蹲运动

患者夹紧双臀，收缩腹部，尽量下蹲，再慢慢站起，重复 5 次。可强化臀部及下肢肌力（图 6-6-11）。

9. 跟腱牵拉运动

患者双脚前后分开，然后身体向前倾，双腿交换 5 次，可牵拉跟腱及膝后肌群（图 6-6-12）。

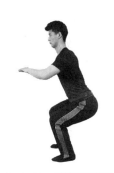
图 6-6-11 双膝下蹲运动

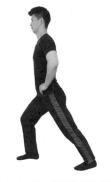
图 6-6-12 跟腱牵拉运动

10. 背肌强化运动

患者取俯卧位，髋关节下置一枕头，上部躯干抬起 5 次，然后双膝伸直，尽量上抬下肢 5 次，可强化腰背肌力量（图 6-6-13）。

11. 腰部强化运动

患者取俯卧位，双手后伸置于臀部，以腹部为支撑点，胸部和双下肢同时抬起离床，然后放松，重复 5 次，可增强腰肌力量（图 6-6-14）。

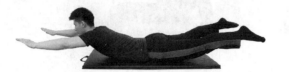 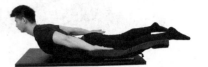

图 6-6-13　背肌强化运动　　　　　　　　图 6-6-14　腰部强化运动

12. 定量有氧运动

步速 100~120 步/min，平均一步幅约 0.6 m，户外中速医疗行走，其强度等于最大摄氧量的 50%~60%。运动总时间为 30~40 min，运动总量为 3~5 km，1 次/d。几天后根据患者的年龄和体质逐渐增加运动时间和运动强度。急性期患者 2 d 以后开始进行运动，亚急性期患者当天开始进行运动。运动必须常年坚持。

13. 呼吸训练

腰椎稳定性与腹内压的调节功能有显著关系，膈肌、盆底肌和腹横肌可以有效调节腹内压，对腰椎稳定性有重要作用。呼吸训练主要采取膈式呼吸模式：① 双手放置于腹部两侧，轻微用力，吸气尽力将双手撑开；② 双手放在下背处，吸气尽力将双手撑住。呼吸训练（吹气球）：患者取仰卧位，屈膝屈髋 90°，双足跟用力踩墙，双膝夹住泡沫轴，以激活盆底肌；骨盆后倾，尾骨稍抬离床面，保持腰部平贴床上；患者一手稳定气球，一手前屈 90° 与躯干垂直，用力吹气球，尽可能吹大。训练过程中如有不适，应立即停止练习并做呼吸调整。气球吹满后进行一次自然呼吸调整，10 次为 1 组，2 组/d。

14. 动态神经肌肉稳定技术（dynamic neuromuscularstabilization，DNS）

DNS 是一种基于运动发育学的科学原理来优化人体运动系统的徒手康复治疗技术。DNS 强调在静态或维持身体姿势时，机体需要精确的肌肉时序、高效协调的运动以及抗压负荷的能力，因此可以利用婴儿成长发育过程中的动作模式对 LBP 患者的功能障碍进行重新整合，从而重新启动身体机能的运动模式。DNS 训练不仅可以成功激活腹横肌，而且腰椎动态稳定性在训练后也可得到极大的改善。

15. 悬吊技术

悬吊技术是以人体运动功能得到持久改善为目的的主动康复诊疗技术。它通过高水平的神经肌肉功能测试，评估人体运动链及运动机能，重建或改善运动模式。悬吊技术主要有两种训练方法：① 通过局部阶段低负荷、长时间的运动控制，使关节保持在弹性中性区域内，训练关节的本体感觉，重建神经肌肉功能；② 测试肌筋膜链，寻找机体的弱链，进行高强度、多次数的进阶训练，增强神经肌肉的运动功能模式。在训练过程中，还会根据患者不同的情况进行振动训练，以增强感觉神经的输入。该技术最大的特点是无痛、安全、精准。悬吊技术通过设置不同的训练方案来调整训练的难度，增强躯干肌肉的力量和耐力，增强本体感觉输入，激活整体运动控制系统，从而增强脊柱的稳定性、协调性和控制性。在悬吊训练过程中，增加振动等不稳定因素有利于强化肌肉力量和肌肉耐力，促进机体平衡能力的修复，从而达到持续改善肌肉骨骼疾病的效果。

### 四、健康教育

减少下背痛的发生，预防应重于治疗，应包括保持正确的姿势、减少背负重物，不让腰椎及附近组织承受过多重力压迫，这些措施可预防肌肉、韧带、肌腱等软组织损伤。

#### （一）保持正确的姿势

（1）避免久坐，确需久坐时，应以靠垫支撑下背部，并使用高背座椅，且坐时姿势要端正。

（2）站立时，应维持适当的腰椎前曲生理角度，或者利用踏脚凳调整重心。

（3）平躺时，脊椎所受的压力最小。卧床休息时，应选用木板床，使腰部自然伸直，可于腰下垫一个枕头。

（4）不要长时间保持同一姿势。

#### （二）日常生活中注意保护背部

（1）取物品时，应将两脚分开约 45 cm，一脚在前，另一脚稍微在后，膝关节弯曲蹲下，保持背部平直，物品尽量靠近身体，两腿用力站直，将物品举起。

（2）弯腰提重物是腰部负荷最大的动作，腰背不适时应尽量避免提重物。

（3）取拿高处的物品时，用梯子或凳子垫高；穿鞋子时应坐下来，挺直腰去穿。

（4）避免做急速前弯、旋转及过度向后仰身体等可能会伤害背部的动作。

（5）转身时，不要只扭转上半身，应尽量旋转整个身体。

（6）热疗可以改善背痛，如洗热水澡（可用热水冲腰背痛的部位）、热敷等，但温度不要过高，时间不可过久，以免烫伤皮肤。

（7）适当的运动可以改善及预防下背痛的症状。例如，游泳、举哑铃、步行、慢跑等运动。

## 第七节　肌肉萎缩

肌肉萎缩对患者的机体功能以及日常生活活动能力都会产生较大的影响。肌肉萎缩患者由于肌肉萎缩、肌无力而长期卧床，易并发肺炎、压疮等。

### 一、概述

#### （一）定义

肌肉萎缩（myatrophy；myophagism）是指肌肉纤维变细甚至消失导致的肌肉体积缩小，多由肌肉本身疾患或神经系统功能障碍所致，主要类型有神经源性肌萎缩、肌源性肌萎缩、失用性肌萎缩和其他原因肌萎缩。

（二）病理生理

有关失用性肌肉萎缩的发生机理，一直是人们普遍关注的焦点。

神经营养障碍学说认为，正常情况下，运动神经对其所支配的骨骼肌具有"营养作用"，其末梢经常释放某些物质，持续地调整被支配的肌肉组织的内在代谢活动，影响其持久性的结构、生化和生理的变化，因此当肌肉失去其运动神经的营养性作用时，将逐渐发生萎缩。

神经冲动减退学说认为，适宜的电刺激可有效地减轻肌肉萎缩，保持肌肉硬度。这表明神经冲动与肌肉萎缩之间似乎也存在着密切的关系。

氧化应激学说认为，在肌肉废用的初期，应激反应，尤其是氧化应激反应在肌肉萎缩的起始、发生中起着重要的作用。在废用的开始，如瘫痪、骨折等，由于氧化应激的作用，体内产生的分子氧和自由基可使膜内不饱和脂肪酸大量氧化，形成过氧化脂质，从而破坏膜系统的正常功能，导致线粒体肿胀，溶酶体膜通透性增强等。干扰线粒体的氧化磷酸化，使能量代谢发生障碍，ATP 生成减少，能量产生不足，因而导致蛋白质合成降低；溶酶体膜破坏释放各种水解酶，可使蛋白质分解加强。二者共同作用使肌肉蛋白质净含量减少，于是肌肉发生萎缩。

除了上述三种假说，肌肉代谢的紊乱、肌肉张力与紧张性的降低、活性氧（ROS）水平的影响、激素水平的变化及细胞凋亡等在失用性肌肉萎缩的发生中可能都具有一定的作用。因此，人们推测，失用性肌肉萎缩的发生实质是由多源性因素引起的。

（三）症状与体征

（1）失用性肌萎缩的出现与长期不运动有关，且多为可逆性。

（2）轻度萎缩：肌纤维轻度下降，肌肉组织外观无明显凹陷，触摸肌肉组织松弛，肌无力，能做抗阻运动。

（3）中度肌萎缩：肌肉萎缩的症状为肌纤维部分萎缩、缺失，肌肉组织外观凹陷，触摸纵向缩小，横向减少，肌无力明显，不能做抗阻运动。

（4）重度肌萎缩：肌纤维组织大部分萎缩，相关的骨骼外露，肌肉组织仅存少量肌纤维，肌无力严重，患者丧失最基本的协调运动能力，也是肌肉萎缩的症状。

（5）完全萎缩：肌纤维组织完全萎缩，与其肌肉相关联的运动功能完全丧失。

（四）危险因素

1. 神经病变

肌萎缩的神经病变主要指神经源性肌萎缩，肌纤维使用减少或无法使用导致肌萎缩，如脊髓神经损伤、脊髓灰质炎、脊髓性肌萎缩、脊髓空洞症、脑梗等；神经病变引起神经信号传导障碍，局部肌纤维废用，运动能力减弱引起肌肉萎缩。

2. 外伤

发生骨折时，患处长时间制动，导致活动减少，出现失用性肌肉萎缩；骨折还有可能损伤周围神经，导致脊髓受压，相应神经支配区域失去功能性，也会出现肌肉萎缩。

3. 原发性疾病

颈椎病、腰椎间盘突出症、多发性肌炎、渐冻症营养不良等疾病也会造成局部神经脊髓受损或压迫，从而引起肌肉萎缩。

## 二、运动康复评定

### （一）运动风险评估

（1）临床上，骨密度测定可通过《IOF 问卷》、OSTA 指数，对骨质疏松进行评估、筛查。服用过损伤骨质的药物、缺乏运动、患有某类疾病、有骨质疏松家族史者，及 OSTA 值<-4，其发生骨质疏松的风险都较高，应通过双能 X 线吸收法测量骨密度（T 值），此为确诊骨质疏松的方法。当髋部、腰椎、股骨颈等任一部位的骨密度（T 值)≤-2.5，则可诊断为骨质疏松。

老年人跌倒风险评估表

（2）跌倒风险评估：《老年人跌倒风险评估表》的评分，低危为 1~2 分；中危为 3~9 分；高危为 10 分及以上。

### （二）运动功能评定

在开始运动训练之前或作为健康/体能筛查评价的一部分而进行的用于评价肌肉力量和肌肉耐力的体能评定，可以为受试者基线体能水平提供有价值的信息。例如，肌肉功能评定结果可以与已知标准进行对比，并可协助识别特定肌群是否存在肌力弱或肌力失衡的情况，同时成为运动训练计划的目标。通过基线肌肉功能评定获得的信息，也可作为设计个性化运动训练计划的基础。进行相同条件的体能评定可观察受试者经过一段时间训练后自身状况的改善情况，同时也可作为反馈信息，促进长期坚持运动。

1. 肌肉功能评定

肌肉功能评定包括肌肉收缩类型、肌肉收缩速度、肌肉技能类型、关节活动度等。每一种测试结果都来源于相应的评定程序，没有一种评定能够独立评价全身肌肉耐力和肌肉力量。为了获得能够用于真正反映随年龄变化的生理适应性的可靠分数，受试者应参加一些熟悉/习惯的、使用器材的运动，并遵循预先确定的重复动作、持续时间及关节活动度的特定运动方案。此外，应当在肌肉功能评定之前进行适当的热身运动，包括 5~10 min 低强度的有氧运动（即跑台或功率车）、轻度牵拉和重复几次低强度的预定测试动作。这些热身运动可提高肌肉温度、增加局部血流并促进运动中的心血管反应。标准状态应包括以下几项：

（1）姿势正确。

（2）重复一个动作所需要的持续时间一致（运动速度）。

（3）全关节活动范围。

（4）监护人（必要时）。

（5）熟悉的器材。

（6）热身运动。

用外在负荷或阻力的绝对值（如 N、kg、Ib）可以评价肌肉功能随时间而发生的变化，但是在进行个体之间比较时，应该使用相对值（绝对值/kg 体重）来表示在上述任何一种情况下，由于存在未进行标准测试的特殊个体或未采用标准运动方案或使用的实际测试不同（自由负重与机械重量）等因素，因而要注意对评分进行说明。此外，抗阻运动的生物力学可因使用不同厂家生产的仪器而产生显著性差异，进一步影响测试的一致性。

2. 肌肉力量评定

（1）握力：调整握力计把手，使第二指间关节可触及把手并可以拿起测试设备。将设备归零。受试者坐位手握握力计，前臂与大腿平行并离开身体。受试者用最大的力量握紧握力计，过程避免屏气。手或握力计不能接触任何物体。每只手重复两次测试，取两次测试的最高读数为测试结果，并将两手测试结果相加。尽管握力测试存在很多限制，但仍然可以预测老年人的死亡风险和功能状态。

（2）1次最大重复次数和多次最大重复次数：1次最大重复次数（1 RM）指在正确姿势和一定规则下全关节活动范围所遇到的最大阻力值，已成为动态力量的标准评价指标。多次最大重复次数（RM），也可作为肌肉力量的评价指标，但是部分受试者可能无法完成评定，尤其是心血管疾病患者，应该采取保守的方法评价最大肌肉力量。一般健康人群可用卧推或推举1 RM值评价上半身肌肉力量，用蹬腿或者伸腿1 RM值评价下半身肌肉力量。

3. 肌肉耐力测试

（1）俯卧撑：通常成年人采用俯卧撑评定肌肉耐力。青少年建议采用卷腹和俯卧撑测试肌耐力。

（2）哑铃臂弯举测试（老年人）或30 s前臂屈曲试验（30-s arm curl test，30-AC）：常用于评定老年人的上肢肌肉耐力。测试具体方法：在肘部全关节活动范围内，男性举起3.6 kg（8 Ib）哑铃，女性举起2.3 kg（5 Ib）哑铃，要求受试者尽可能在30 s内重复完成多的运动次数。记录受试者在30 s内重复举起哑铃的次数，最终得分=30 s内重复次数。嘱其先能够规范完成测试后，再继续完成2次测试，并记录2次测试中最好的成绩为最终得分。

（3）椅式站立测试（老年人）：常用于测试老年人的下肢肌肉耐力。下肢肌肉耐力在日常活动中极为重要，如上楼、行走、从椅子上起身等均需用到下肢肌肉耐力。测试方法：双臂在胸前交叉，记录30 s内从坐姿到站姿的次数。

（4）10 s自主抬高单侧下肢的次数：也有学者建议记录10 s内自主抬高单侧下肢的次数代表下肢肌肉耐力。

三、运动康复治疗

（一）康复目标

短期目标：逐步恢复肌肉弹性，能做抗阻运动。
长期目标：恢复与肌肉相关联的运动功能。

（二）康复原则

（1）个性化方案：依据患者原有肌力水平选择合适的肌力训练方案。
（2）循序渐进：训练过程中逐步增加阻力，和/或增加每组重复次数，和/或增加运动频率。
（3）持之以恒：肌力训练需要一定的时间（6~8周）和运动频率（3~5次/周）才

能达到康复疗效。

（4）确保安全：肌肉萎缩常伴有骨质疏松，跌倒风险较大，一定要在保证安全的前提下完成各项训练计划。

### （三）运动康复技术

运动及功能训练多年来一直是临床上预防和治疗肌肉萎缩的重要方法。合理的运动康复方案能够显著提高肌肉质量和肌肉氧化能力，改善血流供应。常用的运动康复方案有被动运动训练、主动助力运动训练、主动训练、抗阻运动训练。

**1. 被动运动训练**

被动运动训练是指利用物理装置或人工手法被动牵张受损的骨骼肌，以促进骨骼肌的形态及功能恢复的一种训练方法。被动肌牵张刺激可促进肌肉蛋白合成或抑制分解，对肌肉萎缩有一定的促恢复作用。

**2. 主动助力运动训练**

患肢尚无足够力量完成主动运动时，由医务人员、患者本人的健侧肢体或利用器械提供力量来协助患肢进行的一种运动。助力要与主动用力配合一致，避免以助力代替主动用力（遵循主动运动为主，助力运动为辅的原则）。适用于创伤后无力的肌肉或不全瘫痪肌肉的功能锻炼。最常用方式有滑轮、各种回旋器、水的浮力和治疗人员的帮助。

**3. 主动训练**

主动训练主要为耐力训练，它可以通过增加肌肉的线粒体、氧化酶活性及毛细血管的数量而增强肌纤维的氧化能力，常用的耐力训练方法有模拟骑车、登山运动、中长距离慢跑、游泳等。不同强度的耐力训练对萎缩的骨骼肌的恢复会产生不同疗效。相较而言，中高强度的耐力训练更能够显著增加肌纤维的横截面积，使骨骼肌线粒体及氧化酶的活性达到最适宜的变化，毛细血管的体积密度、表面积密度及最大氧弥散距离也会出现最适宜的改变。

**4. 抗阻运动训练**

耐力训练及抗阻运动训练均可以通过促使肌纤维类型发生转变而增强肌力，促进肌肉萎缩的恢复。周围神经损伤后的肌力增强训练对神经和肌肉功能的恢复也有促进作用。

专业人员根据运动增肌目标设计合理的抗阻运动计划和准确的训练动作可以增加，肌肉的力量和体积（即肥大），但必须循序渐进增加练习的阻力。

抗阻运动训练方案如下：

（1）运动频率：每周对每一个大肌群训练 2~3 次。

（2）运动强度：初学者以 60%~70% 1 RM（中等到较大强度）间歇训练提高肌肉力量。有经验的力量练习者以 80% 1 RM（较大到大强度）提高肌肉力量。老年人以 40%~50% 1 RM（低到较低强度）为起始强度提高肌肉力量；以 20%~50% 1 RM 提高爆发力。久坐人群以 40%~50% 1 RM（低到较低强度）为起始强度，可能对增加肌肉力量有益；以 <50% 1 RM（低到中等强度）为起始强度，可增加肌肉耐力。

（3）运动时间：尚无明确证明表明多长时间是有效的。

（4）运动类型：推荐进行包含所有大肌群的抗阻运动训练。推荐所有人进行多关节运动，多关节运动不仅能动用多个大肌群，并且能针对主动肌和拮抗肌。抗阻运动计划中也可包含针对主要肌群的单关节练习，通常安排在特定肌群的多关节练习之后。

可以使用多种体育器材和/或自身重量来完成上述运动。

（5）重复次数：推荐大多数成年人以 8~12 次重复的负荷提高肌肉力量和爆发力。中老年人开始练习时，以重复 10~15 次的负荷提高肌肉力量；建议使用重复 15~20 次的负荷提高肌肉耐力。

（6）组数：推荐大多数成年人以 2~4 组重复提高肌肉力量和爆发力。仅 1 组练习也是有效的，尤其是对老年人和初学者。≥2 组可以用来提高肌肉耐力。

（7）间歇时间：有效的组间休息为 2~3 min。建议同一肌群练习之间应至少休息 48 h。

（8）进阶推荐的进度：逐步增加阻力，和/或增加每组的重复次数，和/或增加运动频率。

## 四、健康教育

（1）注意预防与肌肉萎缩相关的常见疾病，如一些心脑血管疾病、与新陈代谢和内分泌有关的疾病，出现病情后应注意积极防治，减少诱发该病的可能，这也是常见的一种预防方式。

（2）保持体重，是预防因肥胖引发的慢性肌肉萎缩的重要措施，生活中要注意少吃肥厚油腻的食物，特别是一些肥胖的患者，身体健康出现异常时，要注意适当减肥，以免引发更多疾病。

（3）注意食物中的危险诱因，胆固醇、脂肪摄入量过多，常常是各种疾病诱发的重要因素，因此，生活中要注意合理搭配饮食，可以多吃一些维生素丰富的蔬菜水果。

（4）人体缺乏的蛋白质、维生素 C 及钙质，很容易诱发肌肉萎缩，特别是常规的体育锻炼后多吃高蛋白食物，对预防肌肉萎缩很有帮助，日常生活中应注意适当膳食纤维摄入，保证充足水分，注意晚餐不可过饱，以免影响睡眠质量。

### ❓ 思考题

1. 简述类风湿性关节炎的运动康复顺序。
2. 如何通过运动来进行肩周炎的康复？
3. 颈椎病运动康复的注意事项有哪些？
4. 骨质疏松的运动风险评估方法有哪些？
5. 制订一份肌肉萎缩的运动康复方案。

### 🏃 实践训练

患者徐某，女，50 岁，体重 68 kg。

病史：腰酸痛 2 年，伴右下肢麻木至小腿，50 m 跛行 3 个月。2 年前因过度劳累以致腰疼症发作，呈进行性加重。患者由腰部酸困，右下肢体麻木至小腿，逐步发展至行走 50 m 左右就难以继续。

查体：L$_{3~4}$、L$_{4~5}$、腰骶叩击痛呈阳性，右腿秩边穴、环跳穴压痛明显。

入院诊断：L$_{3~4}$、L$_{4~5}$、腰骶为压迫性坐骨神经疼。

请结合临床诊断制订运动康复方案。

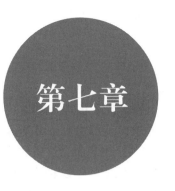

# 第七章 神经系统和精神类常见慢性病运动康复

🔔 **章前导言** ·········································

　　神经系统和精神类慢性病已成为全球性健康问题，全球每年约有 1/4 的人受其影响。然而，对于大多数神经系统和精神类慢性病而言，目前尚无有效药物治疗，预后较差。运动康复技术可以改善患者的体能，恢复其日常生活活动能力、提高生活质量，并预防继发性并发症的发生。本章主要介绍神经系统和精神类常见慢性病运动康复的概述、运动康复评定、运动康复治疗和健康教育。

🎯 **学习目标** ·········································

1. 了解神经系统和精神类常见慢性病的定义及其症状与体征。
2. 熟悉神经系统和精神类常见慢性病的运动康复评定方法。
3. 掌握神经系统和精神类常见慢性病的运动康复原则、康复目标和运动康复技术。
4. 通过神经系统和精神类常见慢性病的学习，使学习者树立以人为本、以患者为中心的服务理念，明确医务工作者提供技术服务和精神陪伴的双重使命。

# 第一节　脑卒中

脑卒中（Stroke）是由于脑局部循环血液障碍而导致的神经功能缺损综合征。其引起的高致残率、高死亡率、高复发率可对患者造成极大危害。大多数脑卒中患者会遗留肢体运动功能障碍，影响生活自理能力，同时给社会和家庭带来沉重的负担。运动康复可以最大限度地改善患者的运动功能障碍，促进其参与社会生活活动的能力，提高其生活质量。

## 一、概述

### （一）定义

脑卒中分型

脑卒中是脑血管疾病的主要临床类型，包括缺血性脑卒中和出血性脑卒中，以发病突然、迅速，出现局限性或弥散性脑功能缺损为共同临床特征，为一组器质性脑损伤导致的脑血管疾病。脑卒中的致死率和致残率高，是目前导致人类死亡的第二位原因，2/3 脑卒中幸存者遗留有不同程度的残障。脑卒中的康复治疗可以分为三期，分别是急性期（1~2周）、恢复期（3 周~6 个月）和后遗症期（6 个月以上）。

### （二）病理生理

脑是机体代谢最旺盛的器官。正常成年人的脑重为 1 500 g，占体重的 2%~3%，在安静状态下，脑血流量为 50~100 mL/（100g·min$^{-1}$），占每搏输出量的 20%。脑组织耗氧占全身耗氧的 20%~30%，其主要能量来源为糖的有氧氧化。大脑新皮质的锥体神经元、海马神经元和小脑浦肯野细胞对缺氧、缺血损害敏感。

缺血性脑卒中病灶由中心坏死区和周围缺血半暗带组成。出血性脑卒中随着颅内出血量的增加，压迫和破坏脑组织形成水肿，甚至可引发脑疝。出血性脑卒中发病率低于缺血性脑卒中，但预后较差，死亡率和病残率均高于缺血性脑卒中。

### （三）症状与体征

脑卒中症状与体征

脑卒中患者主要表现为口角歪斜、鼻唇沟变浅、流涎、运动和感觉功能障碍、平衡功能障碍、言语和交流功能障碍、认知功能障碍、情感和心理障碍、吞咽障碍、两便失禁等。

由于疾病造成的功能障碍及在治疗中的废用、误用，还可引起多种继发障碍，如肩关节半脱位、肩痛、肩手综合征、压疮、下肢深静脉血栓、肺栓塞、膀胱直肠功能障碍和骨质疏松等。

### （四）危险因素

不可干预的危险因素：年龄、性别、种族、遗传等。

可干预的危险因素：分为干预后可以明确获益的危险因素和可能存在潜在获益的危险因素。前者包括高血压、心脏病、血脂异常、糖尿病、无症状颈动脉狭窄、超重与肥胖、缺乏运动、饮食和营养、吸烟、饮酒等；后者包括高同型半胱氨酸血症、代谢综合征、高凝状态、偏头痛、炎症与感染、阻塞性睡眠呼吸暂停、绝经后激素治疗及药物滥用等。

脑卒中病因、危险因素及风险评估

对于存在以上危险因素的人群，建议每年进行脑卒中风险评估，早期预防脑卒中发生。

## 二、运动康复评定

### （一）运动风险评估

脑卒中患者的运动风险主要来自心血管事件。运动时可能出现的心肌缺血、心绞痛、心律失常、血压异常，诱发心功能不全或猝死，是运动心血管事件的原因。但是调查发现，与较大强度运动有关的心血管事件发生率其实很低，而习惯性体力活动的收益远远高于它的运动风险，因此，美国运动医学学会提出内科医生不应过度评估运动风险。为降低运动心血管事件风险，运动前需要进行详细的病史和体格检查，以确定任何潜在的风险因素。参考本书第二章运动前评估内容，考虑年龄、性别、吸烟状况、饮酒、心血管疾病家族史和以往心血管病史、高血压、颈动脉狭窄、糖尿病、血脂异常、房颤等重要因素进行风险筛查。值得注意的是，脑卒中患者伴有的心脏并发症会增加运动风险，如脑卒中-心脏综合征、心脏性猝死、Takotsubo综合征等。建议脑卒中患者运动前通过临床运动试验（详见第二章）和心电图运动负荷试验等充分评估其心功能（详见第三章第三节）。

脑卒中患者运动风险还包括跌倒风险。脑卒中后患者跌倒率是非脑卒中者的1.5~2.1倍。脑卒中后的肌肉无力或痉挛、平衡功能障碍、注意力下降均会增加跌倒风险。正常的触觉和本体感觉是运动产生的前提，脑卒中患者存在的感觉缺失、忽视、视觉缺损、视空间障碍等感知觉障碍，对协调、平衡及运动功能有显著影响，会导致患者易在运动中出现跌倒或发生肢体碰撞。脑卒中患者出现的情绪异常，如抑郁症状、跌倒恐惧等，致使其出现的"谨慎步态"，也会增加卒中患者跌倒发生率，而跌倒本身也会触发情绪反应。另外，直立性低血压、糖尿病、房颤、心肌梗死及肾功能不全均为跌倒风险的独立预测因子。服用药物也是影响跌倒的因素之一。抗胆碱能药物、抗癫痫和抗抑郁药物、高血压药物、抗心律失常药物、抗凝药物均有不同程度增加跌倒风险的可能。因此，脑卒中患者在运动前应该尽可能全面地进行跌倒风险评估，包括跌倒史、心电图、体位血压测量、步态和平衡评估、家庭安全危害、药物评估、视觉评估、认知心理测量等内容。跌倒风险评估工具还可在一定程度上区分跌倒的高风险和低风险人群，最大限度地减少跌倒发生。例如，使用《Morse跌倒风险评估量表》≥45分提示为高度跌倒风险；"起立-行走"计时测试（timed "up and go" test，TUGT）≥12 s和功能性步态评估（FGA）≤22分可作为社区老年患者跌倒的初筛工具等。跌倒风险评估工具评分异常时，患者需充分做好运动防护或改变运动方式，避免跌倒的发生。

跌倒风险评估工具

（二）运动功能评定

脑卒中运动功能评定

1. Brunnstrom 偏瘫运动功能量表

瑞典物理治疗师 Signe Brunnstrom 提出了脑损伤后恢复的 6 个阶段，并利用这个规律创立了一套治疗脑损伤后运动障碍的方法。《Brunnstrom 偏瘫运动功能量表》在脑卒中运动评估中占有重要地位，主要分为三个部分，分别评估上肢、手和下肢运动功能。

2. Fugl Meyer 运动功能评分法

Fugl Meyer 运动功能评分法（Fugl Meyer assessment，FMA）由 Fugl Meyer 等在 1975 年提出。该评分法是由 Brunnstrom 分期的 6 个阶段进一步精确、量化而来。FMA 由不自主运动、平衡、感觉、疼痛和关节活动范围的评定组成，用于评价上肢和下肢运动障碍的程度。在坐位时检测上肢，包括 10 项内容：有无反射活动、屈肌协同运动、伸肌协同运动、伴协同运动的活动、反射亢进、腕稳定性、肘伸直时腕部运动、手指运动、协同能力和速度。在仰卧位时检查下肢，包括 8 项内容：有无反射活动、屈肌协同运动、伸肌协同运动、伴协同运动的活动、脱离协同运动的活动、反射亢进、协同能力和速度。测试项目每项 0~2 分（0 分即无功能，2 分即功能正常），总分最高分为 100 分，得分越高表示运动功能越好。

3. 上田敏偏瘫功能评定

上田敏认为《Brunnstrom 偏瘫运动功能量表》正确把握了脑卒中偏瘫的恢复过程，判定标准基本正确，但是分级仅为 6 级是不够的。因此，上田敏在《Brunnstrom 偏瘫运动功能量表》的基础上，将偏瘫功能评定进一步细分为 12 级，并进行了标准化，是一种半定量的评定方法。

4.《脑卒中患者运动功能评定量表》

《脑卒中患者运动功能评定量表》（motor assessment scale，MAS）由 8 种不同的运动功能评定和一个肌肉张力评定项目组成。其中，8 种运动功能包括：从仰卧到健侧卧、从仰卧到床边坐、坐位平衡、从坐到站、步行、上肢功能、手的运动和手的精细活动。患肢肌张力检查不列入总分。

5. 沃尔夫运动功能测试

沃尔夫运动功能测试（Wolf motor function test，WMFT）是一种通过定时和功能性任务量化上肢运动功能的测试方法。最初版本的 WMFT 旨在检查轻度至中度脑卒中和创伤性脑损伤患者的强制性诱导运动治疗（constraint-induced movement therapy）的效果。改良版的 WMFT 是一种标准化的测试方法，无论是对物件的摆放，还是对物件的规格尺寸，都作出了明确的规定。WMFT 的计分分为 6 个等级，分别是 0 分、1 分、2 分、3 分、4 分、5 分。

6. 平衡能力评定

（1）《Berg 平衡量表》（Berg Balance Scale，BBS）：

该量表包括由坐位到站位；无扶持站立；无扶持坐位，双脚落地；由站位到坐位；床-椅转移；无扶持站立、闭眼；双足并拢站立，不需扶持；无扶持站立，手臂前伸；无扶持站立，自地面拾物；无扶持站立，躯干不动，转头左右后顾；无扶持站立，转身 360°；无扶持站立，双足交替踏；无扶持站立，双足前后站；单腿站立 14 个项目。每个项目最低得分为 0 分，最高得分为 4 分，总分为 56 分。评分 0~20 分提示是平衡功能差，患者需要坐轮椅；21~40 分提示患者有一定的平衡能力，可以在辅助的情况下步行；41~56 分提示平衡功能非常好，患者可以独立步行；评分小于 40 分提示有跌倒的风险，需要加强监护。

（2）三级平衡检测法：

三级平衡检测法在临床经常使用，包括Ⅰ级平衡（静态平衡），是指在静态下不借助外力，患者可以保持坐位或者站立位平衡；Ⅱ级平衡（自动态），是指患者坐位或者站立位，其支撑面不动，身体的某个或者几个部位运动时可以保持平衡；Ⅲ级平衡（他动态），是指患者在外力作用或者外来干扰下仍可以保持坐位或者站位平衡。

（3）《脑卒中患者姿势控制量表》：

《脑卒中患者姿势控制量表》（postural assessment scale for stroke patients，PASS）是一种姿势控制和平衡功能定量评定法，是在 Fugl Meyer 运动功能评分法中平衡项目的基础上形成，专门用于脑卒中患者平衡能力的评定。PASS 量表评定内容包括卧、坐、站三种姿势下，共有 12 个项目，分为姿势维持和姿势变换两个部分。项目评分标准中，0 分为不能完成该项活动；1 分为在较多帮助下能完成该项活动；2 分为在较少帮助下能完成该项活动；3 分为在没有帮助下能完成该项活动。

（4）平衡测试分析系统：

平衡测试分析系统检测患者静态和动态的重心轨迹的长度、范围、偏移距离、Romberg 率、稳定极限等，观察指标包括身体倾斜的方向，到达规定目标的时间、速度、路线长度或倾斜角度等。脑卒中患者患侧和健侧的重心分布和承重比例不平衡，患侧小于健侧。

7. 步态功能评定

可以通过三维运动捕捉系统进行步态分析，包括步态周期、运动学参数、动力学参数、肌电活动参数和能量代谢参数等（详见第三章第二节）。

8. 步行功能评定

（1）Holden 步行功能评定：

Holden 步行能力分级是 0 级、Ⅰ级、Ⅱ级、Ⅲ级、Ⅳ级和Ⅴ级。0 级为无功能，级别越高，步行能力越强。

（2）8 字步行测试：

8 字步行测试（figure of eight-walk test，F8WT）包含直线行走和不同方向弯道行走两个部分。在脑卒中患者步行功能评定中有良好的信度和效度。

8 字步行测试

（3）10 米步行测试：

在 10 米步行测试（10-meter walk test，10MWT）中，让患者在长 16 m 的直线上标记起点、3 m 点、13 m 点和止点。记录患者 3 m 至 13 m 行走所用的时间。前、后各留 3 m 用于消除加速和减速对患者步行测试的影响。

（4）"起立-行走"计时测试：

在"起立-行走"计时测试（timed "up and go" test，TUGT）中，患者在坐位听到"开始"口令站起，向前行走 3 m 至终点，再转身返回起点并坐下，记录所用时间。

起立-行走测试

9. 心肺功能评定

心肺功能评定内容包括心电图、心脏超声、动态心电图和动态血压，加拿大心血管病学会（CCS）心绞痛分级，美国纽约心脏病学会（NYHA）心功能分级，心肺运动负荷试验等。心肺运动负荷试验可采用坐位或卧位功率自行车、四肢联动康复训练器进行。运动试验的类型包括极量运动试验、次极量运动试验和症状限制性运动试验。与其他人相比，脑卒中患者在相同的次极量强度水平下运动摄氧量较高，但在峰值负荷下摄氧量是下降的。建议脑卒中患者用次极量运动试验进行运动测评。脑卒中患者运动测试及注意事项见表 7-1-1。如果患者平衡能力较好，步行仅需要较少的帮助时，可使用跑台测试。患者能以 0.8 km/h 的速度行走 9 m，则可以完成上述运动测评。

表 7-1-1　脑卒中患者运动测试及注意事项

| 类型 | 方式 | 具体方案 | 临床措施 | 临床意义 | 注意事项 |
|---|---|---|---|---|---|
| 心肺功能测试 | 跑台、功率自行车 | 跑台自选速度，之后每 2 min 增加 2%；功率自行车起始为 20 W，之后每分钟增加 10 W | 心电图、氧脉搏、$\dot{V}O_2/HR$、通气量 | 可以检测出心肌缺血 | 不能完成 0.8 km·h⁻¹ 的速度在地板上行走的患者，可采用功率自行车、手臂功率车、基本活动或桥式运动 |
| 肌肉力量测试 | 自由重量、训练设备、肌力测定法 | 阻力为 10 RM，握手柄 | 无 | 无 | 在测试前对偏瘫侧进行运动功能评估 |
| 关节活动度测试 | 测角术、坐位体前屈 | 受累关节的关节活动度测试 | 无 | 无 | 无 |

　　如果患者不能进行跑台、自行车和其他训练器的运动，推荐使用以下不需要大量腿部肌肉的增量测试方案——桥式运动（使骨盆达到最大伸展程度）。桥式运动的强度增加是从初始每分钟 3~6 个，之后每分钟增加 6 个，直至每分钟达到 24 个，每阶段运动 4 min。桥式运动适用于极其虚弱的患者（图 7-1-1）。

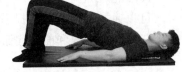

图 7-1-1　桥式运动

　　10. 肌肉适能评定

　　肌肉力量和肌肉耐力统称肌肉适能。其评定方法包括最大力量（1 RM）测试，30 s 手臂屈曲试验，1 分钟仰卧起坐试验，2.4 m 起身行走试验，爬楼梯试验等。

　　11. 关节活动度（柔韧性）评定

　　可使用量角器或坐位体前屈等进行关节活动度测试。

　　12. 肌痉挛评定

　　通常使用改良的 Ashworth 肌张力分级评定脑卒中患者的肌张力；Penn 分级法通过自发性肌痉挛发作频率来划分痉挛严重程度；Clonus 分级法是以踝阵挛持续时间进行分级的方法。

　　13. 共济失调评定

　　（1）指鼻试验：

　　嘱患者用食指指尖触及前方 0.5 m 处或检查者的食指，再触自己的鼻尖，以不同方向、速度、睁眼、闭眼重复进行，两侧进行比较。观察动作有无震颤、辨距不良和速度改变。先睁眼检查，再闭眼检查。感觉性共济失调的特征是睁眼时无困难或仅见轻微障碍，闭眼时很难完成动作。小脑半球病变可看到同侧指鼻不准，接近鼻尖时动作变慢，或出现意向性震颤，并辨距不良。

（2）跟膝胫试验：

嘱患者取仰卧位，用一侧足跟沿对侧胫骨近端向远端移动，观察动作有无震颤、辨距不良和速度改变。感觉性共济失调患者会表现出寻找膝关节困难，下移时不能和胫骨保持持续接触。小脑性共济失调在抬腿触膝时呈现辨距不良，沿胫骨下移时摇晃不稳。

（3）轮替动作试验：

嘱患者快速、反复做轮替动作。例如，前臂的内旋和外旋、伸指和握拳等。小脑性共济失调动作有速度缓慢和节律不协调的特点。

（4）Romberg 征（闭目难立征）试验：

嘱患者双足并拢站立，双手向前平伸，然后闭目，观察其姿势。感觉性共济失调特征为闭目后站立不稳，而睁眼时能保持稳定的站立姿势。小脑性共济失调者睁、闭眼都站立不稳，但在闭眼时会更为明显。

（5）共济失调量表：

临床常用《世界神经病联合会国际合作共济失调量表》（international cooperative ataxia rating scale，ICARS）评定患者共济失调程度。本量表总分 100 分，得分越高，提示协调功能障碍越严重，为半定量化的神经功能评价量表。

（三）其他功能评定

1. 日常生活活动能力评定

使用改良 Barthel 指数评定。该评定是在 Barthel 内容的基础上将每一项得分都分为 5 个等级。改良后的版本也被证实具有良好的信度和效度，且具有更高的敏感度，能较好地反映等级间变化和患者需要帮助的程度。

其他功能
评定

2. 社会参与能力评定

用生活质量评定量表来评价人群的综合健康状况。常用的量表包括《日常生活活动能力量表》、《功能独立性评定量表》、《生活质量评价量表》（SF-36）、《生活质量测定量表》（WHO-QOL100）等。

3. 心理评定

（1）《抑郁自评量表》：

《抑郁自评量表》（self-rating depression scale，SDS）是由 Zung 于 1965 年编制而成。我国 SDS 总粗分的分界值为 41 分，即≥41 分为抑郁状态。

（2）《汉密尔顿抑郁量表》：

《汉密尔顿抑郁量表》（Hamilton depression scale，HAMD）是临床最常用评定抑郁的量表。

三、运动康复治疗

（一）康复目标

脑卒中患者发病后第 1~3 个月功能恢复较快，6 个月后肢体功能障碍的改善速度减缓，但其言语和认知功能可进一步恢复。根据脑卒中后的恢复特点，脑卒中运动康复在不

脑卒中运
动康复治
疗

同分期的目标和侧重点不同。

急性期运动康复：发病后 1~2 周，属于一级康复。运动康复目标为提高心肺功能、肌肉力量和肌肉耐力，促进患侧肢体肌张力的恢复和主动活动的出现，尽快从床上的被动活动过渡到主动活动；为主动活动训练创造条件，尽早开始床上的生活自理；实现体位转换（如翻身）；减少并发症，为恢复期功能训练做准备。

恢复期运动康复：发病后 3 周~6 个月，恢复期的早中期（3 周~3 个月）属于二级康复，后期（4~6 个月）属于三级康复。运动目标是增加患者的心肺功能、肌肉力量和肌肉耐力，抑制痉挛、原始反射和异常运动模式，加强肢体的协调性和选择性随意运动，促进平衡和转移能力的恢复，促进肢体精细运动，提高运动速度及步行能力，提高和恢复日常生活活动能力。

后遗症期运动康复：发病后 6~12 个月及以上，属于三级康复。进一步改善协调功能，增加肌肉力量，避免发生废用综合征和骨质疏松，帮助下床活动和进行户外活动，充分发挥健侧潜能，提高患者生活自理能力，维持行走训练，利用残余功能，防止功能退化；尽最大可能使患者重返生活，重返社会。

根据病情制订个体化的运动康复目标，由一个康复小组制订。根据每位患者的功能障碍、能力障碍、社会不利的具体情况制订康复目标。每 2~4 周进行评估是否达到目标，如果没有达到，分析其原因并修改训练内容。

（二）康复原则

运动康复训练需要尽早开始、主动参与、循序渐进和持之以恒，康复强度应考虑患者的体力、耐力和心肺功能情况，强调家属的积极配合，防止发生并发症，避免出现运动损伤。

（三）适应证与禁忌证

1. 适应证

病情稳定 48 h 后，有明显持续性神经功能缺损，症状体征不再进展。有充分的认知功能可以完成学习和交流，如简易精神状态检查（mini-mental state examination，MMSE）大于 24 分，无严重的精神障碍，具备一定的体能，可耐受体育锻炼，预计可以达到康复治疗的目标。

2. 禁忌证

病情过于严重或呈进行性发展，如深度昏迷、颅内压过高、血压过高等，伴有严重并发症，如严重的感染（肺炎等）、糖尿病酮症、频发癫痫，或存在未控制的临床情况（甲状腺功能亢进或减退、肝肾功能不全、风湿疾病急性活动、电解质紊乱、严重贫血等）。

高血压病是出血性脑卒中的主要危险因素，特别要注意确定运动前的静息血压低于禁忌值，即收缩压低于 200 mmHg，舒张压低于 110 mmHg。缺血性脑卒中多与冠状动脉疾病有关，应确保运动时不出现冠状动脉疾病的症状（如不稳定型心绞痛）。

（四）运动康复技术

1. 脑卒中急性期的运动康复技术

脑卒中急性期的运动康复技术包括呼吸训练、床上活动、床上关节活动度练习、床上坐位训练、体位转移训练、站立训练、步行训练、心肺功能和肌力训练等，使患者实现坐、翻身、体位转移、辅助下站立，为恢复期做准备。

（1）呼吸训练：

早期呼吸训练可改善患者运动功能，并提高日常生活活动水平。日常生活活动的完成需要较好的坐位平衡，而呼吸训练可加强躯干屈伸肌群及旋转肌群肌力，为患者早期完成独立坐位打下基础。

呼吸训练包括：胸廓训练、腹肌训练、腹斜肌训练、缩唇-腹式呼吸和呼吸训练器练习（图7-1-2）。

（2）床上活动、早期体位转移和关节活动度训练：

① 床上活动：

当肢体肌力部分恢复时，可进行助力运动，肌力达到3~4级时，可让患者进行主动活动。急性期的主动训练在床上进行，目的是为患者能够独立完成体位转移做准备。

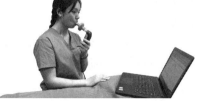

图7-1-2　呼吸训练器

② 体位转移训练：

体位转移是指人体从一种姿势转移到另一种姿势的过程，包括卧→坐→站→行走等。体位转移训练是指为提高患者体位转移能力而进行的训练，包括床上转移、卧坐转移、坐站转移、轮椅与床（椅）之间的转移等。脑卒中卧床期患者应尽早在护理人员的帮助下渐进性地进行体位转移训练，使患者尽早学习使用自己的肩胛带及骨盆。训练过程中注意患者安全性问题。

③ 关节活动度训练：

卧床期脑卒中患者应坚持肢体关节活动度训练。对昏迷或不能完成主动运动的患者，应进行被动活动。既可以防止关节挛缩和变形，又能早期体验正确的运动感觉。被动运动要在关节正常活动范围内进行，过程中患者不能出现疼痛。先做健侧，后做患侧。活动顺序由大关节到小关节，活动幅度由小到大，持续充分牵拉，缓慢柔和。每个动作3~5次，每天2次。

（3）早期站立、步行康复训练：

脑卒中患者应在生命体征平稳，且48 h内病情无进展后尽快离床，借助器械进行站立、步行康复训练。积极进行抗重力肌训练、患侧下肢负重支撑训练、患侧下肢迈步训练及站立重心转移训练，以尽早获得基本步行能力。

（4）心肺功能康复：

脑卒中后，患者常有活动量减少、体力下降和情绪不稳定的表现。脑卒中患者的平均体能（最大摄氧量）大约是14.4 mL/（kg·min$^{-1}$），低于独立生活所需的最低体能20 mL/（kg·min$^{-1}$）。因此，增强患者的心肺功能是脑卒中康复的主要目标之一。脑卒中卧床患者应该尽早离床接受常规的运动功能康复训练，提高患者的心血管能力。特别是下肢肌群具备足够力量的脑卒中患者，可进行增强心血管适应性方面的训练，如运动平板训练、水疗等。

重症脑卒中合并呼吸功能下降、肺内感染的患者，需要加强呼吸道管理和呼吸功能康复，以改善呼吸功能、增加肺通气和降低脑卒中相关性肺炎的发生率和严重程度，改善患者的整体功能。

（5）肌力训练：

脑卒中患者早期应重视瘫痪肌肉的肌力训练，针对相应的肌肉进行渐进式抗阻运动、

交互抑制

交互性屈伸肌肉肌力强化训练等，改善脑卒中瘫痪肢体的功能。

（6）痉挛的康复：

肌肉痉挛是上运动神经元损伤的典型症状。痉挛的处理要从疾病早期开始。可采用阶梯式治疗方法。开始采用保守的疗法，如抗痉挛姿势、主动运动痉挛肌肉的拮抗肌、被动牵伸痉挛肌肉和关节活动度训练等，建议进行多次训练，最后过渡到药物治疗。使用静力性牵伸技术注意牵伸力的方向应与肌肉紧张或挛缩的方向相反，在无痛或微痛的范围内实施操作。

2. 脑卒中恢复期的运动康复技术

脑卒中恢复期的康复为二级康复，一般在康复中心和综合医院中的康复医学科进行。发病后 1~3 个月是康复治疗和功能恢复的最佳时期。此阶段的训练内容主要是坐位平衡、移乘、站立、重心转移、跨步、进食、更衣、如厕等，以及全身协调性训练、立位平衡训练、步行训练、手杖使用训练和上下楼梯训练等。

（1）功能性训练：

① 分离运动及控制能力训练：

促进上肢分离运动和抑制上肢痉挛模式，可使用泡沫轴或者 Bobath 球进行屈曲肩关节和伸肘练习。通过患者触碰康复治疗师前额或触摸自己对侧肩进行上肢伸展控制训练。任务导向性训练，如让患者学习拧毛巾、穿衣等。可采用强制性运动疗法、生物反馈治疗和机器人辅助训练等多种训练方法相结合的方式改善上肢运动功能。下肢训练可通过骨盆控制、伸髋、屈膝、屈踝训练，如靠墙下蹲（图 7-1-3）、俯卧位勾脚抬腿等，促进下肢产生分离运动，抑制下肢痉挛模式，使患者主动控制下肢屈伸运动，提高站立及步行能力。

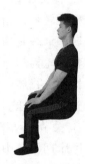

图 7-1-3　靠墙下蹲

② 坐位训练：

坐位训练包括坐起训练、端坐位平衡训练和重心转移训练。坐起训练是让患者从仰卧位变换为侧卧位，再由侧卧位变为坐位的练习。端坐位平衡需要通过静态坐位平衡、自动态坐位平衡和他动态坐位平衡进行训练。重心转移包括前后和左右重心转移训练。需要注意：脑卒中患者坐位时脊柱会向健侧侧弯、身体会向健侧偏移，康复治疗师需帮助患者伸直躯干，完成重心向患侧的转移。

③ 立位训练：

立位训练包括站立训练、站位平衡训练和患侧下肢负重训练。站立训练是训练患者从坐位转换为站立位。站立后，嘱患者尽量用患侧负重，注意过程中不要膝过伸。站立稳定后，进行自动态（髋关节活动）和他动态平衡（抛接球）的练习。

④ 步行训练：

无划圈状步态的训练包括：准备阶段、迈步训练和步行训练。准备阶段需练习站立位下患腿的前后摆动、踏步、屈膝、伸髋，髋关节内收外展的练习。迈步训练包括：试探性迈步、患侧腿负重训练、交叉步态训练、前后迈步训练和侧方迈步训练。康复治疗师在此过程中要对患者进行保护和引导，包括侧方引导、后方引导、前方引导、骨盆和肩胛带训练。然后进行扶持步行训练，康复治疗师站在偏瘫侧进行帮助，或让患者在平行杠内步行，教会其使用手杖和矫形器。康复治疗师要纠正步态中出现的问题，如膝过伸和膝打软现象。当膝关节控制较好后，可进一步训练患者独立步行和复杂步行，如起立-行走、高抬腿步、弓箭步、绕圈走、转换方向、越过障碍走等各种速度和节律的步行。患者还需要进行下肢耐力训练（长距离步行）、下肢肌力训练（上楼梯）、稳定性（走窄道）和协调性训练（踏功率车）。减重步行训练适用于脑卒中发病 3 个月后有轻到中度步行障碍的患者，可作为传统康复治疗的一个辅助方法。

⑤ 上下楼梯训练：

进行上下楼梯训练时，脑卒中患者步行能力应达到 3 级以上，遵循健足先上、患足先下的原则。康复治疗师站在患侧，一手协助引导和稳定膝关节，另一手扶持健侧腰部，帮助患者重心转移。此过程注意防护跌倒。患者健手扶楼梯扶手可提高稳定性，但是不能把整个前臂放在扶手上。

（2）运动功能的康复训练：

运动功能的康复训练方法包括传统的肌力增强训练、关节活动度训练等，还包括 Bobath 方法、本体感神经肌肉易化法（proprioceptive neuromuscular facilitation，PNF）等神经生理学方法，以及新兴的康复训练技术，如强制性运动疗法、减重步行训练、运动再学习方案等。

① 肌力增强训练：

足够的肌力是完成动作的前提。例如，患者翻身需要进行上肢肩胛带肌群及腹肌肌力的训练，由卧到坐起需要进行腹肌及肱三头肌肌力的训练，由坐到站立需要进行核心肌力、股四头肌、小腿肌群肌力的训练及平衡能力的训练，床与轮椅之间的转移需要进行上肢支撑、下肢负重及平衡能力的训练。

脑卒中患者肌肉力量和肌肉耐力较低，所以力量训练可采用低阻力训练模式，如使用弹力带、身体重量运动和沙袋。对于身体极其虚弱的患者，可采用有或无辅助的抗重力运动，直到患者有能力用任何一种推荐模式进行训练。不管选择哪种模式，都需要包含向心和离心运动，因为单纯的向心运动不会增加脑卒中患者肌肉的离心力量。

在脑卒中恢复的中后期应注重加入提高日常生活活动能力的运动。例如，从椅子上站起、上台阶、抛接球、平衡练习、跨越障碍物等。这些活动需要肌肉力量、肌肉耐力、柔韧性和平衡能力的参与。若肌力较弱，则采用被动活动、运动想象、电刺激、生物反馈疗法等进行训练。当肌力>3 级时，可进行渐进性抗阻肌力训练，训练形式包括向心/离心肌力训练、开链/闭链训练、等速/等长肌力训练等。注重多关节和单关节练习，如弓步、深蹲、肱二头肌收缩（哑铃）和仰卧式三头肌伸展（哑铃），以及针对性的核心肌群训练（包括躯干旋转训练、平衡球半桥训练、腹部训练、抗阻运动），可以提高患者的动作稳定性（图 7-1-4）。抗阻运动强度为 1 RM 的 50%~70%，每 1~2 周评测1 次，每次 1~3 组，8~15 次/组，2~3 次/周。

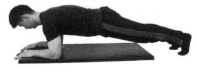

图 7-1-4　核心肌群训练

② 关节活动度训练（柔韧性练习）：

只要患者能够耐受，可以进行关节活动度训练。参照脑卒中患者的 FITT 推荐表中柔韧性训练的方法（表 7-1-2）。

③ Bobath 方法：

Bobath 方法主要是通过抑制不正常的姿势、病理反射和异常运动，尽可能诱发促进正常运动，恢复患者日常生活活动能力。

④ PNF 方法：

PNF 方法是通过牵张、牵引、关节挤压和施加阻力等对本体感受器进行刺激，应用螺旋-对角运动模式，促进神经和肌肉反应能力。

⑤ 强制性运动疗法：

强制性运动疗法，又称强制性治疗，是 20 世纪 80 年代开始兴起的一种新的康复治疗方法。该方法建立在大脑功能重塑的基础上，通过限制健侧肢体的运动，对患侧集中进行大量重复的练习，以及日常生活相关活动的训练，达到强制使用和强化训练患肢的目的，促进患肢的功能恢复。

⑥ 运动再学习方案：

运动再学习方案（motor relearning programme，MRP）的理论基础是生物力学、运动生理学和神经心理学。该方法认为，脑卒中患者的功能恢复主要依靠脑的可塑性，重新获得运动能力是一个再学习的过程。该方案注重把训练内容转移到日常生活中去，包括上肢功能、口面部功能、从卧位到床边坐起、坐起平衡、站起与坐下、站立平衡和步行。

（3）心肺功能康复：

有氧运动、抗阻运动和柔韧性练习可促进患者心肺功能的恢复，提高运动能力和生活质量，减少脑血管疾病复发的风险。建议对脑卒中患者进行综合性训练，将有氧运动、抗阻运动和功能性训练相结合。参照 ACSM《脑卒中患者的 FITT 推荐表》进行心肺功能康复，见表 7-1-2。

运动项目：有氧训练包括步行（地面或跑台上）、水中运动和功率自行车。跑台训练不仅可以提高心肺耐力，还可以改善平衡和协调能力、异常步态和维持骨密度。水中运动是一种相对安全的方法，可以避免跌倒的风险，同时其已被证实可以增加患者的最大摄氧量和等速力量。功率自行车训练可以提高被训练者上台阶的能力。支持性活动跑台训练和减重活动跑台训练可防止患者跌倒。需要注意的是，在前期减重步行训练基础上应尽快减少减重的程度，直至达到全负重，并逐渐过渡到扶持行走、扶杖步行、独立步行及越障步行等常用的步行训练方法。因脑卒中患者运动方式受限，可根据实际情况进行，如选用四肢联动训练器训练；还可以结合病情，以及自身兴趣选择适合的运动方式，如加强平衡功能训练的平衡板和接抛球训练。步行辅助系统，如 Lokomat 机器人辅助步态训练，使脑卒中患者在预先设定好步态模式的跑步机上进行行走训练，可模拟对称的双边步态，让步态、平衡能力和下肢体感功能均有较大的提升。

运动时间及运动频率：建议 20~60 min/次，从 20 min 开始，根据患者运动能力逐步增加运动时间，3~5 次/周。

运动强度：目标心率应低于诱发心肌缺血或明显心律失常或明显心绞痛的阈值心率的 10 次以下。① 以最大摄氧量（$\dot{V}O_2max$）为标准确定运动强度：50%~80% $\dot{V}O_2max$ 的运动强度；② 依据无氧阈为标准确定有氧运动强度：60% $\dot{V}O_2max$ 的运动强度；③ 储备心率（HRR）：目标心率=（最大心率-静息心率）×（40%~70%）+静息心率，最大心率可通过心肺运动试验测得；④ 对无法进行运动试验的患者采用目标心率法，即在静息心率的基础上增加 20~30 次/min，体能差者增加 20 次/min，体能好者增加 30 次/min；⑤ 如患者合并有心房颤动，或不易监测心率，则采用 RPE 进行监测，在 11~14 范围运动。

表 7-1-2　《脑卒中患者的 FITT 推荐表》（ACSM）

| | 有氧运动 | 抗阻训练 | 柔韧性练习 |
| --- | --- | --- | --- |
| 运动频率 | 3~5 d/周 | 2 d/周，隔天进行 | 2~3 d/周，每天做效果最好 |
| 运动强度 | 如果有近期 GXT 得到的心率数据，以 40%~70% HRR 进行。如果未进行 GXT 或存在房颤，以 RPE 11~14（6~20 评分）的强度进行 | 50%~70% 1 RM | 达到拉紧或者轻度不适感 |
| 运动时间 | 从 20 min/d 逐渐增加到 60 min/d；考虑分次完成，每次持续 10 min | 1~3 组/d，8~15 次重复 | 静态拉伸保持 10~30 s；每个动作重复 2~4 次 |
| 运动方式 | 功率车和半坐卧式踏步机，可能需要根据运动功能和认知障碍进行调整。如果患者有足够的平衡能力且步行时不需要或仅需要简单的帮助，可考虑在跑台上步行 | 身体素质（如力量、耐力、平衡）欠佳者应注意进行安全的运动，如器械或自由负重、杠铃或手握式负重、坐或站位 | 静态、动态和/或 PNF 拉伸 |

注：1 RM 为 1 次最大重复次数；GXT 为递增运动负荷实验；PNF 为本体感神经肌肉易化法；RPE 为自觉疲劳程度量表。

注意事项：抗阻运动中避免憋气；跑台速度应该从较低的速度开始，并用吊带装置保障患者安全，有些患者还可采用无负荷步行；早期肌肉和全身疲劳是正常现象，训练时应考虑适当降低运动强度。

对于并发冠状动脉粥样硬化性心脏病的脑卒中患者进行运动疗法干预时，应进行重要的心肺功能指标检测。当患者在训练时出现心率、血压、血氧饱和度的明显变化，或出现明显胸闷气短、晕厥、胸痛时，应停止或及时调整训练强度。

（4）痉挛的防治：

运动功能训练疗效不好者，特别是全身性肌肉痉挛的患者，建议口服或注射抗痉挛药物进行治疗。

（5）其他：

在减少脑卒中并发症的运动康复训练中，针对口颜面肌肉发音模仿训练、复述训练，可以改善脑卒中患者言语功能障碍；口轮匝肌训练、舌运动训练等，可以改善吞咽障碍；有氧运动能提高血氧饱和度，改善认知障碍；床上脚踏车可减少脑卒中后深静脉血栓和肺栓塞的发生；关节活动度训练和姿势指导，可防止肩部肌群损伤，减少脑卒中后肩痛、肩关节半脱位和肩手综合征的症状；早期床边康复训练 4 周以上的骨质疏松患者需要进行负重练习；深感觉障碍训练须将感觉训练与运动训练结合起来，如在训练中对关节进行挤压、负重，充分利用健肢引导患肢做出正确的动作并获得自身体会。

3. 脑卒中后遗症期的运动康复

脑卒中患者社区康复为三级康复。社区康复医生在二级康复的基础上，根据患者居住环境制订运动康复方案并负责实施训练。后遗症期间的运动康复可参考恢复期的运动康复内容。

改善脑卒中患者步态的运动康复方案主要有双任务训练（dual task training，DTT）、机器人辅助训练和虚拟现实技术辅助训练等。DTT 分为认知 DTT 和运动 DTT 两类，认知 DTT 是在执行一项运动任务的同时，也在执行另一项认知任务，多为在站立或步行状态下执行认知任务，如口头朗诵、心算等。运动 DTT 是同时执行两项运动任务，多为在站立或步行状态下执行运动任务，如携物行走、边走边接球或抛球等。对为期 8 周 DTT 的脑卒中患者半年后随访，行走功能得到显著改善，跌倒发生率和跌倒相关伤害发生率分别降低了 25.0% 和 22.2%。另外，VR 游戏主要包括球类、滑雪、骑自行车、冒险、躲避障碍等多种训练任务游戏，也可作为运动康复的训练手段。这些运动康复措施均能改善脑卒中患者步态和平衡能力。

中国传统体育功法，如太极拳、八段锦、气功、五禽戏、康复体操等均可对平衡、肌力、肌耐力、灵活性进行全面训练，常被用于脑卒中患者运动功能的康复和跌倒预防。太极拳是一种低强度的有氧运动方式，具有安全、经济等特点，可以促进脑卒中患者运动功能的恢复。建议每周 2~3 次，每次 30 min。太极拳有提高肺活量、氧脉搏，降低收缩压、舒张压，提高患者的心肺功能的作用；还能放松痉挛肌肉，增加肌肉柔韧性和力量，促进正常运动模式，抑制异常姿势和痉挛模式，提高运动控制能力和平衡能力，防止摔倒，可对患者生活质量和心理情绪产生诸多积极影响。如果患者无法站立进行运动，坐位太极也有改善患者功能的作用。八段锦可显著提高慢性脑卒中患者的平衡能力、腿部力量和灵活性，是一种安全、可持续的居家锻炼方式，建议 3~5 d/周，每周总运动时间为 120~300 min。此外，瑜伽、舞蹈和普拉提等也可作为训练手段。

此期的运动康复治疗应在社区加强残存功能，即代偿性功能训练，以及环境改造和必要的职业技能训练，以适应日常生活的需要，同时注意防止异常肌张力和挛缩的进一步加重，避免废用综合征、骨质疏松和其他并发症的发生。患者出院后就要开始正确、科学的家庭康复训练，以充分挖掘残存的潜能，促进 ADL 能力的恢复。

4. 注意事项

（1）脑卒中患者运动前需充分评估心肺功能，制订个体化运动康复方案。必须遵循循序渐进、量力而行、不适即止的原则。

（2）尽早让患者参与运动，可先在床上进行，先健侧、再患侧。研究表明，健侧的力量训练可产生交叉迁移现象到对侧同名肌肉，提高患侧肌肉的力量。在抗阻运动训练过程中避免憋气，以免引起血压升高。

（3）对于脑卒中患者，减少久坐的时间，应每隔 30 min 站立 30 min 或进行轻度运动。对于卧床患者，应进行渐进性体位转移训练。进行体育锻炼时，一定要注意维持正确的姿势和运动模式。

（4）进行跑台训练时，开始使用较低的跑台速度，提供扶手或悬吊系统保障安全，部分患者可采用无负荷步行。

（5）充分认识药物对运动的影响。运动康复的风险主要来自冠心病等的心血管事件，如果脑卒中患者服用抗血小板药物或抗凝药物，则会增加出血风险；还要防止运动时因碰撞而出现损伤。如果服用降脂药物可引起肌痛或乏力等症状，注意区别于运动疲劳。如果使用利尿剂，应预防电解质紊乱诱发心律失常。

## 四、健康教育

医务工作者应以患者为中心，掌握脑卒中每个分期的运动康复治疗原则和治疗技术，充分认识团队合作的重要性。由于脑卒中可以合并多种慢性病，如冠心病、糖尿病等，在制订运动康复方案时，要多方考虑运动的安全性。

每年10月29日为世界脑卒中日，医务工作者可在这一天在社区开展脑卒中运动康复的宣传活动，帮助脑卒中患者建立正确的康复观。脑卒中患者康复进程很慢，需教育患者改变观点，不能认为现有的物理治疗已经足够，需教育患者接受其他运动疗法和体育锻炼。运动前，教会家属监测血压。在运动期间，患者可能会因轻微的疲劳而影响依从性，医护人员及家人要密切关注患者情况并及时提供情感支持。

# 第二节　帕金森病

帕金森病（parkinson's disease，PD），又称震颤麻痹，是以运动功能受损为典型特征的神经系统退行性疾病。药物治疗是目前最主要的治疗手段，但积极有效的运动康复治疗可以改善患者的协调能力、平衡能力等，延缓肌肉萎缩，提高患者的生活质量。

## 一、概述

### （一）定义

帕金森病是一种常见于中老年人群的神经系统退行性疾病。65岁以上人群中的患病率为1 700/10万，男性稍高于女性。应用《Hoehn与Yahr分级量表》（《HY分级量表》）可对疾病严重程度进行粗略分期，具体内容见表7-2-1。

**表7-2-1　帕金森病《Hoehn与Yahr分级量表》**

| 级别 | 症状 |
| --- | --- |
| 0级 | 没有帕金森病的症状 |
| 1级 | 单侧病变 |
| 2级 | 双侧病变，可以保持身体平衡 |
| 2.5级 | 轻度的双侧病变，可以通过上拉试验恢复 |
| 3级 | 轻度至中度的双侧病变，某些姿势不稳，躯干自主活动 |
| 4级 | 重度无力，仍可以独立地走路或站立 |
| 5级 | 轮椅依赖或卧床不起 |

## （二）病理生理

PD 主要有两大病理特征，其一是以中脑黑质多巴胺能神经元进行性退变为主，出现临床症状时其丢失至少为 50% 以上。其二是在残留的神经元胞质内出现嗜酸性包涵体，即路易小体。黑质多巴胺能神经元通过黑质-纹状体通路将多巴胺输送到纹状体，参与基底神经核的运动调节。纹状体中多巴胺与乙酰胆碱两大递质系统的功能相互拮抗，如果纹状体多巴胺水平显著降低，可造成乙酰胆碱系统功能相对亢进。这种递质失衡可引起肌张力增高、动作减少等症状，诱发智力减退、情感障碍等高级神经活动异常。

## （三）症状与体征

PD 主要临床特征为运动障碍，包括进行性运动迟缓、肌强直、静止性震颤和姿势步态异常等典型运动症状；还可伴有非运动症状，如嗅觉减退、便秘、抑郁、睡眠障碍、认知功能损伤等。病情呈进行性发展，多数患者在 15~20 年后逐渐丧失活动和生活自理能力。多巴胺递质降低的程度与患者的症状严重程度成正相关。

帕金森症状与体征

帕金森病按严重程度可分为：（1）早期病变，以轻度震颤或僵硬为主要特征；（2）中期病变，以轻至中度的震颤和活动受限为主要特征；（3）后期病变，无论是治疗或用药都表现出明显活动受限。运动并发症（症状波动和异动症）是中晚期患者的常见症状。

## （四）危险因素

### 1. 年龄
PD 的患病率和发病率随年龄的增长而增加。

### 2. 环境
长期接触神经毒物，如 CH 甲基-4-1，2，3，6-四氢吡啶（MPTP）及其类似物；直接或间接暴露于有害环境，如长期使用除草剂、杀虫剂，在铁或锰矿工作等都是易诱发 PD 的危险因素。

### 3. 基因
PD 在一些家族中呈聚集性，有家族史的患者占 10%。

### 4. 体重和糖尿病
超重或肥胖，以及糖尿病是 PD 的风险因素。

### 5. 颅脑外伤
伴有意识障碍的颅脑外伤者患 PD 的危险性增高。

## 二、运动康复评定

### （一）运动风险评估

PD 的有氧运动相关不良事件发生率较低，但是对于 PD 晚期的人群仍然存在一些风险。首先，老年人和久坐不动的人突然运动可能会出现心血管并发症，包括心肌梗死或猝死，因此在运动前需要做心血管风险评估，具体方法见第二章心肺功能评定内容。PD 会增加运动诱发性低血压和运动后直立性低血压的风险。因此，在运动前还需要对 PD 患者自主神经功能相关障碍进行评估。方法如下：让患者平卧休息 15 min 后测量血压，直立位或倾斜试验 60°后 3 min 之内测量血压，若收缩压下降大于 20 mmHg，或者舒张压下降大于 10 mmHg，可判断为直立性低血压。建议将运动安排在服药期间进行，此时患者主观感觉良好，可以减少不良事件的发生。还需要告知患者心脏病变时功能不全是 PD 自主神经功能障碍的常见体征，会导致运动相关的心率不能正常增加。因此基于一个人年龄的标准化心率估算运动强度将不可靠，需要在有氧运动之前进行最大（次）强度运动测试。有学者建议不要根据心率进行锻炼，而应根据患者《Borg 主观体力感觉等级量表》或运动时喘气仍然能够保持对话的程度进行评估。

跌倒常常被认为是晚期 PD 患者常见的症状，随着冻结步态和姿势障碍的发生而增加。常用的平衡、姿势、步态评估可以反映出患者目前与跌倒相关的功能状况。有一些量表和指数可以用于跌倒风险的评估。例如，《活动平衡信心（activities-specific balance confidence，ABC）量表》、《Morse 跌倒风险评估量表》、《老年人跌倒风险评估量表》、动态步态指数、功能性步态评价（functional gait assessment，FGS）等。应通过确定运动类型与患者的体能，尽量降低跌倒的风险。例如，步态冻结的人需要在固定的家庭训练器上训练，不推荐采用跑步机进行训练。

（二）运动功能评定

PD 患者身体活动能力减退，表现为步态、平衡和运动功能等方面的问题，个体差异大，且伴随着体能（心肺耐力、肌肉力量、肌肉耐力和柔韧性）水平的下降。所有测试应在活动功能最佳状态（"开"期）和在活动功能最差状态（"关"期）分别进行。

帕金森运
动功能评
定

1. 综合评估

应用《MDS 统一帕金森病评定量表》（MDS unified parkinson disease rating scale，MDS-UPDRS），可对疾病严重程度进行全面和详细的评定，内容包括日常生活非运动症状、日常生活运动症状、运动功能检查和运动并发症 4 大部分。《MDS-UPDRS 量表》包括 6 个分量表。第一分量表用于判断 PD 患者的精神活动、行为和情感障碍程度等非运动症状对日常生活的影响；第二分量表用于判断 PD 患者运动症状对日常生活能力的影响；第三分量表用于判断 PD 患者的运动功能；第四分量表用于判断 PD 患者过去一周内出现的治疗的并发症；第五分量表用于判断 PD 患者疾病发展程度；第六分量表用于判断 PD 患者"开"期和"关"期程度上的差别。通过采用这些量表评判，仔细分析后可对 PD 患者的运动、日常生活活动能力、病程发展程度、治疗后的状态、治疗的副作用和并发症等方面作出客观的评判。但是，该量表项目繁多，临床应用上不方便。因此，常常取其中几个分量表用于对 PD 患者的评判。其中最常用的分量表为第三分量表和第五分量表。检查 PD 患者运动体征得分越高，表明病情越严重。

2. 姿势评估

躯干姿势畸形的主要表现有 4 种：垂颈、躯干前倾、躯干倾斜和脊柱侧凸。姿势畸形和 PD 的严重程度成正相关。姿势评估通过前面观、后面观和侧面观测量受试者在静止或运动中身体所处空间位置。如果有脊柱畸形，常用 X 射线、Adams 前屈试验和脊柱倾斜角检测进行筛查。

3. 平衡功能评定

采用《改良帕金森病活动量表》（modified Parkinson activity scale，M-PAS），《Berg

平衡量表》（berg balance scale，BBS）和简易平衡评定系统测试（mini-balance evaluation systems test，Mini-BESTest）进行评定。还可用功能性前伸试验、闭目直立试验、单腿站立试验、起立-行走计时试验和 5 次坐-立试验，以及动静态平衡测试系统等进行检测。Y 平衡测试（Y-balance test，YBT）是一种综合功能性测试。该测试是在星形偏移平衡测试（star excursion balance test，SEBT）的基础上改良的，能够反映出受试者上肢或下肢的稳定性和左右平衡对称的情况，用于评估运动损伤风险。

4. 步行功能评定

步行功能评定常采用步态观察法进行定性分析，步态测量法进行定量分析。常用测试有起立-行走计时试验、10 米步行测试、20 米步行测试、2 分钟步行测试、6 分钟步行试验、步行功能分类、《新冻结步态问卷》（new freezing of gait questionnaire，NFOG-Q）、三维步态分析进行定量分析、Emory 功能性步行类别等。

5. 手功能活动障碍

可选择简易上肢功能检查（simple test for evaluating hand function，STEF）和九孔柱测试（nine-hole peg test，NHPT）。

6. 心肺功能评定

跑台测试用于轻度的 PD 患者（HY 分级 1~2 级）。应在药物作用达到最佳效果、患者活动表现最佳的时候使用递增负荷试验。提前在跑步机上热身，采用 Bruce 方案。亚极量强度的测试适用于严重患者（HY 分级 ≥3 级）和明显活动受限的患者。对于非常严重的患者（HY 分级 ≥4 级）和各种原因导致不能完成递增负荷运动测试的患者，如无法站立、严重驼背、体力不支等，可能需要进行放射性核素负荷测试和负荷超声心动图检查。在跑步机旁要用保护带和有专人保护。建议测试中使用《Borg 主观体力感觉等级量表》监测主观感觉。对于步态和平衡功能有严重问题，或者有摔倒史的 PD 患者，可使用下肢功率车。

7. 肌张力评定

PD 患者的肌强直特点是伸肌和屈肌张力同时增高，使用《Asworth 痉挛量表》或《改良 Asworth 痉挛量表》进行肌张力评定时，需分别测量屈肌及伸肌张力。

8. 肌肉适能评定

失用性肌肉萎缩无力常发生于腹肌和腰背肌等躯干核心肌群，以及四肢近端大肌群。PD 患者的肌力减退可用徒手肌力法进行评定，还可以用手臂弯曲试验、握力计和坐-站试验评定肌肉力量和肌肉耐力。由于 PD 患者的肌肉萎缩常为失用性，属继发性的萎缩，因此有时需要用敏感的动态测试装置才能得以发现，常用方法有等速测试和等长测试等。

9. 关节活动度评定

PD 患者由于肌肉强直、僵硬，活动减少等原因，使关节及周围组织产生粘连挛缩，导致关节活动的受限。关节活动度（柔韧性）评定是 PD 继发性运动障碍评定的重要内容。进行关节活动度评定时需分别测定主动关节活动度及被动关节活动度。可使用量角器法、坐位体前屈试验和摸背试验等进行检测。

10. 体力评定

体力下降也是 PD 继发性运动障碍的内容。PD 患者容易存在疲劳现象，表现为与年龄不相匹配的疲劳感。体力下降可选择 6 分钟步行试验、《Borg 主观体力感觉等级量表》和 5 次坐-立试验进行评定。还可使用《疲劳严重度量表》（fatigue severity scale，FSS）、

《帕金森病疲劳量表》（parkinson's disease fatigue scale，PFS）和《多维疲劳量表》（multi-dimensional fatigue inventory，MFI）进行疲劳的评定。

## （三）其他功能评定

**1. 认知评定**

PD 患者的认知功能障碍主要表现为注意、执行、记忆和视空间等方面功能障碍。常使用 MMSE 和蒙特利尔认知测试（montreal cognitive assessment，MoCA）进行筛查。可选择《帕金森病认知结局量表》（scales for outcomes in parkinson's disease-cognition，SCOPA-COG）和《帕金森病认知评定量表》（parkinson's disease-cognitive rating scale，PD-CRS）、《Mattis 痴呆量表》（mattis dementia rating scale，MDRS）、《MDS-UPDRS 量表》进行综合评定。

**2. 日常生活活动能力评定**

常用改良 Barthel 指数对基本生活活动能力（basic activities of daily living，BADL），如洗漱、洗澡、穿衣、如厕、转移、大小便控制、进食等进行评定；常选用《功能独立性评定量表》（functional independence measure，FIM）对 BADL 及认知功能进行评定；常用《功能活动问卷》（functional activities questionnaire，FAQ）对工具性生活活动能力（instrument activities of daily living，IADL），如乘车、购物、烹饪、家务等进行评定。

**3. 社会参与能力和生活质量评定**

应用《39 项帕金森病生活质量问卷》（parkinson's disease questionnaire，PDQ-39）和《健康状况调查简表》（medical outcomes study health survey short form-36 Item，SF-36）进行健康相关生活质量评定。

## 三、运动康复治疗

### （一）康复目标

所有关节的充分运动，预防挛缩；改善运动的速度、灵敏性及协调能力；提高患者对平衡障碍和姿势异常的感知；增大肺活量；改善步态训练，注意增大步长，改善停止、起步、转弯及转身的灵活性；增强日常生活活动能力，维持和改善耐久力；防止便秘、骨质疏松、下肢循环障碍、压疮等并发症；调整患者心理和修正生活模式。

帕金森运动康复治疗

### （二）康复原则

（1）抑制不正常的运动模式，学会正常的运动模式。PD 患者经常将不正常的运动模式误认为是正确的，因此在训练中应通过重复大量简单的正常动作让患者学会正确的运动方式。

（2）充分利用视、听反馈。PD 患者自身具有良好的利用视、听反馈来帮助运动的能力，因此在运动康复时应充分利用。

（3）积极主动地参与治疗。只有患者全神贯注，才能重新学会正常的运动模式，因此在治疗中应善于调动患者的积极性。

（4）避免劳累。PD 患者易引起劳累，而且一旦发生很难消失。

（三）适应证与禁忌证

1. 适应证

病情稳定，有运动能力和交流能力的 PD 患者。

2. 禁忌证

对有严重精神障碍、复杂的运动并发症、脑深部电刺激（DBS）植入、运动期间出现胸痛、心律失常或血压不规则变化、控制不佳的 2 型糖尿病、急性全身性疾病、慢性阻塞性肺疾病、严重的心血管损害等 PD 患者为禁忌证。

（四）运动康复技术

运动康复技术是 PD 的重要辅助治疗手段。

1. 平衡能力训练

帕金森病患者在 HY 分级 3 级时，平衡功能减退，在行走转弯时或者遇到障碍容易跌倒。练习时通常采用坐位和站立位下三级平衡（Ⅰ级静态、Ⅱ级自动态和Ⅲ级他动态平衡）训练，可通过重心的高低、支撑面的大小和睁闭眼等调整训练难度；也可以借助平衡板、平衡垫和平衡仪进行训练（图 7-2-1）。在进行挑战平衡能力的体力活动时，医生要确保患者的安全，如使用保护袋、栏杆，清除地面杂物等。训练方案包括多重挑战身体的运动动作。例如，各方向踏步、上下迈步、向前和侧向中心移动、跨越障碍物、转身、以合适的步长行走。太极拳、探戈舞和华尔兹也是改善平衡能力的训练形式。

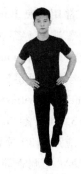

图 7-2-1　平衡垫训练

2. 姿势训练

PD 患者的姿势异常一般是因为肌张力过高导致关节挛缩所致，而躯干的姿势异常更多地涉及肌张力、肌力的不平衡等。PD 患者早期的脊柱姿势异常是可逆的，与肌肉力量的不平衡相关，尽早放松肌肉，进行牵伸训练和姿势平衡训练，可促进脊柱姿势的纠正。后期姿势训练的核心为主动参与训练。患者要时刻注意维持正确的姿势，重视平时的基础训练，常用的方法为靠墙站立练习、姿势镜反馈矫正练习、核心肌力训练、核心肌群协调性训练、悬吊训练，可借鉴青少年特发性脊柱侧弯姿势矫正的方法。

3. 转移训练

转移训练包括床上翻身和平移、床边坐起、坐位起立和床椅转移等训练。晚期患者应在床上定时翻身，可进行床椅间体位变换训练。

4. 步行能力训练

重点在于矫正躯干前倾姿势，改善由于追赶身体重心所致的慌张步态。首先可以进行原地高抬腿和双上肢摆动练习，提高肢体协调性，然后再进行走路练习。走路时抬头挺胸，抬腿时踝关节尽量背屈，落地时以足跟着地。后期可以通过改变步幅、步速，增加障碍物等方法来提高运动难度。例如，主动调整身体重心、踏步走、大步走、听口令、听音乐或拍拍子行走、跨越物体（真实的或假想的）等，必要时使用助行器甚至轮椅，做好防护。

5. 手功能活动训练

重点进行够取、抓握和操控物体训练，提高活动的速度、稳定性、协调性和准确性。

如用不同大小、形状、重量和材质的杯子（纸杯和玻璃杯等）喝水，使用各种餐具和扣纽扣等。

6. 协调性训练

协调性训练包括手足的往复或交互运动，这对于患者正确的步行及步行的稳定性有重要意义。上肢翻转交叉再复原，主要是训练患者旋前和旋后的动作，可帮助患者恢复梳洗、用餐等日常生活动作。训练同时伸腿和击掌，有助于患者克服同时做两个动作的困难。上、下肢的反向运动可训练协调性。

7. 音乐运动疗法

音乐运动疗法是在运动疗法基础上辅以适当的音乐干预，通过音乐旋律变化刺激患者神经系统增强运动训练效果。该疗法将运动训练与音乐提示相结合，已经广泛应用于慢性病的康复治疗中。有节奏的声波频率变化能刺激大脑皮质，改善脑干网状结构、基底神经节功能，并增强其与额叶联络、激活纹状体在内的多巴胺能通路；音乐节奏刺激可提高患者对康复训练的兴趣及依从性，有助于消除紧张、焦虑、抑郁情绪，增强额叶皮质与杏仁核间的连接，从而调整患者的生理及心理状态，改善其运动功能；有节奏的音乐刺激能增强患者注意力及认知参与，提高其步态自动化障碍的认知补偿能力。

音乐运动疗法

8. 松弛训练

缓慢的前庭刺激，如柔顺地来回摇动，对降低肌张力有良好的效果。PNF 技术动作将患者的被动转变为主动运动，从小范围运动逐步到全范围运动，对帕金森病的强直有一定松弛作用。

9. 功能性训练

通过穿衣、吃饭和拧毛巾等日常生活能力训练，提高患者的自理能力。综合功能活动训练，如坐-站转换、上台阶、翻身和床边坐起训练，可改善神经系统控制和平衡功能，维持日常生活活动能力。

10. 维持治疗

需要患者及家属共同参与训练，学会正规的伸展和移动体操，如面肌操、头颈部体操、肩部体操、上肢体操、手指体操、下肢体操、步伐体操、床上体操及呼吸体操等。

11. 体育锻炼

体育锻炼可参考 ACSM 为 PD 患者推荐的运动康复方案，见表 7-2-2。2021 年中国学者对 PD 患者运动康复方案有了自己的专家共识，见表 7-2-3 和表 7-2-4。

（1）有氧运动：

有氧运动可帮助改善和提高帕金森病患者的下肢活动功能和心肺能力，提高患者的生活质量。包括：

① 与娱乐、体育和休闲有关的有氧运动，如快走、慢跑、骑自行车、游泳、舞蹈、跳绳、瑜伽，以及乒乓球、网球、高尔夫球、足球等球类运动。

② 与工作、家庭有关的有氧运动，如种菜、清扫、园艺、做饭及护理老年人（穿衣、移动）等。

③ 中国传统体育功法，如太极拳、五禽戏、八段锦等。运动时间从第 6 周到第 24 周；运动强度为 60%～85%HRmax，60%～80%$\dot{V}O_2$max，或 50%～80%HRR，高强度运动比中等强度运动更有效；运动频率（每周 3~7 次）能显著改善体能和症状。

（2）抗阻运动：

PD 患者的近心端肌群较远心端肌群更容易受累，而且受累程度较远心端更重，因此训练重心应该放在核心肌群，以及四肢近端肌群上面。训练方式为躯干屈、伸，以及旋转训练；仰卧起坐训练腹肌；臀桥（桥式）（图 7-2-2）、五点和三点支撑训练腰背部肌肉；坐位膝关节屈伸锻炼大腿部位肌肉。可使用运动器械如杠铃、哑铃、壶铃、拉力器、阻力带等，进行抗阻运动训练。

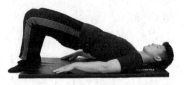

图 7-2-2 臀桥

（3）关节活动度训练（柔韧性练习）：

采取主动或者被动的全关节活动度训练，重点是屈肌的牵伸和胸廓的扩张运动，以维持关节的正常形态和功能。对于早期及症状较轻的患者可以学习徒手体操，还可以选择八段锦等传统功法进行练习。对于中晚期关节周围韧带挛缩和肌肉僵直严重的患者可采用适当的被动牵伸，保持肌肉的生理长度和张力以及关节的活动范围。例如，压肩和双臂外展拉伸（肩部肌肉）、坐位体前屈（腰部肌肉）、坐压腿和直膝分腿（腿部肌肉）等。还可以借助肩关节练习器、肘关节练习器、踝关节练习器等器械进行练习，训练重点在于牵拉屈曲肌群。运动频率可以每天进行，运动强度以患者可以接受为宜，不引起患者过度疼痛。

表 7-2-2 PD 患者的运动康复方案

| | 有氧运动 | 抗阻训练 | 柔韧性练习 |
|---|---|---|---|
| 运动频率 | 每周 3 d | 每周 2~3 d | 每周 ≥3 d，每天进行更有效 |
| 运动强度 | 40%~59% 储备摄氧量或储备心率 | 从 40%~50% 的 1 RM 开始，能力更强的用 60%~70% 的 1 RM | 全范围的屈曲、伸展和旋转，或牵伸到轻微不适处 |
| 运动时间 | 持续或累计 30 min | ≥1 组，重复 8~12 次；成年 PD 患者从 10~15 次重复开始 | 保持静态牵拉 10~30 s；重复 2~4 次 |
| 运动方式 | 持续的、节律性的大肌肉群参与的活动（如步行、骑自行车、游泳、舞蹈） | 安全起见，避免自由重量的练习；主要是力量器械和其他抗阻运动设备（如阻力带、自身体重） | 缓慢地静态牵拉所有大肌肉群 |

注：储备摄氧量是指单位时间内，机体摄取并被实际消耗或利用的氧量。

表 7-2-3 PD 患者运动康复方案推荐

| 运动项目 | 运动类型 | 运动频率/（次·周$^{-1}$） | 运动强度 | 运动时间/（min·次$^{-1}$） | 备注 |
|---|---|---|---|---|---|
| 功率自行车 | 有氧运动 | 3 | 50%~60% HRmax；RPE 评分：11~14 | 20~60 | 逐步增加运动强度与运动时间 |
| 跑步机 | 有氧运动 | 2~5 | 60% HRmax | 30~60 | 逐步增加运动强度与运动时间 |

| 运动项目 | 运动类型 | 运动频率/<br>（次·周$^{-1}$） | 运动强度 | 运动时间/<br>（min·次$^{-1}$） | 备注 |
|---|---|---|---|---|---|
| 负重<br>跑步机 | 有氧运动结合抗阻运动 | 3 | 负重 50%~100%体重，速度 1~7 km·h$^{-1}$ | 10~30 | 逐步增加运动时间与负重负荷 |
| 太极拳 | 中国传统体育功法 | 2~10 | RPE 评分：11~13 | 30~60 | 每次 20~25 min，2周后增加到 60 min |
| 八段锦 | 中国传统体育功法 | 4~5 | RPE 评分：11~13 | 45 | 每次 20~25 min，2周后增加到 45 min |
| 五禽戏 | 中国传统体育功法 | 2~3 | RPE 评分：11~13 | 30~60 | 每次 20~35 min，2周后增加到 60 min |
| 舞蹈 | 有氧运动 | 2~5 | 40%~60% HRmax；RPE 评分：11~15 | 60~90 | 运动前后做好热身和拉伸，选择适合的舞蹈类型（探戈、华尔兹、桑巴舞等） |
| 瑜伽 | 神经肌肉练习 | 1~2 | 40%~60% HRmax；RPE 评分：11~15 | 45~60 | 选择合适的瑜伽类型 |
| 乒乓球 | 有氧运动 | 1 | 40%~60% HRmax；RPE 评分：11~15 | 75 | 75 min 可分为上午和下午进行；运动前后做好热身和整理活动 |
| 拳击 | 有氧运动 | 1 | 60%~80% HRmax；RPE 评分：13~17 | 45 | 逐步增加运动强度与运动时间 |
| 快走 | 有氧运动 | 2~3 | 40%~60% HRmax；RPE 评分：11~15 | 150 | 6 周内从 60 min/周逐步过渡到 150 min/周 |
| 越野走 | 有氧运动 | 2 | 60%~80% HRmax；RPE 评分：13~17 | 75 | 逐步增加运动强度与运动时间 |
| 力量训练 | 抗阻运动 | 2 | 1 RM 的 40%~80% | 60 | 每次 2~4 组，每组 6~12 次，逐步增加阻力和次数 |

表 7-2-4  PD 患者运动康复方案推荐

| 运动方式 | 证据水平 | 推荐等级 | HY分期 | 专家建议 | 运动方式 | 证据水平 | 推荐等级 | HY分期 | 专家建议 |
|---|---|---|---|---|---|---|---|---|---|
| 提高有氧能力 | | | | | 快走 | I 级 | A | 1~3 | +++ |
| 功率自行车 | I 级 | A | 1~3 | +++ | 提高肌肉力量 | | | | |
| 跑步机 | I 级 | A | 1~3 | +++ | 瑜伽 | I 级 | A | 1~3 | +++ |
| 八段锦 | II 级 | C | 1~3 | + | 拳击 | II 级 | C | 1~3 | + |

| 运动方式 | 证据水平 | 推荐等级 | HY分期 | 专家建议 | 运动方式 | 证据水平 | 推荐等级 | HY分期 | 专家建议 |
|---|---|---|---|---|---|---|---|---|---|
| 力量训练 | Ⅰ级 | A | 1~3 | +++ | 太极拳 | Ⅰ级 | A | 1~4 | +++ |
| 提高柔韧性 | | | | | 八段锦 | Ⅱ级 | C | 1~3 | + |
| 　负重跑步机 | Ⅱ级 | C | 2~3 | + | 五禽戏 | Ⅱa级 | B | 1~3 | ++ |
| 　弹跳训练 | Ⅱ级 | C | 2~3 | + | 舞蹈 | Ⅰ级 | A | 1~3 | +++ |
| 　舞蹈 | Ⅱ级 | C | 1~2 | + | 快走 | Ⅰ级 | A | 1~3 | +++ |
| 改善生活质量 | | | | | 越野走 | Ⅰ级 | A | 2~3 | +++ |
| 　功率自行车 | Ⅰ级 | A | 1~2 | +++ | 力量训练 | Ⅰ级 | A | 2~3 | +++ |
| 　跑步机 | Ⅰ级 | A | 1~3 | +++ | 改善步态 | | | | |
| 　舞蹈 | Ⅰ级 | A | 1~2.5 | +++ | 功率自行车 | Ⅰ级 | A | 1~3 | +++ |
| 　乒乓球 | Ⅱ级 | C | 1~4 | + | 跑步机 | Ⅰ级 | A | 1~3 | +++ |
| 　五禽戏 | Ⅱa级 | B | 1~3 | ++ | 瑜伽 | Ⅰ级 | A | 1~3 | +++ |
| 　力量训练 | Ⅰ级 | A | 1~3 | +++ | 五禽戏 | Ⅱa级 | B | 1~3 | ++ |
| 改善平衡能力 | | | | | 舞蹈 | Ⅰ级 | A | 1~3 | +++ |
| 　功率自行车 | Ⅰ级 | A | 1~3 | +++ | 快走 | Ⅰ级 | A | 1~3 | +++ |
| 　跑步机 | Ⅰ级 | A | 1~3 | +++ | 力量训练 | Ⅰ级 | A | 1~3 | +++ |
| 　瑜伽 | Ⅰ级 | A | 1~3 | +++ | | | | | |

注：+++强烈推荐使用，++推荐使用，+弱推荐使用。

**12. 注意事项**

通过持续运动预防PD是非常必要的。但在运动康复时应注意以下事项：

（1）运动前做好全面体格检查和心肺功能测试，开始运动前进行5~10 min的有氧热身活动；运动时做好医务监督；结束后进行5~10 min整理运动。

（2）根据PD患者的严重程度选择运动类型。固定自行车、卧式自行车或者上肢功率车，对严重患者来说是更为安全的运动方式。游泳有助于PD患者活动，但是容易引起肌肉痉挛，需要格外小心。

（3）采用综合性运动方案。推荐多种类、分段式的运动方案。以1周为一个循环，第1 d做增强肌肉力量的运动，第2 d做提高心肺耐力的运动，第3 d做增加关节柔韧性的运动。抗阻运动中，注重对躯干伸肌和臀肌的训练，以预防错误姿势的出现。注重对上肢和躯干的柔韧性训练和关节活动度训练。PD的严重阶段应加强对脊柱的活动和转体练习。

（4）兼顾"开"期和"关"期。由"开"期开始运动，逐步扩展到"关"期，以达到更好的运动效果；也推荐根据患者"开、关"期的运动功能不同而设定不同的运动康复方案，进行适宜训练。由于药效时间较短，运动时间不宜过长。

（5）运动康复训练应遵循个体化和针对性原则，给予适当强度训练。运动中感到疲劳和出汗可能是正常现象，但如果发生恶心、胸闷、胸痛、呼吸急促、头晕或眩晕、心动过速、出冷汗或严重疲劳感等，要停止训练并及时就医。

## 四、健康教育

每年 4 月 11 日为世界帕金森病日。目前，全球接近一半的 PD 患者在中国，患者数量超过 300 万，其发病呈现低龄化。医务工作者需要掌握 PD 的运动原则和具体技术，善于应用口令和运动策略帮助患者运动，让患者获得 PD 运动康复的效益。

患者首先应对 PD 有正确的认识和治疗期望。应告知患者遵照医嘱服药，不随意改变药物剂量和用药时间，同时告知用药注意事项。患者需要学会怎样防止跌倒；运动时增加视觉和听觉提示；注意对认知功能和平衡能力进行训练。日常生活指导包括科学营养、饮食指导、安全指导等方面知识。指导患者正确表达和宣泄抑郁情绪，同时鼓励家属积极参与学习，形成良好的家庭与社会支持。

# 第三节　阿尔兹海默病

阿尔茨海默病（alzheimer's disease，AD）是常见的老年疾病之一。患者在意识清醒的状态下出现全面、进行性的智能减退。国内对于 AD 的了解程度较低，导致 AD 患者的诊疗率亦较低。患者在认知、记忆、语言、视空间，以及情感等方面的功能受损，严重影响其日常生活活动能力。目前没有治疗 AD 的特效药，运动康复可预防和减缓 AD 症状的发展。

## 一、概述

### （一）定义

AD 是发生于老年和老年前期，以进行性认知功能障碍和行为损害为特征的中枢神经系统退行性病变。AD 是老年期最常见的痴呆类型，约占老年期痴呆的 50%～75%，是老年人失能和死亡的主要原因。AD 包括两个阶段：痴呆前阶段（轻度认知功能障碍，mild cognitive impairment，MCI）和痴呆阶段（轻、中、重度痴呆）。

### （二）病理生理

AD 患者的病理解剖可见大脑半球皮质弥漫性萎缩，脑回皱缩，脑沟增宽，以颞叶、顶叶和前额叶最明显，颞叶特别是海马区萎缩；组织病理学典型改变是淀粉样斑块、神经原纤维缠结、神经元缺失和胶质增生。AD 早期机制尚不明确，但是上述病理学改变在无症状时已存在。

### （三）症状与体征

AD 通常起病隐匿，持续进行性发展，主要表现为认知功能减退和非认知性神经精神症状。痴呆前阶段主要表现为记忆力轻度受损，学习和保存新知识的能力下降，其他认知域如注意力、执行能力、语言能力和视空间能力也可出现轻度受损，但不影响基本日常生活活动能力，达不到痴呆的程度。痴呆阶段表现为患者认知功能损害，导致日常生活活动能力下降。

### （四）危险因素

**1. 遗传因素**

与 AD 发病有关的基因：β-淀粉样蛋白前体蛋白基因、早老素-1 基因、早老素-2 基因、载脂蛋白 ε4 基因等。

**2. Tau 蛋白过度磷酸化**

当 Tau 蛋白过度磷酸化后，会导致微管功能受损，轴突运输和突触功能障碍，以及神经元的不可逆损伤。

**3. 糖尿病**

糖尿病容易对血管内皮细胞产生损害。2 型糖尿病患者患上老年痴呆症的风险可达 60%。

**4. 性别**

对于血管性痴呆而言，女性的患病风险更大。

**5. 颅脑损伤**

颅脑损伤史是 AD 发病的独立危险因素。

**6. 甲状腺疾病**

过低的血浆 TH 水平可能是老年人罹患 AD 的重要危险因素。

**7. 铝**

AD 患者血清中铝的含量高于正常水平。

**8. 心理因素**

抑郁和焦虑会增加老年人患 AD 的风险，是 AD 发病的独立危险因素。

**9. 缺乏身体活动**

规律的身体活动可以有效预防 AD。因为身体活动可以促进大脑的血液供应，并可以预防血栓形成，减少 Aβ 和 Tau 蛋白在脑内的沉积。

**10. 受教育程度较低**

AD 与受教育的程度相关。文盲患 AD 的概率是受过中学以上教育者的 2~3，受过教育的患者，可推迟 AD 的发病时间。


## 二、运动康复评定

### （一）运动风险评估

运动风险评估主要包括心血管风险和肌肉骨骼系统损伤风险的评估。AD 人群往往体能水平差，心血管机能和肌肉力量水平较低。

AD 患者服用的药物，其副作用可能会导致运动反应受到影响。

（二）运动功能评定

1. 综合运动功能评定

AD 患者如合并锥体系受损存在肢体瘫痪和痉挛时，采用 Brunnstrom 评定运动功能；采用《改良 Ashworth 量表》评定肌张力；采用徒手肌力检查的 Lovett 6 级分级法评定失用性肌无力；用目测法或量角器测定关节活动度；可用指鼻试验、指-指试验、对指试验、轮替试验、跟-膝-胫试验，以及姿势转换评定肢体粗大运动的协调功能；可用简易上肢功能评价（STEF）和九孔柱测试（NHPT）评定上肢精细运动的协调功能；应用 Lindmark 平衡反应测试和 BBS 评定站立平衡能力，也可用动静态平衡测试系统等进行精确的定量评定；常用握力测试评估肌肉力量；通过坐位体前屈评估柔韧性。可选择适合老年人的体能项目进行测试。依据个人需要，还可以选择标准的临床运动试验，如跑步机或功率自行车配合心电图和血压测量等评估心肺功能。

2. 步行功能评定

可选择功能性步行分级（functional ambulation classification，FAC）进行整体步行能力评估；《威斯康星步态量表》（Wisconsin gait scale，WGS）和美国加利福尼亚州 RanchoLos Amigos（RLA）医学中心提出的 RLA 目测步态分析法评定步态；10MWT 评定步速；TUGT 评估功能性移动能力及步行安全性。也可应用三维可穿戴式动态步态分析进行定量评定，其中，认知与步行双任务灵敏度更高。平衡及步行能力减退、跌倒风险增加时，可通过跌倒风险指数（fall risk index，FRI）和《修订版跌倒效能量表》（modified falls efficacy scale，MFES），以及《Morse 跌倒量表》（morse fall scale，MFS）评估跌倒风险。

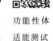

功能性体
适能测试

3. 运用功能评定

运用是指由大脑高级感觉运动皮质控制产生肌群协调收缩完成有效动作的功能。失用指在运动、感觉、共济均无异常的情况下，无法完成以前某些熟练的动作，包括意念性失用、意念运动性失用、运动性失用、穿衣失用和步行失用等。AD 失用可表现为不会使用常用物品和工具，如不能正确使用刮胡刀、不会开锁，甚至不能用筷子和勺子吃饭。失用检查应按照由难到易的三个步骤：先口头指令，再动作模仿，最后实物操作。可用《上肢失用症评定量表》（test for upper limb apraxia，TULIA）评估上肢失用。

（三）其他功能评定

1. 认知功能评估

简易精神状态检查（MMSE）检出痴呆的性能较高，对轻度认知障碍有可接受的准确性。蒙特利尔认知评估检出痴呆的敏感度高，特异度低，对 MCI 的性能中等。安登布鲁克认知检查修订版（ACER）检出痴呆和 MCI 的性能较高。其他认知测试包括：《阿尔茨海默病评估量表-认知（ADAS-cog）和严重损害量表（SIB）》，主要用于 AD 痴呆药物临床试验的结局评估。

认知功能
评估

2. 日常生活活动能力评定

评估 AD 引起的功能障碍的日常生活活动量表包括工具性生活功能（IADL）和基础性生活功能（BADL），其是常用的评价老年人日常生活能力的工具，共含 20 项测验内容，其中前 8 项检测 BADL 功能，后 12 项评估 IADL 功能，检出生活功能障碍的性能高。研究发现，当 MMSE 减少 3.5 分或 ADAS-cog 增加 7.4 分时，ADL 下降 10 分。IADL 与

MMSE 成负相关，对早期 AD 痴呆的诊断更敏感。如果要调查 AD 患者体力活动可使用问卷调查来评估每周体力活动能量消耗。

3. 社会参与能力评定

同上节。

## 三、运动康复治疗

### （一）康复目标

阿尔兹海
默病运动
康复治疗

降低 AD 致病风险，减缓或阻止 AD 的发展，提高患者生存质量，改善其生活自理和参加休闲活动的能力。

### （二）康复原则

康复治疗应遵循早期、个体化和循序渐进的原则，在医院和社区由康复治疗师实施，居家的 AD 患者可由照料者在医护人员指导下或借助远程康复系统进行干预。

### （三）适应证与禁忌证

1. 适应证

无严重心脑血管疾病，血压相对稳定（收缩压<140 mmHg，舒张压<90 mmHg），无急性炎症、发热、腹痛等急性全身性疾病。

2. 禁忌证

患有严重认知障碍，不能参与运动的 AD 患者。

### （四）运动康复技术

规律的体育锻炼对 AD 患者的效益是积极的。运动可以增加脑源性神经营养因子（brain-derived neurotrophic factor，BDNF）、血管内皮生长因子（vascular endothelial growth factor，VEGF）和胰岛素样生长因子 1（insulin-like growth factor 1，IGF-1）的水平，从而延缓患者认知功能下降或改善认知功能。

AD 患者的运动康复训练应从发病早期开始，根据康复评估的结果进行针对性的训练，以有氧运动为主锻炼患者的协调功能、平衡功能、心肺功能和步行能力等。

1. 协调和平衡功能训练

早、中期患者在保证安全的前提下，根据基础活动能力进行适合的协调和平衡功能训练非常重要。

（1）协调功能训练方法：令患者按动计数器、抓取玻璃球、系纽扣和垒积木，记录特定时间内完成动作的次数；分别记录睁眼和闭眼前进、后退和横行 5 m 或 10 m 所需时间；绕瓶步行，将 10 个矿泉水瓶每隔 50 cm 放置一个，记录走完所需时间，或被碰倒的瓶子数量。

（2）平衡功能训练方法：在坐位和站立位下，分别训练静态（Ⅰ级）、自动态（Ⅱ级）和他动态（Ⅲ级）平衡功能。核心肌力联合动态姿态平衡仪训练可以显著改善老年人的动态平衡能力，对预防老年人摔倒具有重要作用。晚期卧床患者需及时翻身和改变肢体摆放位置，进行关节被动活动，以预防肺炎、压疮和关节挛缩等各种并发症，应对肢体的每个关节进行被动活动，做各关节轴向全范围活动，每个关节活动 3~5 次，1~2 次/d。

2. 失用症的康复治疗

给予触觉、本体觉等刺激。康复治疗师通过示范动作指导患者，出现错误动作及时纠正。治疗过程中，减少指令性语言，多使用提示性语言，可选择日常生活中由一系列分解动作组成的完整动作来进行训练，如泡茶后喝茶、洗菜后切菜、摆放餐具后吃饭等。由于次序常混乱，康复治疗师除将分解的动作一个一个地进行训练以外，还要对一个步骤后的下一个步骤给予提醒；或用手帮助 AD 患者进行下一个运动，直至有改善或基本正常为止。如已知患者的整体技能已不可能改善时，可集中改善其中的单项技能。

运动性失用是指能理解某项活动的概念和目的，也无运动障碍，但不能付诸行动，能完成粗大运动，但是不能完成精细动作。意念运动性失用患者不能按命令执行上肢动作，如洗脸、梳头，但可自动地完成这些动作。训练时应大量给予暗示、提醒或用康复治疗师的手教患者进行，改善后再减少暗示、提醒等，并加入复杂的动作。

穿衣失用表现为辨别不清衣服的上、下，前、后及里、外，康复治疗师可用暗示、提醒，甚至每个步骤用言语指示的同时用手教患者进行，最好在上、下衣和衣服左、右标上明显的记号或贴上特别的标签以引导患者操作，辅之结构失用的训练方法常可增加治疗的效果。

步行失用指患者不能启动迈步，但遇到障碍物可自动越过，遇到楼梯能上楼，迈步开始后拐弯有困难等异常表现。根据患者虽起步困难，但遇到障碍物能越过，越过后能开始行走的特征，可给患者一根"L"形拐棍，当不能迈步时，将拐棍的水平部横在足前，以诱发其迈步。此外，开始行走后可用喊口令等听觉提示或加大手臂摆动以改善行走。

3. 体育锻炼

定期的体育锻炼可以改善 AD 患者在日常生活活动中的表现，并可以改善认知水平和平衡能力，体育锻炼被认为是 MCI 的有效干预方法，具有延缓各种并发症发生的作用。早期患者可以打乒乓球、门球、跳舞及做操等，中期患者在家属陪伴下可进行散步和进行简易手指操等运动。

Neuro Tracker 训练

体育锻炼以有氧运动为主，包括游泳、行走和球类活动等，可促进大脑皮质的激活，提高认知功能。训练程序包括准备阶段—基本训练—放松阶段，40 min/d、3~5 d/周，持续 3 个月中等强度的有氧运动可以改善轻度 AD 患者的认知功能。交互式视频游戏主导的体育锻炼能改善 AD 患者平衡功能和对跌倒的恐惧。器械有跑步机、功率自行车和站立床等，还可以通过虚拟体感游戏等，改善患者的认知和运动能力。体育锻炼涉及的运动康复方案可参考 ACSM 推荐的老年人有氧运动方案和虚弱老年人的运动指南。

老年人有氧运动方案

我国传统体育运动太极拳和八段锦等，不仅可提高 MCI 和 AD 患者的平衡性与协调性，降低跌倒风险，还可改善遗忘型 MCI 患者的认知功能。除此之外，还可以使用医疗体操、五禽戏等中国传统气功，以及结合音乐节奏的音乐运动疗法等改善 AD 患者的症状。

手指操 1

手指操能改善 AD 患者的认知能力和自理能力。老年人长时间把玩健身球，经常使用手指旋转钢球或胡桃，或做双手伸展—握拳运动可以使手指、手掌、手腕弯曲、伸展灵活，促进指、腕、肘等部肌肉的运动，可防止和纠正老年人退行性病变所致的上肢麻木无力、颤抖、握力减退等症状。

手指操 2

4. 注意事项

（1）运动时，遵循安全第一的原则，根据运动能力评估和心肺耐力测试后的结果尽量做到个体化训练，训练时做好运动风险监测，包括对场地的评估（场地应该开阔、通风、舒适），还包括对患者身体状况的观察，有条件的可以进行实时心率监测。

（2）要遵循循序渐进的原则，开始时负荷和强度尽量小，应让患者在低强度下先学会标准动作，减少体育运动对身体的伤害，以及不必要的代偿。

（3）患者在运动前需熟悉运动计划。通过动作示范、语言讲解，保证其学会正确的技术动作，避免运动损伤。

（4）运动后注意不能立即停止运动和坐下休息，应做整理运动，同时通过深呼吸使气息变得平稳。

（5）老年人疾病和用药复杂，注意具体药物对运动的影响。

## 四、健康教育

我国患有痴呆症或者 MCI 的总人口已经超过了 60 岁人群及所有成年人的 1/5，已经成为国内一个重要的公共卫生问题。老年人认知障碍是一种疾病，不是衰老的必然。当逐渐出现记忆减退、性格改变、固执多疑、急躁易怒、行为幼稚等症状和体征时，应该警惕 AD 的发生，需要及时就医进行相关检查和评估。

一旦明确老年人具有痴呆的征兆或症状和体征，应立即实施 AD 的一级预防，给予患者调整饮食结构、改变生活方式、加强适度有规律的体育锻炼、进行良好的人际交流等一系列健康教育措施，以控制痴呆的进展。研究发现，有 1/3 的 MIC 患者可以逆转认知障碍的症状。确诊 AD 的患者需要提防情绪失控、跌倒骨折、药物中毒和迷路走失。在康复过程中，需强调家庭成员陪伴的重要性，需要制订家庭康复治疗计划。

AD 是造成老年人失去日常生活活动能力最常见的疾病，不仅给患者带来巨大的痛苦，给家庭和社会也带来沉重的压力和负担。医务工作者要感受痴呆老人的生活困境，关爱失智老人的身体状况，做好该疾病的科普及宣教，尽最大能力帮助患者，减轻家庭及社会负担。对于有家族史，或者有危险因素的人群，患者及家人都应尽早采取措施预防 AD 的发生。

# 第四节　抑郁症

抑郁症（Depression）是一种常见的精神障碍，涉及长时间心情低落或失去快乐或对活动失去兴趣。抑郁症的治疗方法除药物治疗和心理治疗外，运动亦是有效缓解患者抑郁症状，且效果与药物和心理治疗相当的治疗方式。

## 一、概述

### （一）定义

抑郁症是各种原因引起的以心情低落为主要症状的一种疾病。抑郁症影响了人们的生活质量，占用了大量的社会医疗资源。其发病率逐年攀升。据 WHO 统计，全球约有 3.5 亿人正在遭受抑郁症的折磨，预计到 2030 年将成为全球第一位高负担疾病。

### （二）病理生理

抑郁症的病理生理机制涉及神经生化、神经内分泌、神经免疫等生理改变，包括脑内 5-羟色胺和去甲肾上腺素水平低下，前脑多巴胺活动低下，脑内神经元的萎缩和神经细胞的缺失，神经营养因子表达减少以及活性降低，下丘脑-垂体-肾上腺轴的负反馈障碍，以及慢性应激等。

抑郁症病理生理

### （三）症状与体征

抑郁症表现为兴趣丧失、自罪感、注意困难、食欲下降和自杀观念，并有其他认知、行为和社会功能异常，具有患病率高、复发率高、致残率高的特点。抑郁症患者具有一定的认知偏差，使他们经常回忆起消极的刺激和记忆。

抑郁症症状与体征

### （四）危险因素

抑郁症患者的危险因素有：基因，应激性生活事件，社会支持差，神经质，伴人格障碍，伴人格解体，伴强迫症状和 1 年内未及时治疗。中国抑郁症患者的自杀危险因素包括：绝望感高，自杀家族史，妄想，自责，焦虑感高，认知僵化等。

## 二、运动康复评定

### （一）运动风险评估

运动风险评估主要为心血管风险评估和肌肉骨骼损伤的评估。具体内容参照第二章第一节和本章第一节内容。

应注意运动成瘾可能会增加抑郁症的风险。同时，对于抑郁症患者而言，也更容易出现运动成瘾的症状。因此，需要对抑郁症患者定期进行运动成瘾风险的评估。

### （二）运动功能评定

在运动前需要判断抑郁症的类型和严重性，帮助慢性病康复治疗师进行鉴别分类并制订运动康复治疗计划。一般轻症抑郁症患者不会影响运动的进行。在运动前可采用心理障碍初级护理评估（PRIME-MD）中的两个单独问题来鉴别是否需要进一步评估抑郁症。第一个问题：上个月你因缺少做事情的兴趣或愉悦感而烦恼吗？第二个问题：上个月你因情绪低落、抑郁或绝望而烦恼吗？如果其中一个问题为肯定的话，那么筛查结果为阳性。

抑郁症会降低患者的最大心率、最大代谢当量水平和总运动持续时间。对于严重抑郁症患者，可优先考虑药理学压力测试。

1. 肌肉适能评定

肌肉适能评定包括最大力量测试、30 s 手臂屈曲试验和握力测试等。

2. 柔韧性和协调功能评定

评定抑郁症患者柔韧性和协调功能的方法有座椅前伸试验、抓背试验、改良的转体试验等（图7-4-1，图7-4-2）。

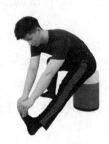 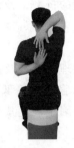

图7-4-1　座椅前伸试验　　　　　　图7-4-2　抓背试验

3. 心肺功能评定

详见本章第二节心肺评定内容。

4. 运动成瘾的评估

存在运动成瘾风险的个体主要表现为：运动量随时间逐渐增加，试图降低运动量后极端难受。锻炼者觉得自己非运动不可，有运动高于一切的想法的时候，需要通过《运动成瘾量表》（中文）、《强迫型运动问卷》、《跑步成瘾量表》、《运动依赖问卷》等进行评估。

（三）其他功能评定

1. 抑郁症的程度评定

其他功能
评定抑郁严重程度根据抑郁症评定量表评定。通过《抑郁自评量表》（PHQ-9）评分，用于抑郁症状的快速筛查和评定；通过《老年抑郁症状问卷》《患者健康问卷》《老年抑郁量表》《Zung 氏抑郁自评量表》等，用于社区和专业医疗机构中抑郁自评筛查。还可以通过他评量表进行评定，如《汉密尔顿抑郁量表》（HAMD：17 项和 24 项），是临床应用最普遍的经典抑郁症状他评量表，还可采用国际疾病分类（ICD-10）评定，有轻度、中度、重度抑郁的诊断标准。

2. 认知功能评估

详见本章第三节相关内容。

3. 日常生活活动能力评定

详见本章第三节相关内容。

4. 心理社会评定

（1）生活事件评估：评估丧偶、生病、搬迁等生活事件对情绪和生活的影响，并需特别关注持续负性生活事件的影响。

（2）家庭状况与社会支持：包括患者的教育文化背景、工作经历、人际关系、人格特征、宗教信仰、丧偶等应激事件，与谁一同居住及患病后由谁来照顾，注意有无忽视或虐待患者的问题。

（四）其他功能评估

自杀风险评估：对每例患者均需评估自杀风险，询问患者的自杀意念、自杀计划、自杀准备、目前及既往的自杀行为、自杀手段的便利性及可及性、自杀的危险因素及保护因素等。

## 三、运动康复治疗

（一）康复目标

（1）临床治愈：症状完全消失，HAMD-17 评分<7 分、HAMD-24 评分<9 分，或PHQ-9 评分<5 分。

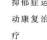

抑郁症运动康复治疗

（2）提高患者生活质量，恢复社会功能，达到稳定和真正意义的痊愈，而不仅是症状的消失。

（3）预防抑郁症的复燃和复发。

（二）康复原则

全病程治疗，即急性期治疗控制症状，巩固期治疗预防复燃，维持期治疗预防复发。同时充分遵循个体化治疗原则，并考虑风险因素及患者（家属）意愿等，根据患者症状特点、年龄、躯体共病状况、药物耐受性等选择合适的运动康复方案。

（三）适应证与禁忌证

1. 适应证
符合《中国精神障碍分类与诊断标准》（第 3 版）（CCMD-3），包括轻、中、重度抑郁症和有焦虑情绪的患者。

2. 禁忌证
严重抑郁症，伴有自杀倾向，症状妨碍到参与运动的患者。

（四）运动康复技术

体育锻炼可有效缓解不同性别、年龄、程度（轻度、中度）抑郁症患者抑郁症状，效果与药物和心理治疗相当，患者可从运动中获得体质和睡眠改善、心血管及代谢性疾病的风险降低、认知功能和生活质量提高等额外的收益。体育锻炼可有效调控中枢神经系统特定部位形态结构、神经营养因子浓度、糖皮质激素水平，以及炎症细胞因子的释放，诱导神经发生，从而有效缓解抑郁症症状。

针对抑郁症患者的运动康复方案与健康人的几乎没有差别，但是抑郁症的疲劳、丧失兴趣等症状可能会妨碍抑郁症患者参与运动，进一步的焦虑可能使问题进一步复杂化。

1. 有氧运动
运动形式可以选择走路、跑步、功率自行车、太极拳、羽毛球等患者感兴趣的运动。

运动康复应该尽早介入，每周运动 3~5 次，每次运动 40~60 min。研究显示，中等强度（最大心率的 60%~75%）运动对抑郁的干预效果明显，即使像园艺等轻度活动也能缓解症状。对于患有心肺疾病或其他影响运动表现的患者可以适当减小运动强度、运动时间与运动频率。

2. 抗阻运动

运动方式可选择克服自身重力或器材对全身大肌肉群（肩部、胸部、背部、腰部、腹部、臀部、上肢和下肢）进行抗阻训练。运动动作可选择下拉、卧推、小燕飞、仰卧起坐、仰卧两头起、深蹲等。运动频率为每个大肌肉群每周至少训练 2 次，每次间隔 48 h，训练时可以将所有肌肉群分为两部分，每次训练选择其中一部分，交替进行练习。运动强度选择 60%~80% 1 RM，每组重复 8~12 次，老年人及体力较弱的人可以选择 50%~70% 1 RM，每组训练 10~15 次。

3. 柔韧性训练

动态拉伸

对全身主要大肌群进行主动或被动的静态拉伸练习，还可以选择动态拉伸。每周至少 5 次，每个动作持续 30~60 s，运动强度以感到酸痛但可以忍耐的程度为宜。

4. 瑜伽练习

对于重度抑郁症患者，瑜伽练习与抗抑郁药物有类似疗效。

5. 注意事项

（1）运动前应对患者身体情况做体检，尤其是排查心肺方面的疾病，同时进行运动能力测试。运动中做好医务监督，对老年人等特殊人群应该重点监测，对于患有心肺疾病的患者做好运动中心率、血压、心电图的监测，以免发生意外。运动后进行 5~10 min 的整理运动，不可以在剧烈运动后立即停止坐下休息，应该缓慢停止，在整理运动时，深呼吸以平稳气息。

（2）运动方式应该尽量按照患者兴趣进行选择。有研究表明，患者主动选择的运动方式可以增加依从性，从而提高运动康复效果。

（3）低、中水平的体力活动与抑郁症之间存在剂量-效果关系。体力活动大于 3 000 METs-min/周时，对抑郁症无明显降低的效果。患者在进行 4 周运动干预后，改善了抑郁症状，但多数研究认为 8 周以上，并且综合性的训练方案会对抑郁症有更好的干预效果。

（4）未经治疗或治疗欠佳的抑郁症症状对运动的坚持性有负面影响。要加强护理以预防抑郁症症状对运动参与的影响。

## 四、健康教育

运动康复相关人员应熟悉所在地区的资源。根据个人的具体需求，将其转介到一些能够提供诊断、治疗或支持服务的社区资源，如医院、社区精神健康中心、社会机构、家庭服务和自助团体等。运动康复相关人员在讨论症状和转介患者时，应保持委婉、有同理心和灵活应变的处理原则。具体的沟通中需保持共情，认真倾听他的想法和感受，以适当的敏锐、非评判性的好奇心作出回应。尽可能与对方充分讨论，共同参与决策，共同制订精神健康方面合乎需要的转介策略。如果对方表现出绝望或抑郁，怀疑其存在自杀风险时，应立即采取应对措施。运动康复相关人员不是心理治疗师，没有相应的资质和义务做自杀干预，因此怀疑存在风险时，应保持关注和警惕，首先确保患者安全，必要时直接送到医院急诊室，注意必须陪同个人到治疗中心，直到他得到专业的帮助后再离开。

运动康复相关人员应用通俗易懂的方式，如以手册或短片的形式向患者介绍抑郁症，使患者了解自身疾病，并告诉患者患上抑郁症并不是自身思想品格出了问题，而是有生物心理及社会环境方面的原因，从而在一定程度上缓解患者的焦虑和自我否定。要和患者介绍运动对于抑郁症的疗效，以及对身心其他方面的益处，让患者更愿意接受运动，配合治疗，提高依从性，从而长期坚持运动。

# 第五节　焦虑症

焦虑症（Anxiety）又称焦虑性神经症，治疗方法主要包括药物治疗、物理治疗、运动疗法和体育锻炼等。

## 一、概述

### （一）定义

焦虑症是一种精神性疾病，以广泛和持续性焦虑或者反复发作的惊恐不安为主要特征，包括社交焦虑症、广泛性焦虑症和惊恐障碍等。在中国，焦虑症终身患病率达 7.6%，低于西方国家的 13.6%~28.8%。

焦虑症定义

### （二）病理生理

焦虑症的发病与遗传、神经生化、神经内分泌、社会环境、心理状态等因素的刺激引起的机体内环境紊乱密切相关。焦虑症具有家族聚集性，遗传度大约为 32%。与焦虑症相关的神经递质涉及去甲肾上腺素、5-羟色胺、γ-氨基丁酸、神经肽 Y、促肾上腺皮质激素释放因子、胆囊收缩素、苯二氮卓结合抑制因子等。研究发现，焦虑症患者的下丘脑—垂体—肾上腺素轴功能活动增强，下丘脑通过分泌促肾上腺激素来调节肾上腺皮质激素，较高的肾上腺皮质激素可抑制下丘脑—垂体—甲状腺轴的功能，从而影响精神活动。研究还发现，焦虑症患者的静息态功能磁共振成像（rs-fMRI）存在多个脑区活动异常，右侧丘脑、左侧额上回等可能与焦虑症的发生及发展有所关联。

### （三）症状与体征

焦虑症的焦虑症状是原发的，凡是继发于妄想、强迫症、疑病症、抑郁症、恐怖症等的焦虑都不应该诊断为焦虑症。本病起病于任何年龄，以 40 岁以前多见，女性多于男性。

### （四）危险因素

与我国人口结构老龄化及慢性病，如高血压和冠心病等概率的增加、居民睡眠质量差及高度的倦怠、经济社会快速发展带来的压力等有关。

## 二、运动康复评定

### （一）运动风险评估

同上节。

### （二）运动功能评定

同上节。

### （三）其他功能评定

1. 焦虑评定

《汉密尔顿焦虑量表》和《自我评估焦虑量表》主要用于评估焦虑症患者的严重程度。特质焦虑症状采用《状态—特质焦虑量表》；紧张—焦虑、抑郁—消沉、怒气—敌意、活力—活跃、疲劳—乏力、友善—友好的感觉采用《情绪状态量表》（POMS-B）；使用《刺激性问卷》（IRQ）的21项评估刺激性症状的频率和强度。

2. 日常生活活动能力评定

同上节。

3. 社会参与能力评定

同上节。

## 三、运动康复治疗

### （一）康复目标

降低肌肉紧张度，减少心血管危险因素、改善情绪和减少焦虑症的负面影响。

### （二）康复原则

在制订焦虑症患者个性化运动康复方案时，必须考虑个人差异性初始值超负荷和循序渐进原则，同时要考虑到可逆性的原则，还需评估其计划的有效性。

### （三）适应证与禁忌证

1. 适应证

轻度至中度焦虑症。

2. 禁忌证

禁忌证包括病理性心电图、妊娠、使用 β 受体阻滞剂、既往有严重精神疾病（精神病和双相障碍）、持续的严重物质或酒精滥用综合征、持续的 burnout 综合征，以及全科医生评估的自杀风险升高。

其他绝对禁忌证包括：生命体征不稳定，特别是脑出血或脑血栓急性期；严重的并发症，如下肢静脉血栓、压疮　新发骨折术后、运动损伤急性期等。

相对的禁忌证：严重的高血压、严重的糖尿病等，重度焦虑症。

### （四）运动康复技术

运动康复是一种非常有效的治疗焦虑症的方法之一。与药物治疗相比，它没有副作用，并可以帮助患者改善身体健康和心理健康。运动的抗焦虑作用机制，包括运动的生理机制和心理机制。运动可以通过为个体提供身体健康的途径来发挥抗焦虑作用；影响与焦虑有关的神经递质水平，减少应激激素，降低运动活动后的肌肉紧张。运动还可以通过增加活动水平，随后增加对反应的积极条件强化，提供一种情境来分散个体对威胁刺激和焦虑的注意力，并提供一种环境来提高自尊和自我授权以减轻焦虑。

1. 运动类型

焦虑症患者可以选择各种类型的运动，包括有氧运动、抗阻运动等，具体运动类型的选择应根据患者的身体状况、运动能力、兴趣爱好等因素进行个性化制订。例如，做瑜伽（图7-5-1）或冥想。瑜伽和冥想可以帮助焦虑症患者放松身心，改善睡眠质量和缓解症状。建议患者进行团体健身活动。

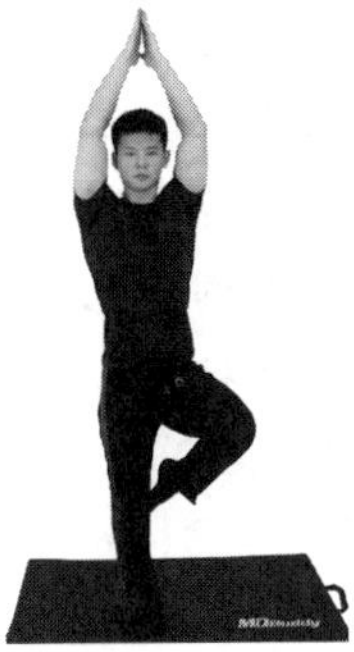

图 7-5-1　瑜伽

2. 运动频率和运动强度

体育锻炼需要持续、规律地进行，建议每周进行 3~5 次，每次 30~60 min。运动强度应逐渐增加，患者应根据自身体力状况和舒适程度调整运动强度。在抑郁症的治疗中，运动的剂量反应效应已经被证实。以 70%~90% 的最高心率的有氧运动，每周 3 次，每次 20 min 的运动方案，已被证实可以显著降低焦虑敏感性。高强度抗阻运动在治疗抑郁症方面比低强度抗阻运动更有效。建议使用低强度至中等强度的抗阻运动（50%~70% 1 RM）来改善焦虑感。

3. 放松疗法

放松疗法包括肌肉放松法、呼吸松弛训练法、减压球放松疗法、生物反馈放松法、音乐疗法等，可缓解患者焦虑情绪。研究表明，由 20 s 的拉伸和 40 s 的放松期组成的静态拉伸可使焦虑评分降低 22%。

4. 注意事项

（1）避免过度运动。虽然运动对焦虑症患者有益，但过度运动可能会增加焦虑症状。

（2）无论运动强度、运动方式或持续时间如何，应使用心率和感知劳累等级来监控个体。

### 四、健康教育

焦虑症具有发病年龄早、发病率高及长期复发的可能性和致残性高的特点，会给患者自身和社会经济的发展带来沉重的负担。

医务工作者应关心、尊重、同情、理解患者，鼓励患者以适当的方法表达内心感受，以减少心理负担；教会患者掌握应对焦虑的运动康复方法；向患者讲解疾病知识，不回避患者的不适体验，帮助患者进行不适感觉分析。同抑郁症一样，必须要明白运动康复人员不是心理治疗师，必要时需将患者送往医院。

1. 脑卒中患者运动风险评估的要点有哪些?
2. 帕金森病患者是服药后进行运动康复,还是服药前进行,为什么?
3. 试述阿尔兹海默病运动康复方案的特点及其内容。

## 实践训练

患者王某,男性,70 岁。

病史:患有 2 型糖尿病 10 年,服药为二甲双胍,静息血压 150/90 mmHg。1 个月前脑出血入院治疗。住院治疗 24 d 后症状缓解出院,遗留左侧肢体无力、左手不能持物,左下肢行走困难等后遗症。入本院康复科进一步诊治。

查体:见左侧肢体肌力下降,左上肢肌力 3 级,左下肢肌力 4 级。

请根据以上案例,阐述王某的运动康复评定内容和康复目标,并制订相应运动康复方案。

# 第八章 其他常见慢性病运动康复

## 🎵 章前导言 ·······················································

　　慢性疼痛导致患者日常生活活动能力、运动功能及生活质量严重受损，给患者带来了身体、心理、社会等多方面的影响；尿失禁、盆腔器官脱垂、大便失禁等盆底功能障碍性疾病严重影响了女性的身体健康和日常生活，是中老年女性的常见病、多发病；恶性肿瘤是威胁人类健康的最严重疾病之一，发病率排在前五位的分别是肺癌、结直肠癌、胃癌、肝癌和乳腺癌。本章挑选了慢性疼痛、盆底功能障碍性疾病，以及肺癌、乳腺癌等受人们关注高的慢性病，并对其进行介绍。

## 🎯 学习目标 ·······················································

1. 了解慢性疼痛的运动康复评定方法。
2. 熟悉乳腺癌术后上肢及肩部功能锻炼方法。
3. 掌握慢性疼痛运动康复常用技术，盆底肌功能训练方法，肺癌术后呼吸训练方法。
4. 通过本章学习，旨使学习者了解如何为患者提供全方位的关怀，从而树立健康的生命观、职业观和价值观，为建设"健康中国"贡献自己的力量。

# 第一节　慢性疼痛

慢性疼痛已成为影响人类健康常见的问题，也是临床多学科面临的医学难题之一。慢性疼痛在人群中的发生率为 20%～45%，1/3 的慢性疼痛患者查不出确切的病因，康复治疗具有复杂性、困难性等特点。

## 一、概述

慢性疼痛给患者带来了身体、心理、社会等多方面的影响。疼痛是导致患者日常生活活动能力、运动功能以及生活质量受损的一个重要因素，是许多患者就诊的主要原因之一。在康复医学科就诊的慢性疼痛患者许多患有慢性退行性、慢性创伤性、慢性炎症性等疾病的并发症，其常因病程长、手术或药物治疗效果不理想等原因到康复医学科进行物理因子以及运动康复治疗。

### （一）定义

慢性疼痛是一种持续的病理过程，是疾病或损伤恢复期过后仍持续出现的疼痛。慢性疼痛比急性疼痛复杂，对人的身心健康有一定的危害性，临床症状持续时间可达 3～6 个月及以上。慢性疼痛是包括癌性疼痛、炎性疼痛和神经性疼痛等病因所致的慢性疼痛综合征。

国际疼痛研究协会（International Association for the Study Pain，IASP）将疼痛定义为伴随着组织损伤或潜在的组织损伤，并由这种损伤引起的一种不愉快的感觉和情绪体验。

有学者认为，慢性疼痛是指超过正常组织愈合时间（一般为 3 个月）的疼痛。也有学者提出，慢性疼痛是一个综合征，是一种持续的病理过程，是疾病或损伤恢复期过后仍持续出现的疼痛。美国慢性疼痛协会认为，持续或反复发作、持续时间超过急性疾病或损伤的正常时间，或持续 3～6 个月及以上、对患者健康造成负面影响的疼痛为慢性疼痛。

国际疼痛研究协会（IASP）按疼痛发生部位、引发疼痛的系统、疼痛的时间特征和发作规律、疼痛强度及疼痛开始时间、疼痛的可能病因将慢性疼痛分为五轴：轴Ⅰ、轴Ⅱ、轴Ⅲ、轴Ⅳ、轴Ⅴ。五轴分类法采用启发式、多轴式引导，强调同时注重症状和体征，是目前最为综合的慢性疼痛分类方法。

临床上将慢性疼痛分为躯体性痛、内脏性痛、神经源性痛、交感维持性痛 4 种类型。

### （二）病理生理

慢性疼痛
的发生机
制

慢性疼痛的发生机制尚不完全清楚。一般认为，神经末梢（伤害性感受器）受到各种物理的或化学的伤害性刺激后，产生神经冲动（伤害性信息），通过相应的感觉传入通路（伤害性上行传导通路），进入中枢神经系统，通过中枢整合后产生疼痛感觉和疼痛反应。同时，中枢神经系统对疼痛的发生及发展具有调控作用。

## 二、运动康复评定

### (一) 运动风险评估

慢性疼痛患者由于疼痛，参与运动的意愿较低，一般情况下运动的强度较小，运动风险也相应较低。对于运动系统疾患导致的慢性疼痛患者应进行肌力、关节活动范围等测试，以避免运动加重病情；有心血管疾病的患者、日常缺乏体育锻炼及年龄超过40岁的人群应进行递增负荷运动测试，以评估心血管系统的运动风险；根据病史，选择性地进行血液生化指标的检测（空腹血糖、空腹胰岛素、血脂等），以避免运动应激综合征、运动性低血糖等的发生。

### (二) 运动功能评定

慢性疼痛患者常因运动导致疼痛加剧，因而减少运动，甚至制动，导致肌力、肌耐力以及关节活动范围下降，严重者出现肌无力、关节挛缩等症状。因此对于慢性疼痛患者主要是对其肌肉和关节功能进行运动功能评定。

### (三) 疼痛评定

疼痛评定是康复治疗学的一个重要课题，确定疼痛性质与程度是制订运动康复措施与方案的依据，疼痛程度也是评价运动康复效果的重要指标。

疼痛是人体对致痛因素（伤害性刺激）的反应，是一种复杂的人体主观感觉和体验，涉及生理、心理等问题，所以疼痛评定较为复杂。

临床上对疼痛评定的主要目的是了解疼痛的性质、部位、程度及诱发的原因与伴随的症状等，以确定最有效的治疗方法。

疼痛评定方法分为两种：① 直接法：即依据刺激—反应的原则，直接给患者以某种致痛性刺激，并测得痛阈，包括压痛评定法、肢体缺血性痛测定法、激光测痛法、电测痛法、温度痛阈评定法等；② 间接法：即让患者自己描述或评定其现有疼痛的性质和程度的方法，包括视觉模拟评分法、口述分级评分法、问卷法、行为评定法等。

1. 数字评分法（numerical rating scale，NRS）

（1）用数字1~10来表示疼痛的程度：

将一条线段分为10等分，按1~10次序评估疼痛程度，0代表"无痛"，10代表"最痛"。患者根据个人的疼痛感受在其中一个数字上标记。

（2）疼痛缓解程度：

0：未缓解；25%：轻度缓解；50%：中度缓解；75%：明显缓解；100%：完全缓解。疼痛缓解程度(%)=（治疗前疼痛程度−治疗后疼痛程度）/治疗前疼痛程度×100%。

2. 《McGill疼痛问卷》（McGill pain questionaire，MPQ）

《McGill疼痛问卷》是一种多因素疼痛调查评分方法，它的设计较为精密，重点观察疼痛及其性质、特点、强度和伴随状态，评估人们对疼痛的感觉和情感。该问卷通常被认为是疼痛测量工具的黄金标准。

《McGill疼痛问卷》包括使用人体图像指示的疼痛部位，共有4个类别20个亚类。其中，1～10 组为感觉类，使用时间、空间、压力、热和其他性质等方面的感觉特性的词来描述疼痛，11～15 组为情感类，使用紧张、恐惧和自主性质等方面的情感特性的词描述疼痛，第 16 组为评价类，使用描述受试者疼痛过程总强度的评价词描述疼痛，17～20 组为其他类。

《McGill 疼痛问卷》的评分：疼痛的评估指数（the pain rating index，PRI）是根据描述语的排序数值。每个组内疼痛最轻的词的排序是 1，下一个词的排序为 2，依此类推。计算所选出的词的评分总和，即可得出疼痛患者的《McGill 疼痛问卷》总分。

3. 《简化的 McGill 疼痛问卷》（short—form of McGill pain questionnaire，SF-MPQ）

《简化的 McGill 疼痛问卷》是由 15 个代表词组成，11 个为感觉类，4 个为情感类，每个描述语都让患者进行强度等级的排序：0——无，1——轻度，2——中度，3——严重。使用现有疼痛强度（present pain intensity，PPI）和 VAS 提供总疼痛强度的分数。

《简化的 McGill 疼痛问卷》对各种疼痛治疗产生的临床变化敏感，对癌症引起的慢性疼痛也同样有效。《简化的 McGill 疼痛问卷》应与 VAS 和 PPI 同时使用，以便于做总疼痛强度评分。

4. 压力测痛法

压力测痛法用于对疼痛的强度（如痛阈、耐痛阈）进行评定的患者，特别适用于对运动系统的疼痛评定。存在末梢神经炎的糖尿病患者、凝血系统疾病患者、易产生出血倾向的患者禁用。

使用压力测痛计在患者手指关节等处逐渐施加压力，并观察患者反应。然后记录诱发疼痛出现所需的压力强度，即刚出现疼痛所需要的压力强度的值为痛阈。继续施加压力至不可耐受时，记录最高疼痛耐受极限所需要的压力强度，此值为耐痛阈。

5. 口述分级评分法（verbal rating scale，VRS）

VRS 又称《言语评定量表》，是由一系列用于描述疼痛的形容词组成，这组形容词以疼痛从最轻到最强的顺序排列，用于评定疼痛的程度。VRS 分别有 4 级、5 级、6 级、12 级、15 级评分方法，临床上一般用 5 级评分法评定，分别为无痛、轻度痛、中度痛、严重痛、剧烈痛。

6. 癌性疼痛的评定

癌性疼痛的评定是根据患者应用镇痛药、麻醉剂情况将癌性疼痛分为五级（表 8-1-1）。

表 8-1-1　癌性疼痛五级评定标准

| 级别 | 应用镇痛药物情况 |
| --- | --- |
| 0 级 | 不需任何镇痛剂 |
| 1 级 | 需非麻醉性镇痛剂 |
| 2 级 | 需口服麻醉剂 |
| 3 级 | 需口服或肌注麻醉剂 |
| 4 级 | 需静脉注射麻醉剂 |

（四）心肺功能评定

患者因疼痛缺乏体力活动导致心肺功能下降，分别用心率、布兰奇心功指数、哈弗台阶指数等评价患者的心功能，用肺活量、第 1 秒用力呼气量、最大吸气压和呼气压等评价肺功能。

（五）日常生活活动能力评定

常用的标准化的 ADL 评定方法有 Barthel 指数、Katz 指数、《PULSES 量表》、修订的 Kenny 自理评定等。国际康复医学界常用 Barthel 指数评定 ADL。

Barthel 指数评分结果：正常总分为 100 分。60 分以上者为良，生活可基本自理；60~40 分以上者为中度功能障碍，生活需要帮助；40~20 分者为重度功能障碍，生活依赖明显；20 分以下者为完全残疾，生活完全依赖。Barthel 指数 40 分以上者可进行康复治疗，所获得效益最大。

（六）心理评定

慢性疼痛是一个复杂的健康问题，由医学和心理社会方面的诸多因素引起，慢性疼痛导致患者产生负性情绪，可进一步导致焦虑和抑郁，严重时可导致身心障碍。常用的评定量表有：《焦虑量表》（SAS）、《汉密尔顿焦虑量表》（HAMA）、《Beck 抑郁问卷》（BDI）、《抑郁自评量表》（SDS）、《情绪状态问卷》（POMS）、《汉密尔顿抑郁量表》（HAMD）。

## 三、运动康复治疗

（一）康复目标

降低疼痛的严重程度、缓解疼痛、减少疼痛的发作频率，提高生活质量。

（二）康复原则

（1）明确疼痛的病因，康复治疗原发病。
（2）重视疼痛评估，让家属共同参与。
（3）权衡康复治疗手段，提供最理想的止痛、缓解疼痛的策略和方法，临床治疗为主，运动康复为辅。
（4）疼痛可发生在疾病的任何阶段，所以要注意疼痛的发生机制和对疼痛进行再评估，及时调整运动康复方案。

（三）适应证与禁忌证

1. 适应证

（1）退行性病变及无菌炎性痛：颈椎病、肩周炎、椎间盘病变、腰背部及下肢疼痛、骨性关节炎、纤维肌痛、肌筋膜疼痛综合征等。
（2）神经痛：头痛、三叉神经痛、坐骨神经痛、患肢痛、交感神经痛、中枢性疼痛、外周神经痛、神经炎或神经损伤等。
（3）癌痛：各种癌症晚期多有难以忍受的疼痛，结合物理疗法、神经阻滞疗法、神经损毁或手术等疗法，以及三阶梯癌痛用药，对缓解患者癌痛，以及由癌症引起的恐惧、焦虑、忧郁等不良情绪，均可有积极效果。

2. 禁忌证

各种炎症、肌肉或关节水肿时，出血倾向，认知功能障碍，运动依从性较差者等。

（四）运动康复技术

慢性疼痛运动康复的机制：（1）改善机体的血液循环和代谢；（2）松解局部组织粘连，缓解或消除原发痛点；（3）纠正不良姿势，提高关节稳定性，改善躯体畸形或功能障碍；（4）增强肌肉力量、肌肉耐力，提高软组织的伸展性，防止失用性改变；（5）降低肌张力，缓解神经组织的压力，从而缓解疼痛。

1. 手法治疗

根据引起疼痛的具体情况，使用相应的康复治疗技术对软组织、关节及肌肉行手法治疗，减轻患者疼痛。

（1）麦特兰德关节松动术：

慢性疼痛的运动康复手法

麦特兰德关节松动术又称澳式关节松动术，创始人是澳大利亚物理治疗师 Geoffrey Douglas Maitland。该手法是现代康复技术的重要手段之一，是按照一定的方向逐级用力的技术，通常用来改善关节的运动功能，减轻疼痛，是非常实用有效的手法操作技术，临床疗效较好。

麦特兰德关节松动术

康复治疗时，患者一般为坐位或卧位，患者感到舒适、放松、无痛，并充分暴露和放松治疗关节。康复治疗师应靠近所治疗关节，一手固定关节的一端，一手松动另一端。

（2）麦肯基力学疗法：

由新西兰物理治疗师 Robin McKenzie 创立，是治疗具有机械力学特性的颈椎、胸椎、腰椎疼痛，四肢关节退行疼痛的诊断治疗技术。在正确使用的情况下，可通过关节活动度训练、肌肉力量训练、松解和拉伸、神经松动、关节松动等方面的效应获得治疗效果。

麦肯基力学疗法

（3）穆里根手法：

穆里根（Mullingan）手法是由新西兰的物理治疗师 Brian R Mullingan 提出的治疗方法。Mullingan 手法是针对小关节面滑动的一种治疗技术，这种技术强调在坐位或负重站位下进行治疗，原则上是不能引起或加重患者的疼痛。它强调在检查的基础上选择治疗技术，而且在一次治疗中可以将多种治疗技术相结合，以取得最佳疗效。这种技术对于颈椎和上胸椎疾患的治疗非常有效，而且简便安全，患者甚至可以在家里进行自我治疗。

穆里根手法

2. 局部运动

（1）肌肉力量、肌肉耐力训练：

肌肉力量、肌肉耐力对局部血液循环，新陈代谢，增强关节的稳定，疲劳的耐受，保持和促进肌力恢复，改善运动功能等非常重要。训练的核心应是促进功能的提高从而减轻疼痛。

肌肉力量、肌肉耐力训练可采用自由力量、器械、弹力带进行练习，从高频率低强度开始，遵循循序渐进的原则逐渐达到一定的训练量，运用多重复低抗阻尽可能地提高局部肌群的力量和耐力。一般 4~6 周后建议进行较大强度的运动，从《Borg 量表》（6~20）的 12~13 开始逐渐达到 15~16，每次 30~40 min，每周 2~3 次。

（2）柔韧性练习：

通过柔韧性练习，增加关节活动的范围，有利于恢复关节正常的生物力学结构和特性，降低肌张力，维持和改善韧带、筋膜等软组织的力学结构和功能，从而减轻因关节活动度异常、肌张力增高所致的疼痛和不适。

① 瑜伽：通过一系列的拉伸动作，伴随缓慢的姿势意念和强烈的深度放松，提高机体的柔韧性、姿势和身体意识，促进血液循环。每周 2~3 次，每次 40~60 min。

② 静态牵拉练习：通过关节的杠杆原理，紧张牵拉相应的软组织，以无疼痛为宜，每次牵拉持续 15~30 s，可每天进行。

3. 全身有氧运动

有氧运动能提高患者的心肺功能，促进机体的血液循环和新陈代谢，及时清除体内的代谢产物。坚持有氧运动，还能提高体内的内啡肽水平，从而降低机体对疼痛的敏感性，有利于减轻疼痛。

主动锻炼是慢性疼痛康复治疗的基本方式，推荐徒步、健身操、街舞、羽毛球、游泳、医疗体操和太极拳等运动。最好选择集体运动方式，一起活动或运动便于交流和分享运动训练经验，也可以相互影响，容易坚持。

从 40% 的最大摄氧量开始，循序渐进，6~8 周后逐步达到 70%~80% 的最大摄氧量。《Borg 量表》评分 12~15。每周 3~4 次，从开始的每次 10 min 逐渐达到每次 30 min 或更长时间。

### 四、健康教育

疼痛是与实际或潜在的组织损伤相关的一种不愉快的感觉和情绪体验。慢性疼痛是感觉神经异常病变导致的。未能及时进行控制的严重疼痛会对身心及生活等造成各种负面的影响。家人、同事等对慢性疼痛患者要给予充分的理解和足够的关心，医护人员对慢性疼痛患者要进行有关的生理和心理教育，鼓励患者积极参与运动康复，增强其康复治疗的信心。

（1）治疗原发病，对引起疼痛的各种疾病进行积极治疗。

（2）对接受药物治疗的患者，向其介绍常见的副作用及注意事项。

（3）向患者介绍非药物缓解疼痛的方法和技术，如自我放松疗法、手法治疗、生物反馈疗法、运动疗法等。

（4）鼓励患者进行局部的功能锻炼（肌力训练、柔韧性练习）和全身的有氧锻炼。肌力训练通过促进功能的提高从而减轻疼痛；坚持有氧运动，能提高体内的内啡肽水平，从而降低机体对疼痛的敏感度，有利于减轻疼痛；柔韧性练习可减轻因关节活动度异常、肌张力增高所致的疼痛和不适。

# 第二节　盆底功能障碍性疾病

盆底功能障碍性疾病是指由于盆底的肌肉、韧带等支撑系统受损，导致尿失禁、大便失禁、盆腔脏器脱垂等而影响女性生活质量的一类疾病。女性盆底功能障碍性疾病在成年女性中的发病率约为 30%，绝经后妇女发病率约为 50%，80 岁以上女性的发病率高达

70%。孕期妇女 25%~55% 有尿失禁，产后 3 个月存在尿失禁率为 34.3%，产后大便失禁发生率为 1%~5%。

## 一、概述

### （一）定义

盆底功能障碍性疾病（pelvic floor dysfunction，PFD）是指女性盆底的支持组织因衰老、损伤、缺陷等原因，造成患者盆底组织结构改变、肌肉功能减退，从而导致盆腔内器官发生移位或功能失调的一系列病症，是中老年女性的常见病、多发病。

### （二）病理生理

盆底功能障碍产生的主要原因是由于各种病因导致盆底支持组织的松弛。

1. 妊娠、阴道分娩

妊娠、阴道分娩机械性牵拉造成直接的肌源性损伤。妊娠期随着胎儿地慢慢长大，盆底的肌肉和结缔组织会受到长时间的牵拉和压迫，以及在孕激素的作用下，盆底组织会变得松弛。阴道分娩过程中，肛提肌受到巨大的压迫和牵拉力，部分肌纤维和韧带断裂，产生直接的损伤，导致盆底肌弹性变差，无法将器官固定在正常位置；另外，分娩过程中盆底神经损伤引起盆底肌肉之间收缩的时间延长，从而出现功能障碍，如大小便失禁、盆腔器官脱垂等。

2. 衰老、雌激素水平下降

衰老、雌激素水平下降导致神经支配减少，神经递质减少造成盆底组织血管病变，血流灌注不足导致肌肉萎缩变性，盆底肌收缩力量减弱而引起 PFD。

3. 手术

如盆腔手术等均可导致 PFD。

4. 其他

腹部肥胖、慢性呼吸系统疾病（长期咳嗽）、便秘等引发的长期腹压增加致使盆腔器官因承受压力过大引起脱垂、尿道关闭压力降低，引起压力性尿失禁。

### （三）症状与体征

（1）盆腔脏器脱垂。

（2）尿失禁。

（3）大便失禁。

（4）慢性盆腔疼痛。

（5）性功能障碍。

### （四）危险因素

妊娠、阴道分娩损伤、产后过早参加体力劳动、肥胖、长期腹压增加、年龄、盆腔手术是导致盆底功能障碍性疾病的主要危险因素。妊娠和分娩是最主要的诱发因素。

## 二、运动康复评定

### (一)运动风险评估

盆底功能障碍性疾病患者由于盆底的支持组织松弛,应对其评估运动加重病情的风险;对于进行有氧锻炼的、有心血管疾病的、年龄超过 50 岁的患者应进行递增负荷运动测试,以评估心血管系统的运动风险;检测空腹血糖、空腹胰岛素、血脂等,以避免运动应激综合征、运动性低血糖等的发生。

### (二)运动功能评定

患者由于疾病的困扰,体力活动水平下降,从而引起有氧运动能力下降。可采用踏车运动试验、平板运动试验或台阶试验评定患者的运动心肺功能。

### (三)生理功能评定

1. 疼痛评定

慢性盆腔疼痛是盆底功能障碍性疾病的临床表现之一。可通过病史询问疼痛发生的部位、频繁程度、疼痛发作的诱因、疼痛模式以及疼痛的性质等进行评定;采用视觉模拟评分法评定疼痛的强度。

2. 盆底功能评定

(1)盆腔器官脱垂定量分度法:

盆腔器官脱垂定量分度法(pelvic organ prolapse quantification, POP-Q)是目前国内外应用较为广泛的一种评定盆腔器官脱垂的方法,由 Bump 等人在 1996 年提出。测试方法是将阴道分为 6 个位点(Aa、Ba、Ap、Bp、C、D)和 3 条径线(gh、pb、tvl),以阴道前后壁及顶端上的两个解剖点与处女膜之间的位置关系来评定 POP 等级(表8-2-1,表8-2-2)。

表 8-2-1　POP-Q 评分法测量参照点

| 参照点 | 解剖描述 | 正常范围/cm |
|---|---|---|
| Aa | 阴道前壁中线距处女膜缘 3 cm 处 | -3 |
| Ba | 阴道顶端或前穹隆到 Aa 点之间阴道前壁上段中的最远点 | -3 |
| Ap | 阴道后壁中线距处女膜缘 3 cm 处 | -3 |
| Bp | 阴道顶端或后穹隆到 Ap 点之间阴道后壁上段中的最远点,Bp 与 Ap 点相对应 | -3 |
| C | 宫颈或子宫切除后,阴道顶端所处的最远端 | -tvl ~ -(tvl-2) |
| D | 有宫颈时的后穹隆的位置,它提示了子宫骶骨韧带附着到近端宫颈后壁的水平 | -tvl ~ -(tvl-2) |
| gh | 尿道外口到阴唇后联合中点的距离 | 无限定值 |

| 参照点 | 解剖描述 | 正常范围/cm |
|---|---|---|
| pb | 阴唇后联合到肛门开口中点的距离 | 无限定值 |
| tvl | 当 C、D 在正常位置时，阴道顶部至处女膜缘的总长度 | 无限定值 |

**表 8-2-2　POP-Q 评分法分度标准**

| POP-Q 分度 | 解剖描述 | 定位描述 |
|---|---|---|
| 0 | 无脱垂 | Aa、Ap、Ba、Bp 均在 -3 cm 处，C 或 D 位置在 -tvl ~ -(tvl-2)cm 处 |
| I | 范围大于 0 级，脱垂的最远端在处女膜缘内侧，距离处女膜缘 >1 cm | 脱垂的最远端定位于 <-1 cm |
| II | 脱垂的最远端在处女膜缘内侧或外侧，距离处女膜缘 <1 cm | 脱垂的最远端定位于 -1 ~ +1 cm |
| III | 脱垂的最远端在处女膜缘外侧，距处女膜缘 >1 cm，但 <(tvl-2)cm | 脱垂的最远端定位于 1 cm ~ (tvl-2)cm |
| IV | 全部脱垂，脱垂的最远端超过处女膜缘 >(tvl-2)cm | 脱垂的最远端定位于 >(全阴道长-2)cm |

（2）盆底肌徒手肌力评定：主要评估肌肉收缩强度，能否能对抗阻力，肌肉收缩持续时间及疲劳度、对称性，重复收缩能力及快速收缩次数。

① I 类肌纤维肌力分级：

IC 级：手指感觉不到肌肉收缩动作。

1 级：能感觉到肌肉轻微收缩（蠕动），但不能持续。

2 级：能明显感觉肌肉收缩，但仅能持续 2 s，并能完成 2 次。

3 级：肌肉收缩能使手指向上向前运动，持续时间可达到 3 s，能完成 3 次。

4 级：肌肉收缩有力，能抵抗手指的压力，持续时间可达 4 s，能完成 4 次。

5 级：肌肉收缩有力，能持续对抗手指压力达 5 s 或以上，能完成 5 次以上。

I 类肌纤维肌力下降的表现：阴道松弛、子宫或阴道脱垂、体位性持续漏尿。

② II 类肌纤维肌力分级（表 8-2-3）：

**表 8-2-3　II 类肌纤维肌力分级**

| 分级 | 收缩质量 | 保持/s | 收缩次数/次 |
|---|---|---|---|
| 0 | 无 | 0 | 0 |
| 1 | 颤动 | 1 | 1 |
| 2 | 不完全收缩 | 2 | 2 |
| 3 | 完全收缩，没有对抗 | 3 | 3 |
| 4 | 完全收缩，具有轻微对抗 | 4 | 4 |
| 5 | 完全收缩，具有持续对抗 | 5 | >5 |

Ⅱ类肌纤维肌力下降的表现：咳嗽、大笑、运动等时产生漏尿。

（3）盆底压力测试：采用盆底压力测试仪测试盆底压力（表8-2-4）。

表 8-2-4　盆底压力指标及正常值

| 指标 | 正常值 |
|---|---|
| 综合肌力 | 5 级 |
| 肌肉疲劳度 | 0 |
| 阴道动态压力 | $80 \sim 150$ cm $H_2O$ |
| 阴道静态压力 | 10 cm $H_2O$ |
| 腹部肌肉与盆底肌肉收缩 | 协调 |
| A3 反射 | 正常 |
| 生物场景反射 | 良好 |
| 膀胱生物反射 | 正常 |

（4）电诊断：采用肌力电诊断仪测试Ⅰ、Ⅱ类肌纤维的肌力（表8-2-5，表8-2-6）及疲劳度。

疲劳度：起点的最高点到6 s终点的最高点之间的下降比率的百分比为疲劳度，正常为0。

表 8-2-5　Ⅰ类肌纤维肌力分级

| 分级 | 肌力持续时间/s |
|---|---|
| Ⅰ 级 | 1 |
| Ⅱ 级 | 2 |
| Ⅲ 级 | 3 |
| Ⅳ 级 | 4 |
| Ⅴ 级 | 5 |

表 8-2-6　Ⅱ类肌纤维肌力分级

| 分级 | 肌力持续次数/次 |
|---|---|
| Ⅰ 级 | 1 |
| Ⅱ 级 | 2 |
| Ⅲ 级 | 3 |
| Ⅳ 级 | 4 |
| Ⅴ 级 | 5 |

（四）日常生活活动能力评定

盆底功能障碍性疾病患者由于不同程度的尿失禁、盆腔器官脱垂、大便失禁、盆腔慢性疼痛等，其日常生活活动会受到限制，对其日常生活影响较大。日常生活活动能力评定主要侧重于大小便、家务劳动、一般活动等方面。采用《改良 Barthel 指数评定表》进行评定。

（五）社会参与能力评定

盆底功能障碍导致尿失禁、大便失禁被喻为"社交癌症"，常常对工作、社会活动、休闲娱乐及生活质量产生不同程度的影响，所以主要对其上述几方面进行评定。

（六）心理评定

患者受病症的折磨苦不堪言，而且难以启齿，所以容易产生负面情绪，可进一步导致焦虑和抑郁。采用《汉密尔顿焦虑量表》《汉密尔顿抑郁量表》等进行心理评定。

## 三、运动康复治疗

（一）康复目标

主要目标是提高盆底肌收缩能力，预防和康复治疗盆底功能障碍，改善生活质量。

（二）康复原则

学会有意识地控制盆底肌；掌握正确的训练方法，避免增加腹压的运动；根据盆底肌纤维受损的程度和类型进行有针对性的训练；适时适量（避免剧烈和长时间运动）、循序渐进进行。

（三）适应证与禁忌证

1. 适应证

① 盆底肌力减弱；无法对抗阻力、收缩持续时间≤3 s（盆底肌力评级≤3 级）或阴道收缩压力≤30 cm $H_2O$ 者；② 盆底部和腹部之间的生理协同作用困难者（正常情况下，在腹部收缩之前，盆底部应已在进行收缩）；③ 轻、中度尿失禁或尿失禁持续存在者；④ 轻、中度盆腔器官脱垂者；⑤ 排便异常者。

2. 禁忌证

① 在经期或产妇恶露未净时；② 安装有心脏起搏器者；③ 有精神疾病、心理障碍者或不稳定癫痫发作者；④ 合并恶性肿瘤者；⑤ 不愿意配合康复训练者。

（四）运动康复技术

1. 盆底肌直接锻炼（盆底肌功能训练）

（1）凯格尔训练：

凯格尔训练（Kegel exercise）是 1940 年 Arnold Kegel 提出的有意识地进行盆底肌肉自

主性收缩锻炼的方法。凯格尔训练通过患者自主的、反复的盆底肌群收缩和舒张，增强支持尿道、膀胱、子宫和直肠的盆底肌的张力、增加尿道阻力、恢复松弛的盆底肌群，达到预防和治疗尿失禁和盆腔器官脱垂的目的。

训练方法：康复治疗师指导患者自主地反复进行收缩肛门及阴道的动作，每次收缩3 s后放松，连续15~30 min为一组，每天进行2~3组，或每天做150~200次，6~8周为1个周期。一般4~6周患者盆底肌功能有改善，3个月改善效果明显。

进行凯格尔训练时，患者感觉像是在憋尿，应注意在训练时要求患者盆底肌单独收缩，避免腹部或臀部肌肉的收缩，康复治疗师要教会患者盆底肌肉收缩时放松腹部或臀部肌肉。

（2）腹压增加时的训练：

患者盆底肌力恢复达到4级以上，可在腹部压力增加情况下，按压腹部、收缩腹部肌肉等，练习腹部肌肉和盆底肌肉协调收缩。

（3）提肛运动：

提肛运动是指有规律地往上收缩肛门，然后放松，一收缩一放松就是提肛运动，站、坐、卧均可进行，患者可根据自己的喜好采用下列的方法进行提肛运动：

① 立提肛：患者取端坐位，双足交叉，双手叉腰并站起，站起的同时向上收缩肛门，勾起脚尖并保持5 s后坐下，间隔5~10 s后重复此动作，每天练习10 min左右即可，不能做得过于频繁。

② 仰卧位提肛：患者仰卧在床上，屈曲双膝，双足跟尽量靠近臀部，然后以脚掌和肩部为支撑点，臀部抬高离开床面，同时收缩肛门，持续5 s后放下臀部并放松肛门，6~10次为1组，3组/d。

③ 立位提肛：患者站立，双足交叉，双手叉腰，在踮起脚尖的同时收缩肛门，持续5 s后还原站立姿势并放松肛门，6~10次为1组，3组/d。

（4）盆底康复器（阴道哑铃、缩阴哑铃）辅助训练：

盆底康复器是1985年Plevnik提出的加强盆底肌的训练器，由带有金属内芯的医用塑料椭圆形球囊制成。球囊有两种类型，一种是球囊的形状和体积相同，但重量从20 g到70 g不等；另一种是重量相同但直径大小不等。康复器尾部有一根细线，方便从阴道取出。康复器常分为5个型号，编号为1~5，重量逐步增加或体积由大到小。

训练方法：选择合适型号的盆底康复器，患者清洁双手和康复器，采取蹲位或仰卧位，将康复器推入阴道一指节的深度，然后站立，双脚分开与肩同宽，期间可练习踏步走、下蹲、跳跃等。

选择合适的盆底康复器的方法是：患者收缩盆底肌肉时，康复器不会从阴道内脱出。一般患者肌力是1级，就用1号的康复器，依此类推。训练时从最轻或直径最大的球囊开始，患者收缩盆底肌肉使康复器在阴道内保持1 min，逐渐延长保持的时间，当患者可以保持10 min以上，在咳嗽、大笑、跑步等情况下仍不脱出后，逐渐增加重量或改换直径较小的球囊。推荐每次15~20 min，1~2次/d。

在进行康复训练时，切忌收缩腹部和臀部的肌肉，应该使用盆底肌发力，在发力正确的情况下会有提升康复器的感觉。

（5）膀胱训练：

使患者学会通过抑制尿急而延迟排尿，通过延长排尿时间间隔来提高膀胱容量。患者通过有意识地延长排尿时间间隔，逐渐达到 2.5~3 h 排尿 1 次，从而改善小便模式直至恢复正常。训练期间，每天适量饮水 1 500 mL 左右，减少饮用咖啡、茶、酒精，以及含咖啡因的饮品等，以免刺激膀胱产生利尿作用。训练时，分散注意力，有助于提高训练效果。

2. 盆底肌间接锻炼——全身性锻炼

在专门性盆底肌功能训练下，患者的盆底肌功能可以达到较好水平的改善，而适量的心肺功能锻炼可增强患者体质，提高其有氧耐力水平，减缓衰老，从而有助于患者盆底肌功能障碍的康复。有氧运动康复方案应针对患者运动能力的具体情况个体化地制订和实施。

运动形式的选择应考虑患者的兴趣、运动史、运动能力等，选择四肢大肌肉群参与的、肢体往返式运动的主动有氧运动，如步行、慢跑、游泳、踏车、呼吸操、太极拳、气功等，并尽量减少或避免在寒冷、干燥、有空气污染的环境中锻炼，通常在温暖、湿润、空气清新的环境中进行间歇或中小强度的运动。盆底功能障碍性疾病患者针对心肺功能的锻炼运动强度不宜过大，以中小强度较合适，建议控制在 50%~70% 的最大心率，避免剧烈运动；每次持续时间不宜过长，一般 20~30 min 为宜，每周 3~4 次。运动过程中，注意避免增加腹压的动作，有盆腔器官脱垂者尽量不要选择跑步。

## 四、健康教育

女性盆底功能障碍性疾病康复要坚持"以患者为中心"的思想，让尊重和关爱妇女健康成为公民素养和社会风尚。

（1）注意清淡饮食，多食富含纤维素的食物，防止因便秘而引起腹压增高；减少饮用刺激膀胱的饮料，如咖啡、茶、酒精等，以免产生利尿作用。

（2）因该病与妊娠、分娩密切相关，产后应及时检测评估盆底肌肉，并进行康复训练。

（3）早发现，早治疗。如果有尿失禁、大便失禁等症状，发现阴道有堵塞感，腹压增加时有块状物突出外阴，要及时就诊治疗。

（4）坚持经常进行盆底肌群锻炼。最简便的方法是每天晨起前和晚上睡觉前，仰卧在床上各做 5~10 min 凯格尔训练，可以明显改善盆底肌功能。

（5）平时要加强体育锻炼，减缓身体机能水平的下降，以提高和维持盆底肌功能水平。

（6）日常避免腹压增加使盆腔器官脱垂加重，注意减肥，避免提重物等。

# 第三节　常见恶性肿瘤

恶性肿瘤是威胁人类健康的最严重疾病之一，恶性肿瘤在国际和国内的疾病负担近年呈持续上升趋势。世界范围内最常见癌症依次为肺癌、乳腺癌和结直肠癌，最主要致死癌症为肺癌、肝癌和胃癌。预计到 2025 年，全球每年新增恶性肿瘤病例数将高达 1 930 万例，预计到 2032 年将增至 2 200 万。我国每年新增恶性肿瘤患者 300 多万人，每年因恶性肿瘤死亡 200 多万人。本节着重介绍肺癌和乳腺癌的运动康复。

## 一、概述

恶性肿瘤的发生是一个长期、慢性、多阶段的过程，恶性肿瘤的预防和控制是世界各国面临的最重要的公共卫生问题，采取积极预防（如健康教育、控烟限酒、早期筛查等）和规范治疗等措施，对于降低恶性肿瘤的发病率和死亡率具有显著效果。

### （一）定义

肿瘤是机体在各种致瘤因素作用下，局部组织的细胞在基因水平上失去了对其生长的正常调控，导致细胞的异常增生而形成的病变组织，通常表现为局部肿块。肿瘤分为良性肿瘤、恶性肿瘤和交界性肿瘤。

恶性肿瘤的特征是细胞变异和增殖失控，扩张性增生形成病变组织，肿瘤组织无限制增长，并通过淋巴系统向远端转移，侵袭其他脏器，最终导致机体衰亡。恶性肿瘤分为癌、肉瘤、淋巴瘤和白血病。

### （二）病理生理

恶性肿瘤的病因不明，大多数恶性肿瘤是环境因素与遗传因素相互作用的结果。目前认为有多种可能致癌的因素，外源性的有化学、物理、生物性因素刺激，内源性的有机体内部结构改变和功能的失调，行为生活方式以及遗传因素、社会因素、精神心理因素等，在某种条件下和一定强度下与恶性肿瘤的发生、发展有一定关联。

### （三）症状与体征

1. 局部表现
肿块及阻塞、压迫、浸润破坏等继发症状，癌痛，病理性分泌物，溃疡，出血，梗阻，胸腔积液，腹水等。

2. 全身改变
器官功能紊乱，乏力和/或消瘦，发热，贫血，恶病质。

### （四）危险因素

1. 外部环境致癌因素
化学因素、物理因素、生物学因素、不良生活方式等。

2. 机体内在致癌因素
遗传因素、免疫因素、营养因素、激素水平等。

## 二、运动康复评定

### （一）运动风险评估

**1. 骨折风险**

对于原发性或转移性骨癌患者以及骨质疏松症患者应避免高冲击性和碰撞性的运动。

**2. 恶化病情风险**

对于有肿瘤转移倾向者，运动可能会恶化病情。

**3. 出血风险**

对于血小板计数低的患者，运动损伤可能导致出血。

**4. 心血管风险**

有心血管疾病、日常缺乏体育锻炼、年龄超过40岁的人群应进行递增负荷运动测试，以评估心血管系统的运动风险。

**5. 跌倒风险**

伴有运动失调、眩晕或周围神经病变的患者不宜进行需要较多平衡能力和协调能力的运动。

**6. 指标检测**

检测空腹血糖、空腹胰岛素等，以避免运动应激综合征、运动性低血糖等的发生。

### （二）运动功能评定

根据患者的体质状况、心血管功能情况和患者的肢体活动能力选择6分钟、12分钟步行试验或功率自行车方案测试患者的运动心肺功能。

### （三）癌痛评定

评定的原则和方法与一般疼痛评定相同，可以采用视觉模拟评分法、《McGill疼痛问卷》。针对癌痛的评定主要采用五级评定法，即根据患者应用镇痛药物的种类和方式，将癌症的疼痛分为0~4级。

### （四）躯体功能评定

根据恶性肿瘤患者病情的原发性和继发性反应的特点，恶性肿瘤患者各器官系统的功能评定多侧重于：关节活动度评定、肌力评定、步行能力评定，以及肢体围度、骨折情况、中枢神经功能、周围神经功能评定等。

### （五）身体活动功能评定

**1. 日常生活活动能力评定**

采用Barthel指数评定患者每日生活中与穿衣、进食、保持个人卫生等自理活动和坐、站、行走等身体活动有关的基本活动，以及在社区中生活所需的关键性的较高级的技能，如家务杂事、炊事、采购、骑自行车或驾车、处理个人事务等；采用功能独立性评定患者在独立生活方面的个体活动能力，包括自理能力、大小便控制、转移、运动、交流和社会认知 6 方面能力。

2. 《Karnofsky 患者活动状况评定量表》（karnofsky performance status，KPS）

Karnofsky 所制订的患者活动状况评定量表，主要根据患者能否生活自理、是否需要他人照顾、能否进行正常生活和工作的情况进行评定（表 8-3-1）。

**表 8-3-1　《Karnofsky 患者活动状况评定量表》**

| 生活独立性 | 患者活动状况 | 计分 |
|---|---|---|
| 能进行正常活动，不需要特殊照顾 | 正常，无症状，无疾病的表现 | 100 |
| | 能进行正常活动，症状与体征很轻 | 90 |
| | 经努力能正常活动，有些症状和体征 | 80 |
| 不能工作，生活需不同程度的协助 | 能自我照料，但不能进行正常活动或工作 | 70 |
| | 偶需他人协助，但尚能自理多数的个人需要 | 60 |
| | 需他人较多的帮助，常需医疗护理 | 50 |
| 不能生活自理，需特殊照顾，病情发展加重 | 致残，需特殊照顾与协助 | 40 |
| | 严重致残，应住院，无死亡危险 | 30 |
| | 病重，需住院，必须采取积极地支持性治疗 | 20 |
| | 濒临死亡 | 10 |
| | 死亡 | 0 |

3. 《Zubrod-ECOG-WHO 患者活动状况评定量表》（ZPS）

《Zubrod-ECOG-WHO 患者活动状况评定量表》分为 6 级：

0 级：正常活动；

1 级：有症状，但几乎完全可自由活动；

2 级：有时卧床，但白天卧床时间不超过 50%；

3 级：需要卧床，白天卧床时间超过 50%；

4 级：卧床不起；

5 级：死亡。

Barthel 指数评定是普适性量表，《Karnofsky 患者活动状况评定量表》和《Zubrod-ECOG-WHO 患者活动状况评定量表》是恶性肿瘤患者活动状况评定的常用量表。

（六）心理评定

恶性肿瘤患者心理评定的原则和方法与一般心理评定相同。主要采用以下评定方法：

（1）情绪测验：采用《汉密尔顿抑郁量表》《汉密尔顿焦虑量表》。

（2）人格测验：采用《艾森克人格问卷》。

（七）社会参与能力评定

恶性肿瘤患者参与局限性的主要原因是身体的残疾和心理障碍。社会参与能力评估常用微塔法、《Mclean Hospital 工作评估表》、Valpar 评定系统等。

## 三、运动康复技术

（1）癌痛管理。

（2）关节活动度训练。

（3）肌力、肌耐力训练。

（4）心肺功能训练。

（5）日常生活活动能力训练。

## 四、肺癌

### （一）概述

#### 1. 定义

肺癌为起源于支气管黏膜上皮或腺体的恶性肿瘤。因 90%~95% 来源于支气管黏膜上皮，少部分来源于肺泡，所以又称为原发性支气管肺癌。临床按部位分为中央型和周围型，按病理学分类，分为非小细胞癌和小细胞癌，非小细胞癌又分为鳞状细胞癌、腺癌和大细胞癌。

肺癌为全球最主要的癌症，是我国最常见的恶性肿瘤之一。在工业发达国家，肺癌死亡率在男性中占全部恶性肿瘤的 1/3，在女性中占 1/5。肺癌发病年龄多在 40 岁以上，男性多于女性，男女比为 4~8：1。80% 的男性肺癌发病与吸烟有关，我国肺癌的发病率占全部恶性肿瘤的 15%。

#### 2. 症状

（1）原发肿瘤引起：阵发性刺激性呛咳、咯血、喘鸣、气急、胸闷、发热、厌食、乏力、体重下降等。

（2）肿瘤局部扩展引起：胸痛、呼吸困难、吞咽困难、声音嘶哑、上腔静脉阻塞综合征、Horner 综合征。

（3）肿瘤远处转移引起：中枢神经系统转移、骨转移。

（4）肺癌作用于其他系统引起的肺外表现——副肿瘤综合征：异位内分泌综合征、多发性周围神经炎、肌无力样综合征、肥大性肺性骨关节病等。

#### 3. 危险因素

（1）吸烟：是重要的危险因素，包括主动吸烟和被动吸烟。

（2）职业致癌因子：石棉、砷、铬镍等相关职业。

（3）空气污染：大环境如工业废气、汽车尾气等，小环境如室内甲醛、苯等。

（4）电离辐射：中子、$\alpha$ 射线、X 射线等。

（5）饮食与营养：饮食中含有亚硝酸盐、黄曲霉素，$\beta$ 胡萝卜素摄入减少等。

（6）其他：结核、病毒感染、真菌毒素、免疫低下、内分泌失调、家族遗传和基因改变等。

（二）运动康复评定

1. 运动风险评估

详见本节"概述"部分的"运动风险评估"内容。

2. 运动功能评定

详见本节"概述"部分的"运动功能评定"内容。

3. 生理功能评定

（1）癌痛评定：

详见本节"概述"部分的"癌痛评定"内容。

（2）躯体功能评定：

详见本节"概述"部分的"躯体功能评定"内容，重点评定术后肩关节活动度、上肢肌力。

（3）肺功能评定：

1秒用力呼气容量（$FEV_1$）、1秒率（$FEV_1/FVC\%$）、用力肺活量（FVC）、最大呼气中期流量（MMEF）、25%与50%肺活量时的最大呼气流量（MEF25%、MEF50%）、呼气峰值流量（PEF）等指标均下降。

（4）呼吸困难评定：

评价呼吸困难对患者整体生活状态的影响，一般采用《改良的英国医学研究委员会呼吸困难评分量表》（MRC）（表8-3-2），若评价从事某一项具体活动时的呼吸困难程度，可使用《改良的Borg指数量表》（表8-3-3）。

表 8-3-2 《改良的英国医学研究委员会呼吸困难评分量表》

| 分级 | 呼吸困难严重程度 |
| --- | --- |
| 0 | 仅在费力运动时出现呼吸困难 |
| 1 | 平地快步行走或步行爬小坡时出现气短 |
| 2 | 由于气短，平地行走时比同龄人慢或需要停下来休息 |
| 3 | 在平地行走 100 m 左右或数分钟后因为气促而停下来休息 |
| 4 | 因严重呼吸困难以致不能离开家，穿衣服时出现呼吸困难 |

表 8-3-3 改良的 Borg 指数量表

| 评分 | 呼吸困难严重程度 | 评分 | 呼吸困难严重程度 |
| --- | --- | --- | --- |
| 0 | 一点也不觉得呼吸困难 | 5 | 严重的呼吸困难 |
| 0.5 | 非常非常轻微的呼吸困难，几乎难以察觉 | 6 | |
| 1 | 非常轻微的呼吸困难 | 7 | 非常严重的呼吸困难 |
| 2 | 轻度的呼吸困难 | 8 | |
| 3 | 中度的呼吸困难 | 9 | 非常非常严重的呼吸困难 |
| 4 | 略严重的呼吸困难 | 10 | 极度的呼吸困难，达到极限 |

（5）术后呼吸模式评定：

正常的呼吸模式可分为胸式呼吸和腹式呼吸，如果患者膈肌运动出现问题，会出现胸腹呼吸的矛盾运动。对于肺癌患者，需要锻炼腹式呼吸，这样可改善呼吸困难。

**4. 身体活动功能评定**

详见本节"概述"部分的"身体活动功能评定"内容。

**5. 心理评定**

详见本节"概述"部分的"心理评定"内容。

**6. 社会参与能力评定**

详见本节"概述"部分的"社会参与能力评定"内容。

（三）运动康复治疗

**1. 康复目标**

（1）缓解或消除疼痛、呼吸困难等，改善肺功能。

（2）最大限度恢复患者心理功能和社会适应能力，提高生活活动能力。

（3）预防病情加重，延长生存期，提高生存质量。

**2. 康复原则**

（1）采用综合手段康复治疗：临床手术、放疗，术后进行运动康复。

（2）重视心理康复：癌症患者确诊后，往往会经历否认、恐惧、悲伤、抑郁、焦虑，甚至绝望的心理变化和反应过程。

（3）鼓励患者主动、积极、尽早进行运动康复。

（4）恢复期坚持适量有氧运动。

**3. 适应证与禁忌证**

（1）适应证：

① 非剧烈运动受限；② 术后病情稳定；③ 放、化疗结束且病情稳定；④ 无肿瘤转移。

（2）禁忌证：

① 术后合并各种感染；② 体温升高，病情复发；③ 有出血倾向；④ 恶病质患者；⑤ 血氧饱和度<85%者；⑥ 对运动康复不理解或不配合者。

**4. 运动康复技术**

（1）术前呼吸功能训练：

术前呼吸训练是通过各种呼吸运动来重建正常的呼吸模式，可增强呼吸肌功能，改善肺通气，减轻呼吸困难，有效改善术后肺功能。

① 腹式呼吸训练：腹式呼吸训练，强调膈肌运动为主，减少辅助呼吸肌的使用，以改善异常呼吸模式，达到提高呼吸效率，降低呼吸能耗的目的。

② 抗阻呼气训练：呼气时施加阻力的呼吸训练方法。呼气时，适当增加气道阻力，以减轻或防止病变小气道在呼气时过早闭合，从而达到改善肺通气和换气，减少肺内残气量的目的。

③ 深呼吸训练法：胸式呼吸训练方法，使胸腔充分扩张，目的是进一步增加肺容量。

④ 排痰训练：通过体位引流，胸部叩击、震颤，以及咳嗽训练促进患者肺部痰液排出。

腹式呼吸训练

⑤ 呼吸肌训练：可进行增强膈肌力量、耐力和腹肌肌力的训练。

（2）术后呼吸功能训练：

① 咳嗽咳痰训练：

A. 主动咳嗽训练：

a. 患者处于放松舒适姿势，坐位或站位身体前倾，颈部稍微屈曲；

b. 掌握膈肌呼吸，强调深吸气；

c. 康复治疗师示范咳嗽及腹肌收缩；

d. 患者双手置于腹部且在呼气时做 3 次哈气以感觉腹肌的收缩；

e. 练习发"K"的声音以感觉声带绷紧、声门关闭及腹肌收缩；

f. 当患者将这些动作结合时，指导患者做深而放松的吸气，接着做急剧的双重咳嗽；

g. 患者术后因伤口疼痛而咳嗽受限时，患者可用双手紧紧地压住伤口，以固定疼痛部位。如果患者不能触及伤口部位，则康复治疗师给予协助。

B. 协助患者咳痰：

排痰训练

a. 叩背：协助患者采取坐位或患侧朝上的侧卧位，康复治疗师五指并拢，掌指关节屈曲，有节律地由下至上、由外至内轻拍患者胸背部；

b. 胸部加压：康复治疗师站在患者非手术侧，从前、后胸壁夹扶住患者手术侧胸廓，轻压伤口，以不限制胸廓膨胀为宜。让患者跟着自己做深吸气，然后嘱患者用力咳嗽，咳嗽时压紧肋骨，助其排痰，同时帮助患者轻轻拍背。反复数次，直至患者将痰液全部咳出为止；

c. 腹部加压：康复治疗师站在患侧，双手扶住患者的左上腹，在患者咳嗽的同时辅以压力，可增加膈肌作用力，促进排痰；

② 膈肌呼吸训练：强调以膈肌呼吸为主，以改善异常呼吸模式的训练方法，又称腹式呼吸训练。

膈肌呼吸训练

体位：患者取卧位或坐位（前倾依靠位）；也可采用前倾站位，即自由站立，两手指互握置于身后并稍向下拉以固定肩带，同时身体稍前倾以放松腹肌，或身体稍前倾，两手支撑在桌面。

动作：呼吸时腹部放松，经鼻缓慢深吸气，吸气时使用意念将气体吸往腹部。呼气时缩唇将气缓慢吹出，同时收缩腹肌以增加腹内压，促进横膈上抬，把气体尽量呼出。卧位吸气时，可用双手置于腹部，随着吸气双手随腹部膨隆而向外扩张；呼气时腹部塌陷，同时双手逐渐向腹部加压，促进横膈上移。

重复上述动作，4~5 次为一组，休息片刻后再练习，每天练习 5~6 组。使呼吸频率逐渐减少，呼吸深度逐渐加大到接近正常，并成为固定的自发的呼吸模式。

也可将两手置于肋弓，在呼气时加压以缩小胸廓，促进气体排出。此外，还可以采用抬臀呼气法，即采用仰卧位，两足置于床架上，呼气时抬高臀部，利用腹内脏器的重量将膈肌向胸腔推压，迫使横膈上抬；吸气时还原，以增加潮气量。

③ 深慢呼吸训练：

有助于减少解剖无效腔的影响而提高肺泡通气量，因此对肺癌患者康复是有利的。一般来说，呼吸频率加快，呼吸幅度必然较浅，从而导致潮气量就愈小，解剖无效腔所占比值增多，肺泡通气量反而变小；深慢呼吸则相反。因此，选择合适的呼吸频率，可以提高肺泡通气量。

方法：吸气与呼气的时间比例为1：2，每次训练前，先设置呼吸节律，可用节拍器帮助。随着训练次数增多，所设置的节律逐渐减慢。适当延长呼气过程，使呼气更加完善，减少肺泡内残气量。

④ 呼吸肌群的柔韧性训练：是指配合深呼吸同时进行的躯干/上肢主动活动的训练方法。

方法：徒手练习、器械练习。

内容：肌肉牵伸、胸廓伸展、肌力训练、有氧训练。

呼吸肌群的柔韧性训练在提高有效呼吸的同时还能改善脊柱和肩部的活动度，对加强呼吸的深度有帮助。

呼吸肌群的柔韧性训练

⑤ 缩唇呼吸训练：指在呼气时施加阻力的训练方法。此方法可减轻或防止病变部位支气管在呼气时过早塌陷，从而改善呼气过程，减少肺内残气量，降低呼吸速率，增加潮气量及增强运动耐力。

方法：患者处于舒适放松姿势，呼气时必须被动放松，避免腹肌收缩，将双手置于患者腹肌上，以判断腹肌有无收缩。指导患者缓慢地深吸气，然后让患者轻松地做吹笛姿势呼气。训练时应避免用力呼气，因为吹笛姿势下用力或延长呼气会增加气道的乱流，以致细支气管功能进一步受限。

⑥ 局部呼吸训练：

局部呼吸训练是指专门针对患侧或某一肺叶的呼吸练习。

方法：患者取仰卧位或坐位，康复治疗师将手放在要进行局部呼吸的胸壁相应位置上，嘱患者放松胸壁肌肉，康复治疗师从呼气末期开始逐渐用力压迫患者胸壁，患者用鼻吸气，患者边吸气康复治疗师边减轻手部的力量；进行下部胸式呼吸时可用宽布等物，从肩胛下方缠绕到胸前交叉，双手交叉握住宽布带，当进行右下部胸式呼吸训练时，右手抓紧，左手按照局部压迫要领，呼气时拉紧，吸气时放松。

（3）术后全身锻炼：

① 术后床上锻炼：

术后6 h患者麻醉清醒后，由护士或康复治疗师协助患者翻身及活动四肢，若身体状况允许可采用半卧位进行腹式呼吸训练，术后第2 d开始做术侧肩臂的主动运动，第3 d可借助外力主动练习坐起动作，以利于伤口愈合，恢复肺活量。

② 住院期间离床活动：

要鼓励患者早期进行离床活动。引流管拔除后可下床活动，有意识地使用患侧上肢做梳头、端茶杯、摸门框上缘、绕过头顶摸对侧耳朵、手指爬墙等动作。身体适应后，遵循循序渐进的原则增加活动量、时间和范围，开始在室内慢慢行走5~6 min，随着体能的恢复，到病房走廊行走10~15 min，甚至可以上下1~2层楼。离床后，除了进行全身性的行走，还要同时进行上肢的肌力练习及肩关节活动度的练习。

③ 出院后运动锻炼：

肺癌患者术后运动康复方案如表8-3-4所示。临床上，常采用《呼吸困难量表》监测运动强度，一般以3~4为宜。每周进行3~5次有氧运动，每次30 min，以步行为首选运动方式。另外，还可以选择每周2~3 d的抗阻运动和柔韧性练习，以及每周4~5 d的呼吸肌训练。

表 8-3-4　肺癌患者术后运动康复方案

| 运动内容 | 运动方式 | 运动强度 | 运动频率 | 运动时间 | 运动进程 |
|---|---|---|---|---|---|
| 心肺功能 | 大肌肉群活动（行走、骑自行车、游泳等） | REP 4~6（0~10 级） | 每周 3~5 次 | 每次 30 min | 运动时间和运动强度逐渐递增，锻炼时程为 2~3 个月 |
| 肌肉力量 | 不负重、等动或等张肌力训练 | 低阻力、高重复次数（8~15 次直至疲劳） | 每周 2~3 d | | 阻力应随力量增加而增加，锻炼时程为 2~3 个月 |
| 关节活动度 | 伸展运动 | | 每周 3 d | | |
| 神经肌肉 | 行走、平衡训练、呼吸训练 | | 每天 | | |

在按照运动康复方案进行运动的同时，患者应坚持做上身的运动康复操。方法：双臂侧平举——上举过头——左右侧弯——再侧平举——扩胸——内收肩胛骨。

（四）健康教育

（1）术前告知患者咳嗽训练、呼吸功能训练及全身主动锻炼对康复的意义；告知术后卧床不活动对呼吸系统的影响，使患者认识到进行运动康复的重要性，从而积极配合。

（2）戒烟、戒酒。

（3）鼓励食高热量、高蛋白、富含维生素饮食。

（4）告知患者家属，如出现肩背部疼痛，记忆力丧失，疲乏，体重减轻，咳嗽加重或咯血等现象时，及时就诊。

（5）康复指导。肺癌康复的核心是运动锻炼。可选择空气清新、安静的环境，进行步行、慢跑、气功、体操、太极拳等体育运动。运动以不感到疲劳为宜。坚持锻炼有利于提高体力、耐力和抵抗力，但在潮湿、大风、严寒气候时，应避免室外活动。

## 五、乳腺癌

（一）概述

1. 定义

乳腺癌是起源于乳腺上皮细胞的恶性肿瘤。乳腺癌在全球女性癌症中的发病率为 24.2%，位居女性癌症的首位，其中 52.9% 发生在发展中国家。我国乳腺癌的发病率呈逐年上升趋势，每年约有 30 余万女性被诊断出乳腺癌。

2. 病因

乳腺癌的病因尚不清楚。乳腺是多种内分泌激素的靶器官，如雌激素、孕激素及泌乳素等，其中雌酮及雌二醇与乳腺癌的发病有直接关系。虽然尚无确切的致癌原因，但已经发现诸多与乳腺癌发病有关的高危因素。

3. 症状与体征

乳腺癌早期无症状，随着病情的发展，可能会出现以下症状：乳腺肿块，乳腺刺痛、肿胀疼痛或隐性疼痛，乳房皮肤橘皮样改变，乳头扁平、收缩、凹陷，乳头溢液，腋窝淋巴结肿大等。后期会发生肺及胸膜转移、骨转移、肝转移。

**4. 危险因素**

（1）年龄：在女性中，发病率随着年龄的增长而上升，在月经初潮前罕见，20 岁前亦少见，但 20 岁以后发病率迅速上升，45~50 岁较高，绝经后发病率继续上升，到 70 岁左右达到最高峰。

（2）遗传因素：一级女性亲属，如母亲、姐妹及女儿中有乳腺癌病史者，其患乳腺癌的危险性是正常人群的 2~3 倍。

（3）乳腺良性疾病：多数认为乳腺小叶有上皮高度增生或不典型增生者可能与乳腺癌发病有关。

（4）初潮年龄：初潮年龄早于 13 岁者发病的风险为年龄大于 17 岁者的 2.2 倍。

（5）绝经年龄：绝经年龄大于 55 岁者比小于 45 岁者的风险增加。

（6）绝经后补充雌激素：在更年期补充雌激素可能增加乳腺癌的风险。

（7）口服避孕药：口服避孕药会增加乳腺癌的发病风险。

（8）营养过剩：高脂肪、高动物蛋白、高热量饮食将增加乳腺癌发病的风险。

（9）肥胖可能是绝经期后妇女发生乳腺癌的重要危险因素。

（10）电离辐射：可增加患乳腺癌的风险。

**（二）运动康复评定**

**1. 运动风险评估**

详见本节"概述"部分的"运动风险评估"内容。

**2. 运动功能评定**

由于乳腺癌根治时患侧乳房等组织被广泛切除，同时胸大肌、胸小肌损伤，肩关节的内收力量减弱，胸肌的提肋作用也相应减弱。另外，由于疤痕挛缩，肩关节或腋窝皮肤受牵拉，肩关节功能受限，尤其是上肢外展、上举受限。严重者，肩关节挛缩，肩部肌肉萎缩，出现"冰冻肩"，从而导致患侧肩关节和上肢的功能障碍。所以，运动功能评定主要是评定患侧上肢的肌力、肩关节的内收力及肩关节的活动度。

**3. 呼吸功能评定**

患侧术后胸壁由于疤痕挛缩、疼痛导致患者呼吸动作受限，呼吸功能下降。采用呼吸差、1 秒用力呼气容量和用力肺活量等指标评定患者的呼吸功能。

**4. 心理评定**

患者因乳房切除和胸部外形的改变，以及对肿瘤、术后综合治疗的恐惧，加上肩关节及上肢功能障碍，将严重影响患者的心理状态。患者常表现为自卑、情绪不稳定，易产生焦虑、抑郁等心理障碍。评定方法详见本节"概述"部分的"心理评定"内容。

**5. 社会参与能力评定**

详见本节"概述"部分的"社会参与能力评定"内容。

**（三）运动康复治疗**

**1. 康复目标**

（1）近期目标：出院前患侧上肢能做到正常穿衣、刷牙、梳头等。

（2）远期目标：患侧上肢基本恢复到术前的功能水平。

2. 康复原则

（1）患侧上肢功能锻炼早期进行：越早进行功能锻炼，康复效果越好。

（2）局部功能锻炼与全身有氧运动相结合：出院后，应根据患侧上肢功能康复情况适时同步进行全身有氧运动，可以在患侧上肢功能恢复的同时逐步提高体能水平。

（3）遵循循序渐进原则，适时调整康复方案；

3. 适应证与禁忌证

（1）适应证：乳腺癌术后患者，包括正在接受化疗、放疗的患者；已经完成乳腺癌早期治疗的患者；已经完成乳腺癌治疗，正在康复期的患者。

（2）禁忌证：有心血管运动禁忌证的患者（如心绞痛、严重心律不齐、心力衰竭等）；术后并发症导致的肩部或手臂出现问题；有发热、感到极度疲惫，贫血或有运动失调的患者；对运动康复不理解或不配合的患者。

4. 运动康复技术

肌肉如果在短缩状态下固定 5~7 d 会导致肌原纤维缩短，超过 3 周则会导致肌肉和关节周围的疏松结缔组织变成致密结缔组织，易致关节挛缩，肌力减弱或消失。因此，乳腺癌术后应早期进行系统性功能锻炼，此时腋下切口处瘢痕组织尚未形成，锻炼可以防止腋窝周围瘢痕挛缩、肌肉萎缩和关节强直，也避免了挛缩的瘢痕组织压迫腋静脉，使腋静脉回流受阻减轻，同时患肢的活动促进了血液循环，增加了淋巴回流，减少了水肿的发生或促进水肿减轻，从而改善上肢的功能。

由于手术导致患者患侧胸壁及腋窝形成巨大的创面，术后 24 h 内创面渗血较多，此时进行上肢功能锻炼往往造成创面血肿形成。在 24 h 后创面渗血量逐渐减少，进行适当的功能锻炼不仅可加快创面血流速度，还可避免皮下积液及积血，防止关节僵硬、肌肉萎缩和肌肉粘连。

乳腺癌术后功能锻炼持续时间应在 6 个月以上，特别是前 3 个月尤为重要。因为皮瓣与胸壁的贴附及皮肤伤口在愈合过程中，均有肉芽组织增生和瘢痕的形成，瘢痕收缩使患者有胸壁紧缩感，同时影响肩关节的活动，但随着锻炼，在应力作用下，瘢痕组织不断塑形改建，使其能适应肩关节的活动需要，瘢痕内的胶原纤维在胶原酶作用下被分解、吸收，瘢痕组织缩小、软化，瘢痕因而处于较稳定状态，这一过程大约在术后半年内基本完成。如果术后不进行患肢功能锻炼，那么，由于瘢痕组织收缩将影响肩关节的活动，在瘢痕组织处于较稳定状态后，即使再进行锻炼，其效果也不理想。

一般认为，手术当日即可做手指运动，无异常状况下，术后 7 d 或拔出引流管后即可做肩关节的抬高训练。但术后早期不应做肩关节外展，前屈、后伸幅度不要过大，不要用患肢支撑起床，并且功能锻炼应该根据患者自身情况循序渐进。

（1）上肢及肩部功能锻炼：

① 第Ⅰ阶段：早期康复。

术后 0~6 d。本阶段以指关节、掌指关节、肘关节功能训练为主，以利于指、掌指及肘关节功能正常，促进患侧上肢血液循环，缓解手术创伤所致的水肿。每次 10~15 min，3~4 次/d，可根据患者体质情况适当增减。训练时需注意患侧肩关节制动，防止术后皮下出血，以免引起血肿影响手术创面愈合。

A. 术后 24 h 内：麻醉清醒后活动患侧手指及腕部。五指尽量分开，然后拇指与小指并拢，缓慢活动腕部。

B. 术后 1~2 d：患侧手指逐个交替做屈指运动，然后做"石头、剪子、布"动作，交替进行，再进行握拳（慢慢握起和松开）和腕关节的屈曲、伸展及外展；之后再进行上肢肌肉的等长收缩，利用肌肉泵作用促进血液和淋巴的循环。

C. 术后 3~4 d：半卧位，患侧前臂平放于床上。a. 患侧手握弹力球或金属球，患侧拇指与食指相互挤压弹力球或金属球；b. 指尖揉纸运动：将数张纸逐张握成团块，用患侧手指尖揉纸团，顺时针揉动，再逆时针揉动，反复多次；c. 前臂运动：掌心向下，五指并拢，翻动手掌；d. 屈肘运动：手半握拳，他人协助做肘关节屈伸动作，但注意上臂需制动。以上动作循环进行，反复多次。

D. 术后 5~6 d：a. 继续进行屈肘、伸臂等锻炼，逐渐过渡到肩关节小范围的前屈（<30°）和后伸（<15°）；b. 患者可坐起，鼓励患者用患侧手洗脸、刷牙、进食等，并做以患侧手触摸双侧耳朵和健侧肩部的锻炼；c. 患侧肘以腰为支撑，手臂抬高放置对侧胸前，亦可将健侧手握住患侧手腕，抬高至胸前。

② 第Ⅱ阶段：中期康复。

术后 7~14 d。本阶段以肩关节前屈、后伸、外展、内旋、外旋运动等肩关节功能训练为主。肩关节前屈不超过 120°，后伸不超过 20°，内旋、外旋不超过 45°，外展不超过 90°。具体动作角度可视患者实际情况而定，但角度不宜过大，以免牵拉伤口，影响创面愈合。本阶段康复训练主要是松解粘连，促进患侧上肢及肩部血液循环，预防水肿，防止患侧肩关节功能障碍，每次 15~20 min，4~5 次/d。

A. 术后 7~9 d：a. 健侧手托住患侧肘部，助力抬高患侧上臂 80~90° 和放下动作；b. 上举摸耳：练习患侧上肢前上举、过头摸到对侧耳朵；c. 梳头练习：以健侧和患侧手交替拿梳子梳头。注意练习时头部尽量保持中立位，不要向左右偏或转动。

B. 术后 10~12 d：a. 抬肩运动：双手交叉托住对侧肘关节，健侧手在下，有节奏地抬肩、还原；b. 摆臂练习：双臂自然下垂，有规律地分别做前后、左右钟摆动作（图 8-3-1）；前屈、后伸运动：患侧手臂伸直，控制速度，前屈至 90°，缓慢放下，自然下垂，再后伸至 20°，缓慢放下，自然下垂；c. 上臂外展运动：患侧手臂平行外展伸直，再缓慢上举至有牵拉感，再慢慢放下；d. 手指爬墙运动：患者面对墙壁站立，用患侧手指沿墙缓慢向上爬动，使上肢尽量高举到最大限度，有牵拉感，然后再徐徐向下回到原处，再侧身对墙，患侧上肢从肩部开始沿墙向上爬，逐步提高患侧上肢的摸高点。注意爬到最高点后稍停留片刻，使粘连的软组织得到充分的分离，再从最高点慢慢爬下来（图 8-3-2）。

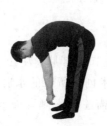
图 8-3-1　摆臂练习

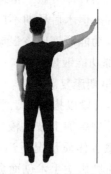
图 8-3-2　手指爬墙运动

C. 术后 13 d 到出院：a. 耸肩沉肩：患者双足站立与肩同宽，挺胸收腹沉肩，手臂自然放在身体两侧。肩胛骨最大幅度向上提到极限，略做停顿，然后最大限度下沉肩胛骨，略做停顿，依次反复完成。注意耸肩吸气，沉肩呼气；b. 风车运动：双上肢向两侧尽量伸直，反复以整个手臂带动手掌上下翻动，或先将双上臂外展，然后健侧上臂屈于胸前，患侧臂外展，向患侧转动腰，恢复至双上臂外展，再将患侧上臂置于胸前，健侧臂外展，向健侧转动腰部，反复交替进行；c. 旋臂运动：健侧手叉腰，患侧臂做旋转运动，先顺时针旋转，再逆时针旋转，旋转弧度越大越好；d. 摸背练习：直立，双手置于身后，患臂从背后下侧摸背，健臂从肩后向下摸患臂，若两手臂难以互相摸到，可以用一条毛巾连接两臂，如同搓背一样，重复练习。

③ 第Ⅲ阶段：末期康复。

出院到术后 3 个月。本阶段的康复训练可延伸第Ⅱ阶段的部分动作，但动作幅度需逐渐加大，使肩关节的功能逐步恢复正常，同时可应用下列练习加强肩关节功能训练。本阶段康复训练应持续进行，在日常工作和家务劳动中应有意识地进行训练，频率与时间以不使患肢出现明显不适为宜。

A. 扩胸运动：双肘屈曲，双手握拳于胸前，向后用力扩胸；双上臂外展，向后用力扩胸，反复交替进行。有助于后伸功能受限的患者。

B. 旋臂运动：双上臂外展，尽可能以肩水平面为中心，向外、向后做旋转动作。

C. 摸耳、摸门框练习：患侧上肢绕过头顶，触摸对侧耳朵，若功能允许，患侧上肢高举，尽力做摸门框上缘动作（图 8-3-3）。

D. 背后系扣练习：双手后置于颈、背、腰部，做系项链扣动作。

④ 第Ⅳ阶段：康复提高。

术后 3 个月以后。研究认为，乳腺癌术后功能锻炼持续时间应在 6 个月以上，特别是前 3 个月的康复训练对恢复患者的上肢及肩关节功能至关重要。经过 3 个月上肢功能训练以后，一般患者的患侧上肢及肩关

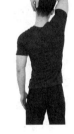

图 8-3-3　摸耳练习

节的功能基本恢复。此阶段除了可继续延伸第Ⅲ阶段的康复训练，患者还可在日常生活中有意识地做提、拉、抬、举物体的各种负重锻炼，以增强患侧上肢的力量，并配合游泳、乒乓球、广播体操及瑜伽等全身体育运动，进一步提高上肢及肩关节的功能。

注意事项：进行上肢和肩部运动时，应加强对患者的防护，防止可能出现的损伤；出现上肢或肩部症状加重或水肿时，应减少或避免上肢活动；有骨质疏松症或骨转移症状的患者要预防骨折发生。

（2）全身锻炼：

① 住院期间离床活动：

要鼓励患者早期进行离床活动。住院期间除了坚持进行患侧上肢及肩关节的局部康复训练，还需进行全身锻炼。开始可以在病房内慢慢行走 5~6 min，随着体能的恢复，到病房走廊行走 10~15 min，甚至可以上下 1~2 层楼。

② 出院后运动锻炼：

A. 运动方式：以周期性的有氧运动，如慢跑、快走、游泳、打乒乓球等为主，辅以力量练习；

B. 运动强度：中小强度。起始负荷维持在 30%~40% 储备心率，术后 3 个月后逐步

提高到 50%~60% 的储备心率；

C. 运动持续时间：开始时每次运动 15~20 min，以后延长到 30~40 min，达到运动中最适心率的持续时间为 20 min 以上；

D. 运动频率：一般为每周 3~4 次，最好坚持每天锻炼。

注意事项：因放疗和化疗及手术的长期影响，患者运动中心血管事件的发生率比较高，应进行风险评估。

（四）健康教育

（1）帮助患者正确认识疾病。

（2）帮助患者充分认识术后患肢功能锻炼的意义，术后卧床期、下床活动期、出院后应根据指导进行患肢功能锻炼。

（3）术后 3 个月内是功能锻炼的关键时刻，功能锻炼以自主锻炼为主。

（4）重视心理援助。让患者对乳腺癌康复治疗有坚定的信心，保持愉悦的心情，鼓励家属多给予安慰和心理支持。

（5）多摄入优质蛋白及富含纤维素的食物。

（6）避孕：术后 5 年内应避免妊娠，以免促使乳腺癌复发。

## ❓ 思考题

1. 慢性疼痛的运动康复方法有哪些？
2. 简述盆底肌的功能及训练方法。
3. 肺癌患者术后的运动康复包括哪些内容？
4. 乳腺癌患者术后应如何进行运动康复？

## 🏃 实践训练

患者刘某，55 岁，家装工人。

病史：因咳嗽、咳痰 2 个月，痰中带血 1 周入院。

查体：胆固醇 5.2 mmol/L，甘油三酯 2.3 mmol/L，低密度脂蛋白 3.2 mmol/L，空腹血糖 6.3 mmol/L，心率 80 次/min，血压 136/84 mmHg，心电图显示大致正常。

运动测试结果：在 Bruce 跑台试验中，最高血压 208/90 mmHg，最大心率 136 次/min，最大摄氧量 25.2 mL/(kg·min$^{-1}$)，没有出现明显的心率失常和 ST 段的改变。

诊断：肺癌（鳞状细胞癌），医生建议择期手术。

请根据以上案例思考：（1）术前呼吸功能训练的技术有哪些？进行呼吸功能训练的目的是什么？（2）疲劳和情绪障碍是癌症患者常见的症状，在此期间你认为应该继续运动还是需要停止一段时间？（3）住院医师请你给患者设计一个术后运动康复方案，你如何跟医师和患者沟通？以及如何向住院医师和患者说明你的方案？

# 主要参考文献

[1] 何成奇,吴毅. 内外科疾病康复学 [M]. 3版. 北京:人民卫生出版社,2018.

[2] 张安仁,冯晓东. 临床康复学 [M]. 2版. 北京:人民卫生出版社,2018.

[3] 邬建卫,祝捷. 实用运动康复学 [M]. 北京:北京体育大学出版社,2015.

[4] 美国运动医学学会. ACSM运动测试与运动处方指南 [M]. 10版. 王正珍,等译. 北京:北京体育大学出版社,2019.

[5] 王正珍,徐峻华. 运动处方 [M]. 3版. 北京:高等教育出版社,2021.

[6] 运动康复技术编写组. 运动康复技术 [M]. 北京:北京体育大学出版社,2016.

[7] Z Wang, Z Chen, L Zhang, et al. Status of Hypertension in China:Results from the China Hypertension Survey, 2012—2015 [J]. Circulation, 2018, 137 (22):2344-2356.

[8] 《中国心血管健康与疾病报告》编写组. 中国心血管健康与疾病报告2021概述 [J]. 中国循环杂志, 2022, 37 (06):553-578.

[9] 《中国高血压防治指南》修订委员会. 中国高血压防治指南2018年修订版 [J]. 心脑血管病防治, 2019, 19 (01):1-44.

[10] Unger T, Borghi C, Charchar F, et al. 2020 International Society of Hypertension Global Hypertension Practice Guidelines [J]. Journal of hypertension, 2020, 38 (6):982-1004.

[11] Williams B, Mancia G, Spiering W, et al. 2018 ESC/ESH Guidelines for the management of arterial hypertension [J]. Kardiologia Polska, 2019, 77 (2):71-159.

[12] Bronas U G, Hirsch A T, Murphy T, et al. Design of the multicenter standardized supervised exercise training intervention for the claudication:exercise vs endoluminal revascularization (CLEVER) study [J]. Vasculat Medicine, 2009, 14 (4):313-321.

[13] 中华医学会心血管病学会心力衰竭学组,中国医师协会心力衰竭专业委员会,中华心血管病杂志编辑委员会. 中国心力衰竭诊断和治疗指南2018 [J]. 中华心血管病杂志, 2018, 46 (10):760-789.

[14] 中国康复医学会心血管病专业委员会,中国老年学学会心脑血管病专业委员会. 慢性稳定性心力衰竭运动康复中国专家共识 [J]. 中华心血管病杂志, 2014, 42 (09):714-720.

[15] 徐俊波,黄刚,蔡琳,等. 法国心脏协会心力衰竭患者体力活动立场声明解读 [J]. 心血管病学进展, 2020, 41 (06):646-649.

[16] 北京高血压防治协会,北京糖尿病防治协会,北京慢性病防治与健康教育研究会,等. 基层心血管病综合管理实践指南2020 [J]. 中国医学前沿杂志, 2020, 12 (08):1-73.

　　[17] 冯雪，李四维，刘红樱，等.中西医结合冠状动脉旁路移植术 I 期心脏康复专家共识 [J]. 中国循环杂志，2017，32（04）：314-317.

　　[18] 马依彤.冠心病患者运动治疗中国专家共识 [J].中华心血管病杂志，2015，43（07）：575-588.

　　[19] Rauch B, Salzwedel A, Bjarnason-Wehrens B, et al. Cardiac Rehabilitation in German Speaking Countries of Europe-Evidence-Based Guidelines from Germany, Austria and Switzerland LLKardReha-DACH—Part 1 [J]. Journal of Clinical Medicine, 2021, 10 (10): 2192.

　　[20] Catchpool M, Ramchand J, Hare DL, et al. Mapping the Minnesota Living with Heart Failure Questionnaire (MLHFQ) onto the Assessment of Quality of Life 8D (AQoL-8D) utility scores [J]. Qual Life Res, 2020, 29 (10): 2815-2822.

　　[21] JCS Joint Working Group. Guidelines for rehabilitation in patients with cardiovascular disease (JCS 2012) [J]. Circ J, 2014, 78 (8): 2022-2093.

　　[22] Peter van der Meer, Hanna K. Gaggin, G. William Dec. ACC/AHA Versus ESC Guidelines on Heart Failure [J]. Journal of the American College of Cardiology, 2019, 73 (21): 2756-2768.

　　[23] Adeloye D, Song P, Zhu Y, et al. Global, regional, and national prevalence of, and risk factors for, chronic obstructive pulmonary disease (COPD) in 2019: a systematic review and modelling analysis [J]. Lancet Respir Med, 2022, 10 (5): 447-458.

　　[24] Malhotra A, Schwartz A R, Schneider H, et al. Research Priorities in Pathophysiology for Sleep-disordered Breathing in Patients with Chronic Obstructive Pulmonary Disease. An Official American Thoracic Society Research Statement [J]. Am J Respir Crit Care Med, 2018, 197 (3): 289-299.

　　[25] 魏莉莉，刘海.慢性阻塞性肺疾病临床康复循证实践指南 [J].中国康复理论与实践，2021，27（01）：15-26.

　　[26] 上海市医学会呼吸病学专科分会肺功能学组.成人慢性肺部疾病家庭氧疗上海专家共识 [J].上海医学，2021，44（11）：789-794.

　　[27] 陶国芳，鲍杨娟，杨苏，等.慢性阻塞性肺疾病患者家庭氧疗管理的最佳证据总结 [J].中华护理杂志，2021，56（07）：983-990.

　　[28] 李际强，白晓辉，蔡倩，等.肺康复运动处方指南解读 [J].临床肺科杂志，2020，25（01）：151-154.

　　[29] 查慧贤，刘扣英，王晨，等.稳定期慢性阻塞性肺疾病病人运动康复的最佳证据总结 [J].护理研究，2021，35（22）：3985-3990.

　　[30] 张丽，甘秀妮.主动呼吸循环技术对急性加重期慢性阻塞性肺疾病的干预效果 [J].上海交通大学学报（医学版），2014，34（06）：855-858.

　　[31] 黄斐斐，张雯，陈莲，等.肺康复在慢性阻塞性肺疾病急性加重患者中的应用进展 [J].中国全科医学，2017，20（18）：2176-2182.

　　[32] 樊长征，苗青，樊茂蓉，等.慢性阻塞性肺疾病稳定期中医临床实践指南（征求意见稿）[J].中国中药杂志，2020，45（22）：5309-5322.

　　[33] 中华医学会呼吸病学分会哮喘学组.支气管哮喘防治指南（2020年版）[J].

中华结核和呼吸杂志，2020，43（12）：1023-1048.

［34］中华医学会，中华医学会杂志社，中华医学会全科医学分会，等. 慢性肺源性心脏病基层诊疗指南（2018 年）［J］. 中华全科医师杂志，2018，17（12）：959-965.

［35］葛均波，徐永健，王辰. 内科［M］. 9 版. 北京：人民卫生出版社，2018.

［36］［英］Barbara A. Bushman. ACSM 体能指导手册［M］. 2 版. 李丹阳，等译. 北京：人民邮政出版社，2020.

［37］［美］Jonathan K. Ehrman，Paul M. Gordon，Paul S. Visich，et al. 慢性病运动康复［M］. 3 版. 刘洵，译. 北京：人民军医出版社，2015.

［38］中华医学会内分泌学分会《中国甲状腺疾病诊治指南》编写组. 中国甲状腺疾病诊治指南——甲状腺功能亢进症［J］. 中华内科杂志，2007，46（10）：876-882.

［39］成蓓，曾尔亢. 老年病学［M］. 3 版. 北京，科学出版社，2018.

［40］王正珍. 运动处方的研究与应用进展［J］. 体育学研究，2021，35（03）：40-49.

［41］中华医学会，中华医学会杂志社，中华医学会全科医学分会，等. 甲状腺功能亢进症基层诊疗指南（2019 年）［J］. 中华全科医师杂志，2019，18（12）：1129-1135.

［42］中国微循环学会糖尿病与微循环专业委员会，中华医学会糖尿病学分会教育与管理学组，中华医学会内分泌学分会基层内分泌代谢病学组，等. 体医融合糖尿病运动干预专家共识［J］. 中华糖尿病杂志，2022，14（10）1035-1043.

［43］宋鲁平，王强. 帕金森病康复中国专家共识［J］. 中国康复理论与实践，2018，24（07）：745-752.

［44］田金洲，解恒革，王鲁宁，等. 中国阿尔茨海默病痴呆诊疗指南（2020 年版）［J］. 中华老年医学杂志，2021，40（3）：269-283.

［45］唐强，张安仁. 临床康复学［M］. 北京：人民卫生出版社，2012.

［46］赫捷. 肿瘤学概论［M］. 2 版. 北京：人民卫生出版社，2018.

［47］谢幸，孔北华，段涛. 妇产科学［M］. 9 版. 北京：人民卫生出版社，2018.

读者意见反馈

为收集对教材的意见建议，进一步完善教材编写并做好服务工作，读者可将对本教材的意见建议通过如下渠道反馈至我社。

咨询电话　400-810-0598

反馈邮箱　gjdzfwb@pub.hep.cn

通信地址　北京市朝阳区惠新东街4号富盛大厦1座

　　　　　高等教育出版社总编辑办公室

邮政编码　100029

防伪查询说明

用户购书后刮开封底防伪涂层，使用手机微信等软件扫描二维码，会跳转至防伪查询网页，获得所购图书详细信息。

防伪客服电话　（010）58582300